Medizinische Informatik und Statistik

Herausgeber: S. Koller, P. L. Reichertz und K. Überla

26

Explorative Datenanalyse
Frühjahrstagung der GMDS
München, 21.–22. März 1980

Herausgegeben von
N. Victor, W. Lehmacher und W. van Eimeren

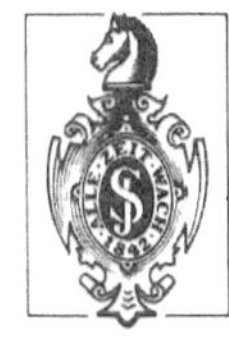

Springer-Verlag
Berlin Heidelberg GmbH 1980

Reihenherausgeber
S. Koller, P. L. Reichertz, K. Überla

Mitherausgeber
J. Anderson, G. Goos, F. Gremy, H.-J. Jesdinsky, H.-J. Lange,
B. Schneider, G. Segmüller, G. Wagner

Bandherausgeber
N. Victor
Abt. Biomathematik, FB 18
Universität Gießen
Heinrich-Buff-Ring 44
6300 Gießen

W. Lehmacher
W. van Eimeren
Gesellschaft für Strahlen- und
Umweltforschung mbH
Institut für Medizinische
Informatik und Systemforschung
Arabellastraße 4/III
8000 München 81

ISBN 978-3-540-10281-6   ISBN 978-3-642-81515-7 (eBook)
DOI 10.1007/978-3-642-81515-7

CIP-Kurztitelaufnahme der Deutschen Bibliothek
Explorative Datenanalyse : Frühjahrstagung d. GMDS, München, 21.–22. März 1980 /
hrsg. von W. van Eimeren ... - Berlin; Heidelberg; New York: Springer, 1980.
(Medizinische Informatik und Statistik; 26)

NE: Eimeren, Wilhelm van [Hrsg.]; Deutsche Gesellschaft für Medizinische Dokumentation,
Informatik und Statistik; GT

2145/3140-543210

VORWORT

Die hier vorgelegten Beiträge zur explorativen Datenanalyse entstammen der Frühjahrstagung 1980 des Fachbereichs "Planung und Auswertung" der Gesellschaft für Medizinische Dokumentation, Informatik und Statistik (GMDS). Die in Zusammenarbeit mit der Gesellschaft für Strahlen- und Umweltforschung mbH (GSF) (und darin dem Institut für Medizinische Informatik und Systemforschung (MEDIS)) in München organisierte Tagung fand bei den rund 150 Teilnehmern reges Interesse.

Dies dokumentiert das Verdienst der GMDS, diesen international in der angewandten Statistik immer stärker ins Interesse rückenden Trend statistischer Analysen für den deutschsprachigen Bereich erstmals umfassender zu behandeln.

Dennoch ersetzen die Beiträge kein Lehrbuch, sie stehen exemplarisch für den augenblicklichen Stand der Entwicklung und Anwendung explorativer Datenanalyse im medizinischen Anwendungsbereich. Dabei wurden klassische Gebiete mit größerer Verbreitung und mit größerem Bekanntheitsgrad wie Cluster- und Faktorenanalyse bewußt ausgeklammert.

Mit dem Dank an alle Autoren möchte ich die Aufforderung verknüpfen, daß die Frühjahrstagung und dieser Band nur Auftakte einer intensiveren Diskussion um explorative Datenanalyse sein mögen.

München, im August 1980   Wilhelm van Eimeren

INHALTSVERZEICHNIS

Seite

1. Explorative Datenanalyse im Rahmen der Statistik

Stellung der Explorativen Datenanalyse (EDA) im Rahmen   2
der Statistik
N. VICTOR

Explorative Datenanalyse   6
H.H. BOCK

Explorative und Konfirmatorische Datenanalyse -   38
Gegensatz oder Ergänzung?
P. IHM

Voraussetzungen und Grenzen der Explorativen Datenanalyse   54
R. ZENTGRAF und H. NOWAK

Ergänzende Bibliographie   63

2. Explorative Analyse als Strategie für Anwendungsprobleme

Comparison of Clinical Trials in Acute Myelogenous   68
Leukaemia by Use of a Mathematical Model
R.R.P. JACKSON, L.J. MOULLIN, W. GREGORY,
R. BELL, J.M.A. WHITEHOUSE und T.A. LISTER

Bemerkungen zum Patientenflußmodell von Jackson   91
und Aspden sowie verwandten Ansätzen
Th. SCHÄFER

Applications of Non-Homogeneous Markov Chains   102
to Medical Studies
O. BORGAN

Auswertungskonzepte für empirische Studien   116
N. VICTOR, E.P. BROSZIO und K. NAUMANN

Aufgaben der Explorativen Datenanalyse in   130
der medizinischen Qualitätssicherung
H.K. SELBMANN und W. WARNCKE

Welches Modell paßt zu den Daten?   141
A. NEISS

3. Methodische Ansätze

Die Konfigurationsfrequenzanalyse qualitativer   147
Daten als Explorative Methode
W. LEHMACHER

Some Comments on the GUHA Procedures   156
T. HAVRANEK

Latent Structure Analysis   178
F. KRAUSS

Kovarianzselektion als Explorative Methode   194
N. WERMUTH

Die Einsetzbarkeit der statistischen Methoden   204
zur Analyse von Überlebenszeiten
J. WAHRENDORF

KAPITEL 1

EXPLORATIVE DATENANALYSE
IM RAHMEN DER STATISTIK

STELLUNG DER EXPLORATIVEN DATENANALYSE (EDA) IM RAHMEN DER STATISTIK

Warum eine Sitzung zu diesem Thema?

N. VICTOR
Abteilung Biomathematik
Universität Giessen

Stellung der Statistiker zur EDA

EDA ist eine Vorgehensweise bei dem Versuch der Erkenntnisgewinnung aufgrund vorlie-
gender Daten, die auf die Entdeckung unbekannter Strukturen in diesen Daten gerichtet
ist. Viele Statistiker stehen der EDA skeptisch gegenüber oder beurteilen sie eindeutig negativ, da sie nicht ins Konzept der traditionellen statistischen Schlußweise (statistical inference) paßt. Der Statistiker, der bei der Auswertung von Daten
explorativ vorgeht, muß sich bezüglich seiner Arbeitsweise oft Urteile wie: "contra
legem artis", "nicht fachgerecht", "schmutzig" u.ä. anhören. Sicherlich ist der häu-
fige Mißbrauch der EDA unbestreitbar; es wäre jedoch zu einfach, die Schuld daran der
Vorgehensweise und den dabei eingesetzten Verfahren an sich zuzuschreiben und deshalb ihre Verbannung aus der Statistik zu fordern. Die Statistiker müssen sich vielmehr fragen, ob sie an diesen Mißständen nicht selbst die Schuld tragen, weil sie
- sich nie ernsthaft um die Schaffung einer fundierten Basis für die EDA bemüht haben,
- trotz offensichtlichen Bedarfs dieses Gebiet der Statistik vernachlässigt und seine
  Pflege den Substanzwissenschaftlern überlassen haben
  und
- mehrheitlich dogmatisch an der Alleingültigkeit des Schemas 'Hypothese ⟶ Datenerhebung ⟶ Test' festhalten, ohne alternative Vorgehensweisen zur Erkenntnisgewin-
  ung überhaupt in Erwägung zu ziehen.

Den durch dieses Schema ab- und eingegrenzten Bereich der Statistik möchte ich
testende Statistik und die Vertreter seiner Alleingültigkeit testende Statistiker
nennen.

Hat die EDA ihre Berechtigung innerhalb der Statistik?

Die Hypothesen - der Ausgangspunkt im Schema der statistischen Schlußweise - fallen nicht vom Himmel; nicht Hypothesen, sondern Beobachtungen, d.h. Daten, und die Beschäftigung damit stehen am Beginn jeder Erkenntnisgewinnung. Die Anstöße zur Bildung von Hypothesen, Modellen oder Theorien gehen meist von Auffälligkeiten in diesen Daten aus. Explorative Verfahren sind Hilfsmittel bei der Suche nach solchen Auffälligkeiten, und daher ist ihre Bedeutung für die Statistik unbestreitbar!

Die in der Abschnittsüberschrift gestellte Frage ist damit eindeutig beantwortet, und wir brauchen auch die die of zu hörende Frage "Darf man als Statistiker Verfahren der EDA überhaupt anwenden?" zu diskutieren, sondern wir sollten uns im Verlauf dieses Tages um die richtige Einordnung und Gewichtung dieser Vorgehensweise innerhalb der Statistik bemühen. Wir sollten auch nicht im Streben nach Avantgardismus die Frage aufwerfen "Ist die testende Statistik überholt?", denn diese wird <u>an ihrem Platz</u> ihre Bedeutung behalten.

Nur wenn wir das Ziel des heutigen Tages so sehen, kann unser der Diskussion über die EDA gewidmetes Treffen zur Weiterentwicklung der Statistik beitragen, einer Weiterentwicklung, die ich durch die starke Divergenz zweier Gruppen von Statistikern gefährdet sehe: den <u>Puristen</u> der testenden Statistik auf der einen Seite, die als einzige Aufgabe der Statistik die Prüfung an sie herangetragener Hypothesen nach obigem Schema ansehen, und die <u>Datenschnüffler</u> auf der anderen Seite, die das Suchen und Publizieren von Auffälligkeiten als ihre einzige Aufgabe ansehen, ohne sich der Serendipity-Gefahr überhaupt bewußt zu sein.

Welche Aufgaben der Statistik werden durch die EDA abgedeckt?

Will man die Einordnung einer Vorgehensweise in den Rahmen der Statistik diskutieren, muß man vorab den Aufgabenkomplex der Statistik umreißen. Unter Statistik verstehe ich hier die sogenannte angewandte Statistik, die sich zwar des von der mathematischen Statistik errichteten Gebäudes bedient, deren Aufgabenbereich jedoch weit über die von diesem Gebäude vorgezeichneten Grenzen hinausreicht. Zu den weiterreichenden Aufgaben gehören vor allem die geeignete Umsetzung praktischer Probleme in statistische Modelle und die Rückübersetzung der Ergebnisse statistischer Verfahren in die Praxis, d.h. die sachgerechte Interpretation.

Die testende Statistik deckt den äußerst wichtigen Bereich der Problemumsetzung bzw. der Modellentwicklung nicht ab; diese Lücke versucht die EDA zu schließen. Es ist das Typische an Fragestellungen, die aus praktischen Problemen entstehen, daß sie bezüglich der Hypothesenformulierung zu unpräzise für die direkte Anwendung eines Tests sind. Solche Fragestellungen lauten z.B.: Welche Variablen aus einem großen Komplex <u>potentieller</u> Störgrößen haben <u>tatsächlich</u> Einfluß auf meine Zielgröße und welcher Art ist dieser Einfluß? Die Forderung nach weitergehender Präzisierung der Frage, bevor man sich als Statistiker damit befassen könne, stellt ein <u>Abschieben</u> wichtiger Aufgaben und wichtiger Verantwortung auf die Schultern des Substanzwissenschaftlers und eine Schmälerung der Bedeutung des Statistikers dar. Die Hilfestellung bei der Präzisierung der Fragestellung gehört in den Aufgabenbereich des Statistikers und explorative Verfahren sind u.a. ein wichtiges Hilfsmittel bei dieser Präzisierung.

Statistiker, die die Zugehörigkeit der EDA zur Statistik weiterhin anzweifeln, möchte ich darauf hinweisen, daß in einem anderen Aufgabenbereich der Statistik - der Ergebnisinterpretation - ein exploratives Vorgehen seit langem praktiziert und akzeptiert wird. Es ist üblich zu versuchen, einen inferenzstatistisch gefundenen Zusammenhang durch Betrachtung aller möglichen ursprünglich nicht in die inferenzstatistische Analyse einbezogenen Einflußgrößen, d.h. durch nachgeschobene Schichtungen, letztendlich doch als Effekt einer Hintergrundsvariablen zu erklären. Dies heißt aber: eingestehen, daß man vorab nicht in der Lage war, alle relevanten Einflußgrößen ins Modell einzubeziehen bzw. die Fragestellung genügend genau zu präzisieren. Selbstverständlich haben auch die testenden Statistiker die unzureichende Präzision der üblicherweise an sie herangetragenen Fragen erkannt und nach Antworten auf dieses Problem gesucht. Ihr Lösungsvorschlag sind die für bestimmte Probleme äußerst wichtigen Methoden der simultanen Inferenz (z.B. nach Bonferroni oder Scheffé). Für explorative Fragestellungen, d.h. für die Suche nach Strukturen oder Hypothesen, sind sie jedoch nur nach Modifikation geeignet, da sie sonst die Fragestellung in ihrer Zielrichtung (hin zur konfirmatorischen Absicherung) verändern, indem sie diese in eine inferenzstatistische Zwangsjacke stecken und damit "tot-scheffêisieren". Als Statistiker muß man akzeptieren, daß es Aufgaben der Statistik gibt, zu deren Lösung der Test ein ungeeignetes Mittel ist.

Ist die EDA oder die testende Statistik wichtiger?

Die vollkommen unterschiedlichen Zielrichtungen der testenden Statistik und der EDA muß man auch bei der Abwägung der Bedeutung beider Bereiche berücksichtigen. Das Ziel der testenden Statistik ist das Verhindern falscher Aussagen; sie dient der Absicherung des Forschers vor vorschnellen Schlüssen und wirkt daher zwar steuernd, aber auch restriktiv auf das Vorwärtskommen der Forschung. Diese Absicherung kann derart übertrieben werden, z.B. wenn ein beratender Statistiker sich mit kleinem Gesamt-α gegen Fehlaussagen in seiner gesamten Beratertätigkeit absichern möchte, daß jegliches Fortschreiten der Forschung unterbunden wird. Diese Sicherungsfunktion ist eine wichtige, jedoch nicht die einzige Aufgabe der Statistik. Ziel der EDA ist die Unterstützung des Forschers beim Aufdecken neuer Phänomene; man kann sie daher auch als forschende Statistik bezeichnen. Da sie als Ergebnis aber nur Hinweise und keine bezüglich ihrer Gültigkeit quantifizierbare Aussagen liefert, kann man auch nicht auf sie allein bauen. Die EDA benötigt die Ergänzung durch inferenzstatistische Methoden, und ich möchte mich der Forderung Tukeys anschließen, daß explorative und konfirmatorische Analysen nebeneinander voranschreiten müssen.

Anstehende Probleme

Wie dieses Nebeneinander vor sich gehen soll und ob eine Integration beider Vorgehens-
weisen überhaupt möglich ist, sind bisher unbeantwortete Fragen. Sollte uns also die
Einordnung der EDA und die Abschätzung ihrer Bedeutung gelungen sein, so kommen weitere und schwierigere Aufgaben auf uns zu, die grob umrissen werden können durch die
Forderung: Schaffen von Konzepten für statistische Auswertungen, in deren Rahmen die
EDA und die testende Statistik verträglich sind. Hierfür ist zuerst ein detaillierter
Aufgabenkatalog zu erstellen; einige der darin aufzunehmden Punkte möchte ich anführen:
(a) Schaffen theoretischer Grundlagen für die EDA; vor allem Einigung über unmißver-
    ständliche Formulierungen der Aussagen explorativer Methoden.
(b) Auflistung der unzulässigen Verwendungsmöglichkeiten von EDA-Ergebnissen zum
    Verhindern von Mißbrauch (Gefahrenkatalog).
(c) Aufstellen von Regeln für die simultane Verwendung von Ergebnissen der explora-
    tiven und konfirmatorischen Analyse (nacheinander aus Pilot- und Hauptstudie ge-
    wonnen; aus einer Studie mit Hilfe geeigneter Stichprobenpläne (Data splitting,
    jack-knife-Methoden) gewonnen).
(d) Klärung der Einflüsse vorgeschalteter EDA auf die Fehlerwahrscheinlichkeiten.
Neben diesen Aufgaben treten andere Probleme, wie die Entwicklung weiterer Struktur-
erkennungsverfahren, vorerst in den Hintergrund.

Schluß

Ich hoffe, mir ist es gelungen, durch die Skizzierung der anstehenden Probleme deutlich zu machen, wie wichtig es war, auf einer Statistiker-Tagung in Deutschland dieses
Thema anzugehen. Eine Tagung mit dieser Thematik war überfällig, da wir in unserem
Land mit einem anerkannt hohen Standard der mathematischen Statistik einen Nachholbe-
darf in diesem Bereich haben. Dies zeigt ein Vergleich mit den angelsächsischen Ländern, wo 'Data Analysis' seit langem als wichtiges Teilgebiet der Statistik akzeptiert
ist, und dem französischen Sprachraum, wo dieses Gebiet unter der Bezeichnung 'Analyse
des Donnêes' seit Jahren eine Blüte erlebt. Meine heutige Philippika gegen die Ver-
teufelung der EDA und für ein gleichberechtigtes Nebeneinander der EDA und der testenden Statistik ist durch die Entwicklung in diesen Ländern und durch die Arbeiten der
Hauptvertreter dieser Vorgehensweise, wie TUKEY, COX, BENZECRI u.a. beeinflußt. Auf
(unspezifische) Literaturhinweise kann ich im Hinblick auf die diesem Kapitel beige-
fügte Bibliographie wohl verzichten.

Wir werden heute die angesprochenen Probleme sicherlich nicht lösen können. Sollte
durch die heutige Tagung die Divergenz zwischen den beiden Statistikergruppierungen
verkleinert werden und eine Reihe von Statistikern angeregt werden, sich in Zukunft
intensiver als bisher mit den angesprochenen Problemen zu beschäftigen, so wäre dies
der Erfolg, den wir anstreben. Ich hoffe, die Tagung kann ein Signal sein für Einlei-
tung einer fruchtbaren Entwicklung der explorativen Datenanalyse in unserm Lande.

Adresse des Autors: s. Beitrag von VICTOR, BROSZIO und NAUMANN

EXPLORATIVE DATENANALYSE

H.H. BOCK
Institut für Statistik und Wirtschaftsmathematik
Technische Hochschule Aachen

1. EINLEITUNG

"Die Tätigkeit des wissenschaftlichen Forschers besteht darin, Sätze oder Systeme
von Sätzen aufzustellen und systematisch zu überprüfen; in den empirischen Wissen-
schaften sind es insbesondere die Hypothesen, Theoriensysteme, die aufgestellt und
an der Erfahrung, durch Beobachtung und Experiment überprüft werden." Mit diesen Wor-
ten teilt K. POPPER (1934) die wissenschaftliche Tätigkeit in zwei mehr oder weniger
getrennte Bereiche ein: Hypothesen*erstellung* und Hypothesen*überprüfung*. Jeder Stati-
ker und Biometriker, der andere Fachwissenschaftler bei der Auswertung und Interpretation von empirischen Daten berät, kennt diese beiden Kategorien und die damit ver-
bundenen Probleme.

Er ist es insbesondere gewohnt, zur *Überprüfung* von Hypothesen statistische Tests
durchzuführen: Dabei werden die Hypothesen in Form von Wahrscheinlichkeitsmodellen
angesetzt und beziehen sich auf eine feste Grundgesamtheit (Population). Aus dem
Verhalten zufälliger (Teil-)Stichproben wird dann auf die ganze Grundgesamtheit zu-
rückgeschlossen, wobei das Risiko einer Fehlentscheidung durch Vorgabe von Fehlerwahrscheinlichkeiten kontrollierbar ist und durch geeignete Maßnahmen der Versuchsplanung reduziert werden kann ("konfirmatorische" oder "testende" Statistik, "Inferenzstatistik").

Auch die *Erstellung* von Hypothesen, das oben erstgenannte Problem, fällt in den Tä-
tigkeitsbereich des Statistikers. Es stellt sich ihm meist in der Art, daß - etwa
nach Ablauf einer medizinischen Studie - umfangreiches, empirisches Datenmaterial
vorliegt und "nach verschiedenen Gesichtspunkten" (u.U. retrospektiv) ausgewertet
werden soll. Der Statistiker soll dann die Daten übersichtlich darstellen, wichtige
von unwichtigen Einflußgrößen trennen und Abhängigkeit zwischen den einzelnen Variablen erkennen. Generell erwartet man, daß er alle in den Daten vorhandenen, jedoch
unbekannten Zusammenhänge, Strukturen und Besonderheiten aufspürt, quantitativ beschreibt und mathematisch-statistische Modelle dafür entwickelt. Diese oft mit der
Arbeit eines Detektivs verglichene, modellbildende Tätigkeit wird als *explorative
Statistik* ("Datenanalyse") bezeichnet. Die typisch explorative Vorgehensweise beschränkt sich nicht auf die Anwendung mathematischer Verfahren, sondern benutzt pa-

rallel dazu auch "halb-mathematische" oder graphische Methoden, sofern sie die Kreativität und Phantasie des Statistikers bei Aufbau und Erfindung von Modellen unterstützen. Obwohl die benutzten Formeln und Modelle häufig denen der konfirmativen Statistik gleichen, ist es kennzeichnend für explorative Statistik, daß ohne Wahrscheinlichkeiten, oft sogar ohne präzisierte Grundgesamtheit und u.U. auch mit unscharf formulierten Konzepten oder Fragestellungen gearbeitet wird.

Hieraus resultiert die vieldiskutierte *Problematik* solcher Verfahren: Ist doch der Fachwissenschaftler (Mediziner) versucht, die aus einer explorativen Analyse gewonnenen, an ein spezielles Datenmaterial angepaßten Modelle - eventuell kausal interpretiert - auf eine größere Grundgesamtheit zu übertragen und als die wahre Struktur des zugrunde liegenden (medizinischen) Phänomens anzusehen. Der gelegentliche Erfolg dieser Schlußweise sollte nicht darüber hinwegtäuschen, daß ein dabei implizierter, empirischer Induktionsschluß (vom Teil aufs Ganze) wissenschaftstheoretisch nicht fundiert ist. Allerdings gibt es bis heute auch kein anderes befriedigendes, formales Konzept zur Erstellung von Modellen und Verifizierung von Hypothesen. Wir werden auf dieses Problem im Abschnitt 8 dieser Arbeit eingehen und zuvor einige Grundprinzipien und Techniken explorativer Statistik beschreiben. Dabei wird i.a. auf die Angabe von Wahrscheinlichkeitsmodellen bewußt verzichtet, um den Unterschied zur konfirmatorischen Statistik herauszustellen (Ausnahme: Abschnitt 7).

2. GRUNDPRINZIPIEN EXPLORATIVER METHODEN

Explorative Methoden operieren mit empirisch gegebenen, meist multivariaten Daten. Wir werden in dieser Arbeit hauptsächlich quantitative Daten betrachten *) und annehmen, daß an n Objekten (Patienten) $O_1, \ldots ,O_n$ je p quantitative Merkmale $M_1, \ldots ,M_p$ erhoben wurden. Bezeichnet x_{kj} den Beobachtungswert des Merkmals M_j beim Objekt O_k, so kann das Datenmaterial in einer (n×p)- Datenmatrix $X = (x_{kj})$ zusammengefaßt werden, wobei die k-te Zeile $x_k = (x_{k1}, \ldots ,x_{kp})'$ das k-te Objekt O_k charakterisiert und einen Beobachtungspunkt im p-dimensionalen Raum $\mathbb{R}^p$ beschreibt.

Das allgemeine Problem der Datenanalyse, die Erkennung der internen Struktur der Daten, wird üblicherweise in verschiedene Teilprobleme zerlegt, die jeweils spezielle Aspekte betreffen; solche sind z.B.

a. Charakterisierung der (empirischen) Verteilung der Daten

b. Elimination redundanter Information bzw. Merkmale (Datenreduktion)

c. Feststellung von Abhängigkeiten zwischen Merkmalen (Spalten von X)

d. Untersuchung von Heterogenität oder Homogenität der Objektmenge (Zeilen von X)

e. Rekonstruktion räumlicher Strukturen und zeitlicher Entwicklungen (Seriation; KENDALL 1970, HODSON u.a. 1971, IHM 1978) .

---

*) bzgl. qualitativer Daten vgl. den Artikel von VICTOR u.a. in diesem Band.

Bei explorativer Statistik erfolgt die Lösung dieser Probleme häufig auf sehr empirische Weise. Typisch dafür sind u.a. folgende methodische Schritte und Gesichtspunkte:

α. *Anwendung elementarer deskriptiver Techniken* (Abschnitt 3).

β. *Anpassung von Funktionen oder Strukturen an die Daten:* Den Daten werden bekannte, übersichtliche und intuitiv verständliche Strukturen angepaßt (z.B. Regressions- oder Wachstumskurven, geometrische Konstellationen, graphentheoretische Netzwerke), und die dabei unvermeidlichen Abweichungen (Approximationsfehler) werden durch geeignete Wahl von Strukturparametern minimiert. Aus Art und Ausmaß der Residuen schließt man dann auf die Adäquatheit des Modells bzw. auf Möglichkeiten zu seiner iterativen, interaktiven Verbesserung.

γ. *Graphische Darstellung und Diagramme* sollen eine visuelle Auswertung der Daten ermöglichen und in suggestiver Weise auf Trends, Besonderheiten und Abweichungen (vom unterstellten Modell bzw. von der Erfahrung) hinweisen. Gerade die - oft unkonventionell betriebene -

δ. *Suche nach Auffälligkeiten* des Datenmaterials kann als ein Hauptmotiv explorativer Analyse angesehen werden. Die Interpretation solcher Auffälligkeiten ist allerdings oft schwierig, da diese einerseits strukturbedingt auftreten (und dann auf wesentliche Eigenschaften der Datenmenge hinweisen), andererseits auch durch Artefakte oder Irrtümer entstanden sein können (Ausreißer, Fehler bei Datenerhebung).

ε. *Verwendung offener Konzepte:* Anstatt präzise (und deshalb spezielle) Fragen mit eindeutigen Antworten zu formulieren und dadurch den Blick bereits allzu sehr auf spezielle Gesichtspunkte und vorgefaßte Begriffe zu beschränken, erstrebt man Darstellungen, deren allgemeiner (z.B. visueller) Eindruck die Kreativität des Fachwissenschaftlers bei der Erfindung von Modellen und der Schaffung neuer Begriffe fördert und ihn Dinge assoziativ verknüpfen läßt, die vorher ohne Zusammenhang schienen. Die vieldeutige und unkritische Interpretation unscharfer Aussagen hat explorative Methoden häufig in Mißkredit gebracht.

ζ. *Explorative Verwendung inferenzstatistischer Verfahren* (Abschnitt 7).

Im folgenden soll anhand spezieller Verfahren und einzelner Beispiele ein Eindruck davon vermittelt werden, wie obige Ziele und Gesichtspunkte in der Praxis realisiert und kombiniert werden.

3. BESCHREIBUNG UND DARSTELLUNG DER DATEN

3.1 Eindimensionale Daten

Für jedes einzelne Merkmal, etwa M_1, lassen sich die Beobachtungen $x_k = x_{k1}$ auf der eindimensionalen Zahlengeraden auftragen und der Größe nach *ordnen* (Ordnungsstatistik

$x_{(1)} \leqq x_{(2)} \leqq \ldots \leqq x_{(n)}$); man erkennt so die extremalen und mittleren Wertbereiche sowie ausreißerverdächtige Beobachtungen. Die tabellarische Auflistung aller Werte $x_1, \ldots, x_n$ in der histogrammartigen Stamm-Blätter-Darstellung von TUKEY (1977) liefert erste Informationen über den *Typ* der Werteverteilung von M_1, insbesondere über deren Schiefe sowie über *Uni- und Multimodalität*. Eine verfeinerte Analyse benutzt hierzu Angaben über die *Punktdichte* der Beobachtungen und verwendet speziell die bei der Schätzung von Verteilungsdichten üblichen Dichtefunktionen (Histogramm, Kernschätzer, Splines; WERTZ 1978, VICTOR 1978). Die dabei auftretenden Randprobleme (z.B. Wahl der Klasseneinteilung bzw. Gitterbreite) werden vermieden, indem man sich direkt auf die *empirische Verteilungsfunktion* $F_n(x)$ der Beobachtungen stützt.

Um diese mit einer anderen, etwa einer theoretischen Verteilungsfunktion $F(x)$, zu vergleichen, verwendet man z.B. graphische Methoden, und zwar:

a) *Quantilsnetze, Wahrscheinlichkeitsnetze* (Abzisse $x_{(k)}$, Ordinate $F^{-1}(k/n)$), Half-normal plots (DANIEL 1959)

b) *Erwartungswert-Netze* (Abzisse $x_{(k)}$, Ordinate $E_F[Y_{(k)}]$, wo $Y_{(k)}$ die k-te Ranggröße von n unabhängigen, nach F verteilten Zufallsgrößen ist)

c) *Prozentnetze* (Abzisse k/n, Ordinate $F(x_{(k)})$; (WILK u.a. 1968, COX 1978).

Bei Übereinstimmung des Verteilungstyps von F_n und F liegen die eingetragenen n Punkte genau auf einer Geraden (Ausnahme: c)). Bei Nichtübereinstimmung läßt sich die Art der Abweichung charakterisieren. Verschiedene Autoren (z.B. TUKEY 1977) empfehlen, die Daten x_k durch Übergang zu Werten wie $\log(x_k+a)$, x_k^t, $a/(x_k+b)$ auf symmetrische Verteilungsform zu transformieren, weil sich diese besser zum Vergleichen eignet und Auffälligkeiten besser erkennen läßt.

Zur summarischen Kurzbeschreibung der Daten berechnet man *empirische Kenngrößen* wie Mittelwert $\overline{x}$, Median m, Quantile $\hat{Q}_p = x_{([np])}$ für $0 < p < 1$, Modalwerte, Standardabweichung s, Schiefe, Kurtosis u.ä. Statt tabellarischer Auflistung verschiedener Quantile und Extrema wird die graphische "Antennendarstellung" von MOSTELLER u.a. (1977) empfohlen. Die Lageparameter $\overline{x}$ bzw. m sind als Lösung der Optimierungsprobleme

$$\sum_{k=1}^{n} \|x_k - a\|^2 \to \underset{a}{\text{Min}} \tag{3.1}$$

bzw.
$$\sum_{k=1}^{n} \|x_k - a\| \to \underset{a}{\text{Min}} \tag{3.2}$$

die besten Repräsentanten der Datenmenge $\{x_1, \ldots, x_n\}$*). Die Verwendung anderer Abstandsmaße in (3.2) führt zu den implizit definierten Kenngrößen der *robusten Verfahren* (ANDREWS u.a. 1972, LAUNER u.a. 1979, REY 1978).

---

*) $\|x_k - a\|$ bedeutet hier den absoluten Betrag, später den euklidischen Abstand von x_k und a.

3.2 Darstellung mehrdimensionaler Daten

Bei multivariaten Daten wirft schon deren übersichtliche Präsentation Probleme auf.
Harmlos ist nur der Fall zweier Merkmale M_1, M_2 (d.h. p = 2 Dimensionen), wo sich die
n Beobachtungspunkte $x_k = (x_{k1},x_{k2})'$ in der Ebene auftragen lassen *(Streudiagramm)*.
Eine visuelle Analyse dieser Punktwolke, insbesondere ihrer Form (rund, ellipsoidal,
gekrümmt, verzweigt, unterteilt etc.) ist bequem möglich und läßt den *Verteilungstyp*
des Paares (M_1,M_2) sowie Symmetrie- und Streuungseigenschaften erkennen.
Ein Vergleich mit theoretischen Standardverteilungen erfolgt über geeignete Transformation der Daten, z.B. bei Prüfung auf (multivariate!) Normalverteilung mittels der
"Radien" $\|x_k\|$ und der Winkel φ_k = arc $tg(x_{k2}/x_{k1})$ nach geeigneter Standardisierung
(ANDREWS u.a. 1973, HEALY 1968).

Besonders nützlich ist das Streudiagramm, um auf die Existenz einer *funktionalen Abhängigkeit* zwischen den Merkmalen M_1,M_2 und die Form einer geeigneten Regressionsbe-
ziehung zu schließen (Abb. 1). So wird ein linearer Trend die Benutzung des empirischen Korrelationskoeffizienten rechtfertigen, Nichtlinearität wird die Suche nach
einer linearisierenden Transformation $M_1^* = h(M_1)$ oder weiteren, explikativen Merkmalen M_3,M_4,... anregen (TUKEY 1977). Wenn jedoch die Punktwolke des Streudiagramms
in mehrere getrennte Teilwolken (evtl. von unterschiedlicher Form) zerfällt (Abb. 2),
schließt man auf *Heterogenität* der Objektmenge und vermutet eine sachlich bedingte
Klassenstruktur , die mittels Clusteranalyse weiter untersucht wird (Abschnitt 5).
Daneben lassen sich die bei explorativer Analyse besonders interessierenden Ausreißer
visuell leicht feststellen.

Bei p $\geq$ 3 Merkmalen ist diese graphische Darstellung nicht mehr möglich; lediglich
für p = 3 kann man das dritte (evtl. auch qualitative) Merkmal M_3 durch Kodezeichen,
Farben o.ä. beim entsprechenden Punkt x_k des (M_1,M_2)-Diagramms markieren oder eine
perspektivische Zeichnung, ein plastisches Modell u.ä. anfertigen (HARTIGAN 1975,
TUKEY 1977). Im allgemeinen Fall wird häufig die Analyse aller p(p-1)/2 zweidimensionalen Randverteilungen empfohlen, was aber, da sich nur paarweise Abhängigkeiten
feststellen lassen, oft unzureichend und eher verwirrend ist. Mehr oder weniger
ernsthafte Alternativen sind:

a. *Profilkurven*, bei denen für jedes Objekt O_k die p Ausprägungen x_{kj} über der
Merkmalsnummer j aufgetragen und nach Art einer Zeitreihe linear interpoliert werden
(Abb. 3).

b. *Orthogonalreihen:* Dabei werden die Beobachtungen x_{kj} als Koeffizienten von Sinus-
und Cosinusfunktionen aufgefaßt und jedes Objekt O_k durch eine Überlagerungskurve

$$\varphi_k(t) := x_{k1} \cdot \frac{1}{\sqrt{2}} + x_{k2} \cdot \sin t + x_{k3}\cos t + x_{k4}\sin 2t + x_{k5}\cos 2t + \ldots$$

repräsentiert (Abb. 4; ANDREWS 1972, BRUCKNER 1978).

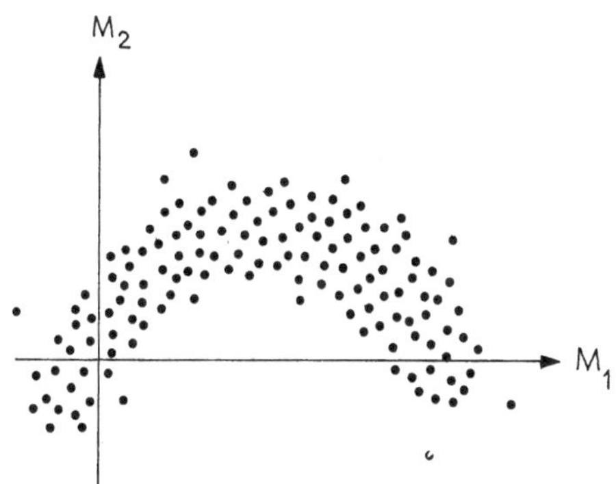

Abb. 1: Streudiagramm
(evtl. der Residuen)

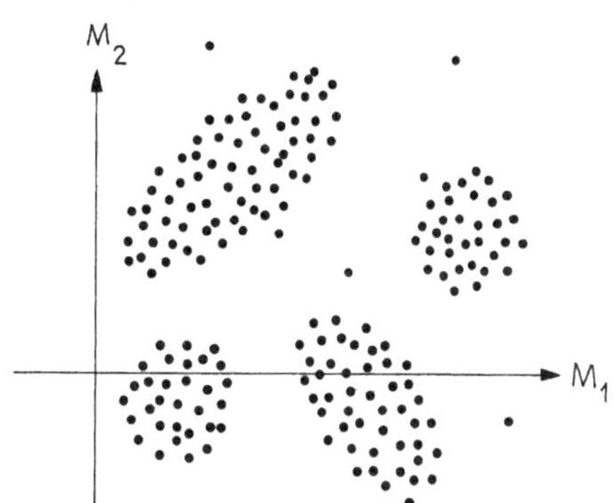

Abb. 2: Objekt-Cluster im Streudiagramm
(evtl. der Residuen)

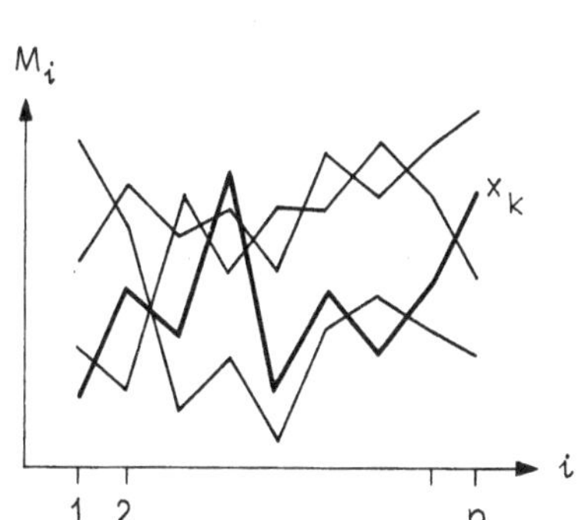

Abb. 3: Profilkurven

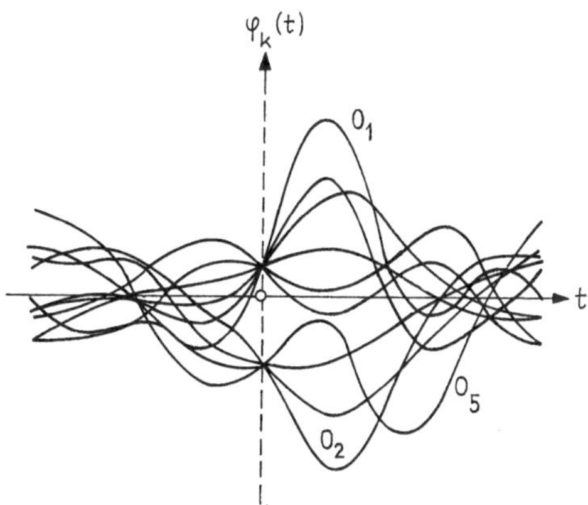

Abb. 4: ANDREWS's Orthogonalreihen

c. *Chernoff's Gesichter:* Jedem Merkmal M_j wird ein Teil des menschlichen Gesichts
(Mund, Augen, Ohren etc.) mit entsprechenden Aus-
prägungen (groß, klein, rund, oval etc.) zugeordnet. Jedem Objekt O_k entspricht dann vermöge der
x_{kj} ein entsprechendes Gesicht, das z.B. über Computer erstellt wird (CHERNOFF 1973, BRUCKNER 1978
mit Programm DRFACE, WANG 1978).

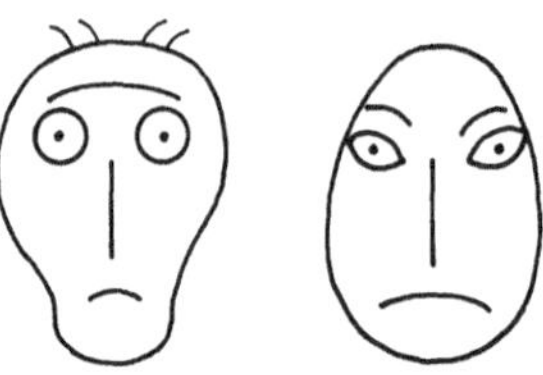

Ebenso wie bei den Metroglyphen von ANDERSON 1957, BRUCKNER 1978 sollen solche Darstellungen durch den visuellen Eindruck der Gesichter bzw. Funktionen (Periodizitä-
ten, Niveaustufen, Übergänge) die charakteristischen Objekttypen und Besonderheiten
der Daten hervortreten lassen. Unterschiedliche Merkmalsnumerierungen führen dabei
zu alternativen Ergebnissen und Interpretationen; speziell bei a. kann die Übersichtlichkeit durch Minimierung der Anzahl der Überkreuzungen erhöht werden (SPÄTH
1975, S. 190).

3.3 Kenngrößen multivariater Daten

Auch im p-Dimensionalen charakterisiert der Mittelwert(-vektor) $\overline{x}$ die Lage der Punktwolke $\{x_1, \ldots, x_n\}$ und besitzt die Minimaleigenschaft (3.1). Dagegen ist die multivariate Verallgemeinerung des Medians bzw. der Quantile weder eindeutig noch befrie-
digend möglich. BARNETT (1976), MORGENSTERN (1976) beschreiben verschiedene Möglichkeiten dafür, z.B.: Vektor der marginalen Mediane (ist nicht rotationsinvariant)
oder Lösung des Minimalproblems (3.2) mit verschiedenen Abstandsmaßen $\|x_k - a\|$. Die
Schwierigkeit besteht darin, daß im Gegensatz zum $\mathbb{R}^1$ im $\mathbb{R}^p$ eine natürliche Anordnung der Beobachtungen x_k nicht vorhanden ist.

Will man für exploratorische Zwecke eine *Ordnung* der Daten $x_1, \ldots, x_n$ erreichen, die
zwischen "inneren" und "äußeren" Punkten unterscheidet, so kann man (für p = 2) zunächst die konvexe Hülle dieser Punktmenge bilden, dann die auf ihrer Oberfläche be-
findlichen Punkte x_k (die "äußere Schale") entfernen, analog die zweitäußerste Schale
bilden usw., bis schließlich, wie beim Zwiebelschälen, nur der innerste Kern übrig-
bleibt (BARNETT 1976). Alternativ kann man auch vom Mittelwert $\overline{x}$ ausgehen und die
Punkte x_k nach aufsteigenden Werten der quadratischen Distanz

$$D(x_k, \mu) := \|x_k - \overline{x}\|_Q^2 := (x_k - \overline{x})' \, Q^{-1}(x_k - \overline{x}) \qquad (3.3)$$

von "innen nach außen" ordnen, wobei Q eine positiv definite p×p-Matrix ist. Wählt
man für Q die *empirische Kovarianzmatrix*

$$\hat{\Sigma} := \frac{1}{n} S := \frac{1}{n} \sum_{k=1}^{n} (x_k - \overline{x})(x_k - \overline{x})'$$

(S ist die *Streumatrix*), so heißt $\|x_k - \overline{x}\|_Q$ die *MAHALANOBIS-Distanz* zwischen x_k und

$\bar{x}$. Sie ist invariant bzgl. linearer Transformation der x_k und läßt sich als euklidische Distanz $\|y_k - \bar{y}\|$ für die transformierten Datenvektoren

$$y_k := \hat{\Sigma}^{-1/2} x_k \qquad k = 1, \ldots ,n \qquad (3.4)$$

deuten. Da Mittelwert $\bar{x}$ und Matrix $Q = \hat{\Sigma}/\det(\hat{\Sigma})^{1/p}$ das Minimalproblem

$$\sum_{k=1}^{n} \|x_k - \mu\|_Q^2 \;\to\; \underset{\mu,Q}{\text{Min}} \quad \text{bei gegebenem } \det(Q) = 1 \qquad (3.5)$$

lösen, charakterisiert also $\hat{\Sigma}$ jene Metrik (3.3), die den n Vektoren x_k gerade die kleinste Streuung (um $\mu = \bar{x}$) zuweist.

4. HAUPTKOMPONENTENANALYSE

4.1 Hauptkomponentenanalyse bei quantitativen Daten

Die Hauptkomponentenanalyse (HKA) dient dem Ziel, für hochdimensionale Beobachtungsvektoren $x_k \in \mathbb{R}^p$ eine niedrigdimensionale Darstellung (im s-dimensionalen Raum $\mathbb{R}^s$, s < p) zu finden. Dabei soll durch Elimination redundanter Information einerseits die Übersichtlichkeit der Daten erhöht werden (Datenreduktion) und andererseits die wesentliche, in den Daten enthaltene Struktur hervortreten bzw. erhalten bleiben (z.B. die Distanz und Ähnlichkeit der Punkte $x_1, \ldots ,x_n \in \mathbb{R}^p$).

Hierzu projiziert man - nach Wahl der Dimension - die n Beobachtungspunkte x_k senkrecht auf eine s-dimensionale Hyperebene H des $\mathbb{R}^p$ (Abb. 5) und wählt diese Hyperebene so, daß der mittlere Abstand zwischen den ursprünglichen Punkten x_k und ihren Bild-(Projektions-)punkten x_k^* ("Informationsverlust") minimal wird:

$$\Delta := \sum_{k=1}^{n} \|x_k - x_k^*\|^2 \;\to\; \underset{H}{\text{Min}} . \qquad (4.1)$$

Insofern gibt dann die Punktkonstellation $x_1^*, \ldots ,x_n^* \in H$ die ursprüngliche Datenkonstellation möglichst unverzerrt wieder. Die rechentechnische Ausführung zeigt, daß die optimale Hyperebene H gerade durch den Mittelwertvektor $\bar{x}$ geht und von den s (orthonomierten) Eigenvektoren $v_1, \ldots ,v_s \in \mathbb{R}^p$ der Streumatrix S aufgespannt wird, die zu den s größten Eigenvektoren $\lambda_1 \geq \lambda_2 \geq \ldots \geq \lambda_s \geq 0$ von S gehören. Es gilt also $Sv_i = \lambda v_i$ (i = 1, \ldots ,p), und es wird

$$x_k^* = \mu + \sum_{i=1}^{s} (x_k - \bar{x})' v_i \cdot v_i = \mu + \sum_{i=1}^{s} z_{ki} v_i , \qquad (4.2)$$

wobei der Koeffizient $z_{ki} = (x_k - \bar{x})' v_i$ als die i-te *Hauptkomponente* von x_k bezeichnet wird.

Während die Koordinatenachsen des $\mathbb{R}^p$ den ursprünglichen Merkmalen $M_1, \ldots ,M_p$ ent-

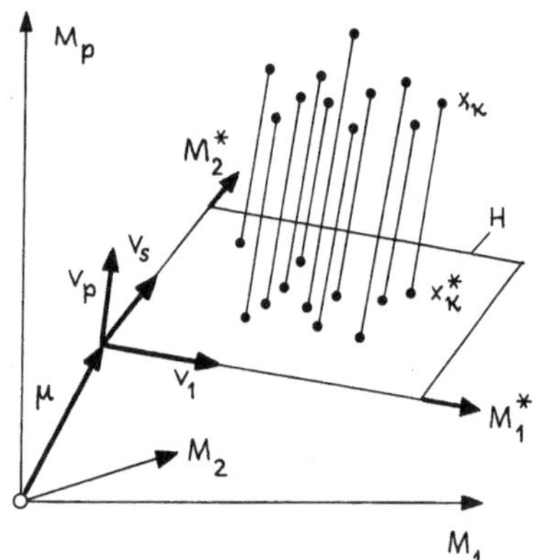

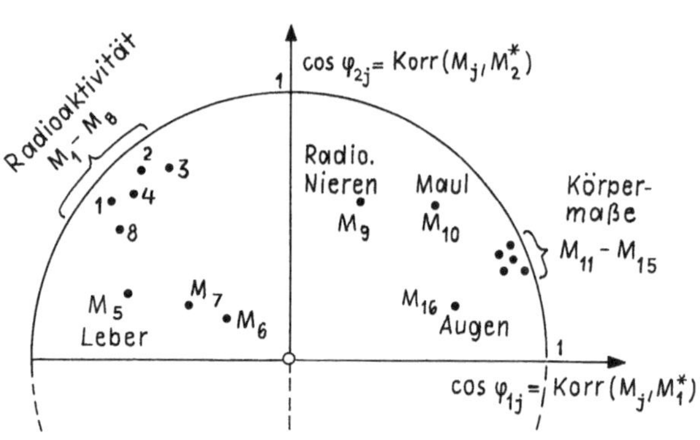

Abb. 5: Hauptkomponentenanalyse

Abb. 6: Darstellung der Winkel φ_{ij} zwischen Faktor M_i^* und Merkmalachse M_j beim Fischbeispiel

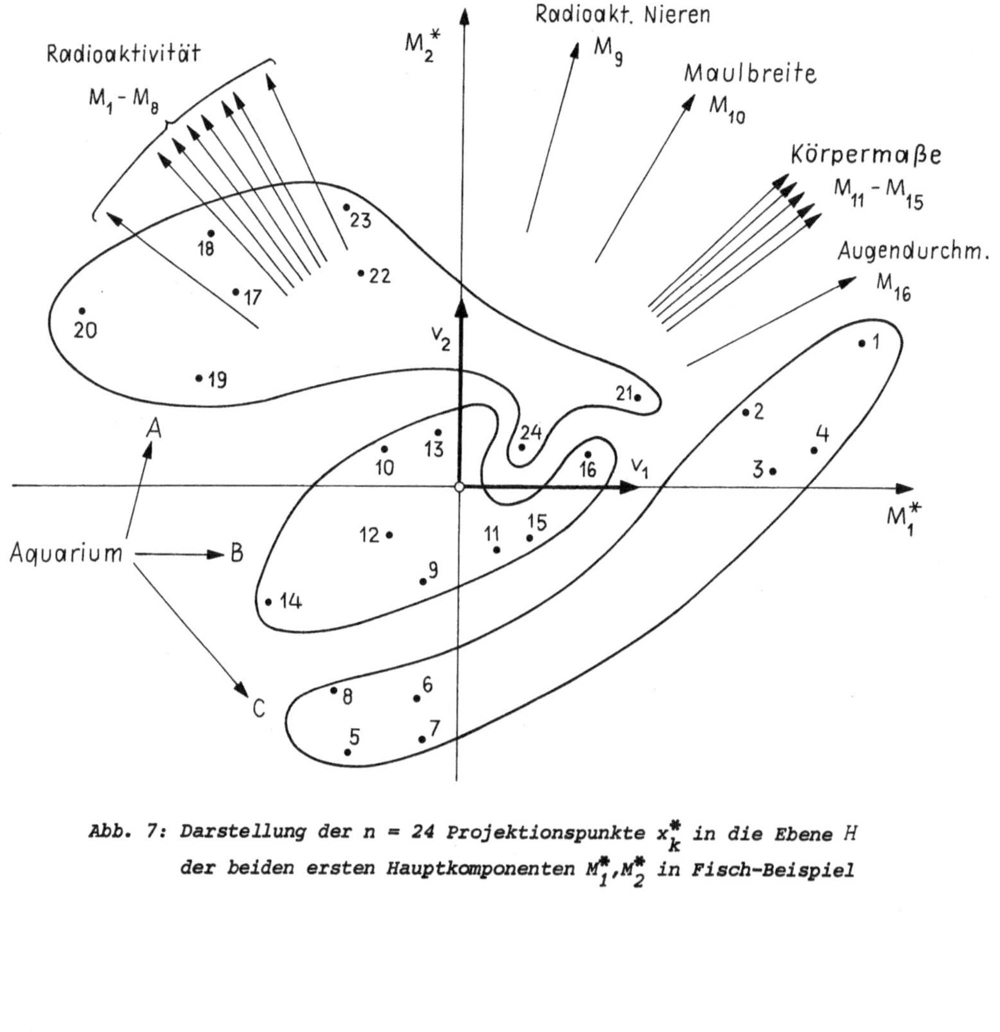

Abb. 7: Darstellung der n = 24 Projektionspunkte x_k^* in die Ebene H der beiden ersten Hauptkomponenten M_1^*, M_2^* in Fisch-Beispiel

sprechen, können die Eigenvektoren $v_i = (v_{i1}, \ldots, v_{ip})'$ als Pseudo-Merkmale oder

Faktoren M_i^* gedeutet werden, die sich gemäß $M_i^* = \sum_{t=1}^{p} v_{it} M_t$ linear aus den (zentrier-

ten) Merkmalen M_t zusammensetzen. Führt man in H diese s Faktoren als Koordinatenachsen ein, so läßt sich die Konfiguration $x_1^*, \ldots, x_n^*$ durch die (niedrigdimensiona-
len Punkte $z_k = (z_{k1}, \ldots, z_{ks})'$ des $\mathbb{R}^S$ wiedergeben. Speziell für s = 2 erhält man
eine zweidimensionale Darstellung der projizierten Daten, die eine visuelle Analyse
in der durch M_1^*, M_2^* bestimmten Ebene erlaubt (analog für andere Paare M_i^*, M_j^*). Dies
werde an folgendem *Beispiel* demonstriert (CAILLIEZ u.a.1976):

In drei Aquarien A, B, C mit hoch radioaktivem, radioaktivem bzw. schwach radioaktivem Wasser werden je acht Fische eingesetzt (n = 24 Objekte). Nach Ablauf einer Frist
soll untersucht werden, wie sich unterschiedliche Radioaktivität im einzelnen auswirkt und ob bzw. welche Wechselwirkung zwischen den Körpermaßen der Fische und der
aufgenommenen Radioaktivität besteht. Zur Behandlung dieser (recht unscharfen) Frage
wurden p = 16 Merkmale gemessen, und zwar 9 Merkmale M_1 - M_9, die die aufgenommene
Radioaktivität in verschiedenen Körperteilen (Augen, Kiemen, Nieren etc.) betreffen
sowie 7 weitere Merkmale M_{10} - M_{16}, welche die Körpermaße der Fische angeben (z.B.
Gewicht, Länge, Augendurchmesser, Maulbreite). Da der Datenumfang recht klein ist,
wird explorativ eine Hauptkomponentenanalyse mit s = 2 vorgenommen. Nach numerischer
Rechnung ergibt sich die Abb. 7 ($\hat{=}$ Hyperebene H), in der die n = 24 Projektionspunkte $x_k^* \in H$ (bzw. $z_k \in \mathbb{R}^2$), die beiden Eigenvektoren v_1, v_2 sowie die Faktorachsen
M_1^*, M_2^* dargestellt sind. Umrandet man die Punkte aller im gleichen Aquarium befind-
lichen Fische, so zeigt die beobachtete Trennung von A, B, C, daß der Erhöhung der
Wasserradioaktivität (erwartungsgemäß) eine Erhöhung der Radioaktivitätsaufnahme entspricht (von Süd-Ost gegen Nord-West wachsend). Eine Auffälligkeit zeigen lediglich
die Fische 0_{21} und 0_{24}, die deutlich im Bereich von B liegen und insofern resisten-
ter als ihre Kollegen aus A zu sein scheinen; dieser Effekt muß weiter geprüft werden. Besonders illustrativ wird die Darstellung, wenn zusätzlich die Projektion der
ursprünglichen Merkmalsachsen M_1, $\ldots$, M_p auf H als (von 0 ausgehende) Pfeile eingezeichnet wird: Während die Radioaktivitätsmerkmale weitgehend in Dichtung SO-NW
zeigen, sind die Körpermerkmale offenbar senkrecht dazu in SW-NO-Richtung orientiert
(empirische Unkorreliertheit!). Eine Ausnahme bilden dabei die Radioaktivität M_9 der
Nieren und die Maulbreite M_{10} der Fische; hier ist Überprüfung angezeigt. Eine weitere Verfeinerung ist möglich, indem man den Cosinus der Winkel φ_{ij} angibt, den die
p = 16 Merkmalsachsen M_j mit den Faktorachsen M_i^* (i = 1,2) bilden (empirische Korrelation!). Dies geschieht in Abb. 6, wo (wegen $\sum_i \cos^2 \varphi_{ij} = 1$) nahe beim Einheitskreis
liegende Merkmale "fast parallel" zu H liegen und deshalb durch M_1^*, M_2^* besonders gut
erfaßt werden.

Der Fachwissenschaftler wird versuchen, die gefundenen Faktoren M_i^* sachgerecht zu *interpretieren.* Das ist nicht immer und selten eindeutig möglich: Ergibt sich etwa

$M_1^* = \sum_t v_{1t} M_t = 0,27 \cdot M_1 - 0,93 \cdot M_2 - 0,25 \cdot M_3$, so wird man aufgrund der Größe der Koeffizienten eine deutliche (negative) Assoziation zwischen M_1^* und M_2 vermuten; dagegen liefert eine Darstellung $M_2^* = 0,54 \cdot M_4 = 0,46 \cdot M_5 + 0,52 \cdot M_6 - 0,48 \cdot M_7$ wegen annähernd gleich großer Koeffizienten kaum einen Hinweis auf sachliche Interpretation, es sei denn die Tatsache, daß bei M_2^* ein anderer Komplex von Merkmalen M_j eine Rolle spielt als beim obigen M_1^* (bzgl. graphischer Analyse siehe CAILLIEZ u.a. 1976, S. 249).

Ähnliche Interpretationsprobleme ergeben sich auch bei der methodisch verwandten Faktoranalyse (OBERLA 1971, HARMAN 1970). Die Ergebnisse solcher Analysen sollten deshalb prinzipiell *nicht als Endresultat* betrachtet werden, sondern als nützlicher Schritt zur Erkennung fachspezifischer Begriffe und Zusammenhänge, die anschließend *gezielt untersucht und formal präzisiert* werden müssen.

4.2 Hauptkomponentenanalyse bei Distanzmatrizen; multidimensionale Skalierung

Nicht immer liegt explorativen Studien eine Datenmatrix $X = (x_{kj})$ mit meßbaren, a priori definierten Merkmalen $M_1, \ldots , M_p$ zugrunde: Gelegentlich ist nur eine relativ globale Information über die Ähnlichkeit bzw. Unähnlichkeit der Objekte O_k bekannt, etwa in Gestalt einer n×n-Distanzmatrix $(d_{k\ell})$, wo $d_{k\ell}$ eine Maßzahl für die "Unähnlichkeit" des Objektpaares O_k, O_ℓ darstellt (mit $d_{k\ell} = d_{\ell k} \geqq d_{kk} = 0$ für alle k,ℓ). Beispiele sind: $d_{k\ell}$ = Anzahl der Symptome, in denen sich die Patienten O_k, O_ℓ unterscheiden; $d_{k\ell}$ = Grad der (Un-)Verträglichkeit zweier Personen O_k, O_ℓ etc. Es ist dann für den Praktiker nützlich zu wissen, ob sich diese Distanzindizes $d_{k\ell}$ durch gewisse (hyperhypothetische)Merkmale $M_1, \ldots , M_p$ erklären lassen; genauer: Ob man eine minimale Dimension p und im $\mathbb{R}^p$ n (den Objekten O_k entsprechende) Datenpunkte $x_1, \ldots , x_n$ so finden kann, daß deren euklidische Distanzen $\|x_k - x_\ell\|$ gerade mit den gegebenen $d_{k\ell}$ identisch sind: $d_{k\ell} = \|x_k - x_\ell\|$ für $1 \leqq k, \ell \leqq n$.

Die Lösung dieses Problems läßt sich mit der Hauptkomponentenmethode finden, sofern $(d_{k\ell})$ die Dreiecksungleichung erfüllt und die durch

$$q_{k\ell} := -\frac{1}{2}\left(d_{k\ell}^2 - \frac{1}{n} \sum_i d_{i\ell}^2 - \frac{1}{n} \sum_j d_{kj}^2 + \frac{1}{n^2} \sum_i \sum_j d_{kj}^2 \right) \quad \text{für } k \neq \ell$$

$$q_{kk} := \frac{1}{n} \sum_j d_{kj}^2 - \frac{1}{2n^2} \sum_i \sum_j d_{ij}^2 \tag{4.3}$$

definierte n×n-Matrix $Q = (q_{k\ell})$ positiv semidefinit ist (CAILLIEZ u.a.1976, IHM 1979): Die gesuchte Dimension ist $p = \text{Rang}(Q)$, und mit den dominanten Eigenvektoren $u_1, \ldots , u_p \in \mathbb{R}^n$ von Q ergibt sich $x_k^!$ gerade als die k-te *Zeile* der n×p-Matrix $U = (u_1, u_2, \ldots , u_p)$. Wünscht man eine niedriger- (z.B. zwei-)dimensionale Darstellung, so läßt man die letzten Spalten von U weg *(Q-Methode der Hauptkomponentenanalyse)*.

Wenn die obigen Bedingungen an $(d_{k\ell})$ nicht erfüllt sind, kann eine analoge Einbettung der Objekte in den $\mathbb{R}^p$ nur approximativ erfolgen, und zwar mit Hilfe der *multidimensionalen Skalierung*, wo durch iterierte Rechenschritte gewisse Abweichungskriterien (z.B. der "Streß" $\sum_{k<\ell}\sum (d_{k\ell} - ||x_k - x_\ell||)^2/d_{k\ell}^2)$ durch subzessive Verschiebung von $x_1, \dots, x_n$ minimiert werden (SHEPARD u.a. 1972, AHRENS 1974, KRUSKAL u.a. 1978), oder auch mittels *nichtmetrischer Skalierung*, wo nur die Reihenfolge der $d_{k\ell}$ benutzt wird (KRUSKAL 1964, LINGOES 1973).

Der Anwender will aus der Konstellation der gefundenen Punkte $x_1, \dots, x_n \in \mathbb{R}^p$ Rückschlüsse auf die Struktur der Objektmenge ziehen. Das ist z.B. legitim, sofern es sich um deren Heterogenität oder Homogenität handelt. Vorsicht ist jedoch geboten, wenn die p Koordinaten der Punkte x_k als (hypothetische!) Merkmale M_j interpretiert und fachspezifisch gedeutet werden sollen: Sie sind nämlich keineswegs eindeutig (jede Rotation im $\mathbb{R}^p$ liefert dieselben Distanzen, aber andere Merkmale), und die Unterstellung einer geometrischen Struktur stellt (insbesondere bei fehlender Dreiecksungleichung) u.U. eine sachfremde Einschränkung dar.

5. CLUSTERANALYSE

Bei Kenntnis einer Datenmatrix $X = (x_{kj})$ interessiert speziell die Frage, ob die Objektmenge $\{O_1, \dots, O_n\}$ hinsichtlich der Merkmale $M_1, \dots, M_p$ homogen oder heterogen zusammengesetzt ist. Im letzteren Fall will man insbesondere wissen, welche Objekte "ähnlich" sind und zu einer homogenen, natürlichen Objektklasse ("Cluster") zusammengefaßt werden sollten. Die Zusammensetzung solcher (i.a. wenigen) Klassen sowie deren klassentypische Eigenschaften erhellen die Struktur der Daten, weisen auf unterschiedliche "Objekttypen" oder die Existenz externer, separierender Merkmale hin, erlauben den Vergleich mit anderen (z.B. traditionell bekannten) Klassifikationen u.a.m. Bei zweidimensionaler Darstellung der Beobachtungspunkte $x_1, \dots, x_n$ (z.B. im Raum der beiden ersten Hauptfaktoren M_1^*, M_2^*) läßt sich die Klassenstruktur oft visuell erkennen: In Abb. 2 lokalisiert man sofort zwei "runde" und zwei "ovale" Objektklassen und in Abb. 8 drei Klassen, deren jede durch eine klassentypische Regressionsgerade charakterisiert ist.

Die *Clusteranalyse* bietet eine Fülle von Methoden, um auch bei hochdimensionalen Daten bei Vorliegen einer Distanzmatrix eine sinnvolle oder optimale Klassifikation der Objekte zu konstruieren (ANDERBERG 1973, BOCK 1974, 1980b, SPÄTH 1975). Sucht man z.B. eine Aufteilung $\mathcal{U} = (A_1, \dots, A_m)$ der Objektmenge in eine (bekannte) Anzahl m disjunkter Klassen $A_1, \dots, A_m$ mit entsprechenden Klassenrepräsentanten ("Zentren") $z_1, \dots, z_m \in \mathbb{R}^p$, so wird man ein Heterogenitätskriterium der Art

$$g(\alpha) := \min_{z_1 \cdots z_m} \sum_{i=1}^{m} \sum_{k \in A_i} \| x_k - z_i \|^2 = \sum_{i=1}^{m} \sum_{k \in A_i} \| x_k - \overline{x}_{A_i} \|^2 \rightarrow \min_{\alpha} \qquad (5.1)$$

durch geeignete Wahl von α zu minimieren suchen, wobei sich die Klassenmittelwerte $z_i = \overline{x}_{A_i}$ als optimale "Zentren" ergeben. Eine Lösung α^* wird dadurch approximiert, daß eine gegebene Anfangspartition α^0 schrittweise durch Austausch von Objekten zwischen den Klassen verbessert wird (Austauschverfahren, k-means-Methode) und das Zentrensystem $\mathfrak{z} = (z_1, \ldots, z_m)$ entsprechend angepaßt wird.

Je nach Art der in $\{x_1, \ldots, x_n\}$ vermuteten Klassen müssen unterschiedliche Kriterien verwendet werden: (5.1) ist auf "runde" Klassen zugeschnitten; bei evtl. "ovalen" Klassen benutzt man das Kriterium

$$g(\alpha) := \min_{Q_1 \cdots Q_n} \quad \min_{z_1 \cdots z_n} \sum_{i=1}^{m} \sum_{k \in A_i} (x_k - z_i)' \, Q_i^{-1} (x_k - z_i)$$

$$\qquad (5.2)$$

$$= \sum_{i=1}^{m} | S(A_i) |^{1/p} \rightarrow \min_{\alpha} ,$$

wo die $n \times n$-Matrizen Q_i mit $\det(Q_i) = 1$ klassentypische, optimale Distanzmaße festlegen und $S(A_i)$ die Streumatrix der Klasse A_i bedeutet (vgl. hierzu (3.5)). Allgemeinere Kriterien beziehen sich auf Klassen, die durch eine Regressionsebene oder durch eine Hauptkomponentenebene charakterisiert oder gar "unscharf" definiert sind (BOCK 1974, 1979, 1980b, DIDAY 1979).

Ein Anwender, der weder die Klassenanzahl m noch den Klassentyp genau kennt, ist gezwungen, die Analyse vorsorglich für mehrere Kriterien und m-Werte auszuführen. Er erhält entsprechend viele Klassifikationen. Welche davon ist die "wahre", "natürliche"? Bei explorativer Vorgehensweise könnte diese Frage insofern irrelevant sein, als jede dieser Klassifikationen die Daten unter einem anderen Aspekt beschreibt und so in jedem Fall zur Erkenntnis entsprechender Strukturelemente beiträgt. Wenn jedoch eine Gruppe von Objekten auch bei unterschiedlichen Klassifikationsverfahren oft in derselben Klasse vereinigt wird, so wird man diese als Kern einer "natürlichen" Klasse betrachten und zu interpretieren suchen. Hier zeigt sich eine *typische Schwierigkeit vieler explorativer Verfahren,* daß nämlich die "Signifikanz" der Ergebnisse formal nur schwer überprüfbar ist: Denn die aus der Varianzanalyse bekannten Prüfgrößen (Hotelling's T^2, Wilks' Λ) sind auf die *gegebenen* Daten nicht anwendbar, da sie durch die optimale Wahl der Partition α (Hypothese!) verfälscht sind, und die speziell für Clusteranalyse entwickelten Tests (vgl. BOCK 1980b) benutzen oft unrealistische oder im Stadium explorativer Studien nicht nachprüfbare Verteilungsvoraussetzungen. Überdies ist es selbst bei Vorliegen *neuer* Daten schwierig und problematisch, eine Hypothese der Art "α ist die wahre Klassenstruktur" adäquat zu formulieren.

Clustermethoden wurden für die verschiedensten Datentypen entwickelt, z.B. für Ähnlichkeitsindizes, ordinale, gemischte oder relationale Daten (BOCK 1980b). Bei den sog. hierarchischen Clusterverfahren werden die Klassen in der Form eines "Stammbaums" mit immer homogener werdenden Unterklassen angeordnet und lassen so die zwischen den Klassen bestehenden Ähnlichkeiten erkennen. Anstelle der n Objekte (Zeilen von X) können auch die p Merkmale (Spalten von X) klassifiziert und zu "Merkmalsgruppen"(-komplexen) zusammengefaßt werden: Es kann dann z.B. das Abhängigkeitsverhalten der Merkmale "gruppenweise" analysiert und auf die gegenseitige Abhängigkeit der (i.a. wenigen) Merkmalskomplexe reduziert werden. Bevor man zur Klassifikation der Merkmale die obigen Clusterverfahren auf die transponierte Matrix X' anwendet, sollte man berücksichtigen, daß das Abhängigkeitsverhalten von zwei oder mehr Merkmalen eventuell nur durch speziell entwickelte Ähnlichkeitsindizes wiedergegeben werden kann. Da überdies das Abhängigkeitsverhalten von Merkmalen in verschiedenen Objektgruppen unterschiedlich sein kann, ist u.U. auch die *gleichzeitige* Klassifikation von Objekten und Merkmalen zu erwägen (HANSERT 1973, BORUCKI 1975, BOCK 1980a).

6. ANALYSE DER ABHÄNGIGKEIT ZWISCHEN MERKMALEN

Ein Schwerpunkt explorativer Studien ist die Analyse der Abhängigkeit zwischen den Merkmalen $M_1, M_2, \ldots$ (Spalten) einer Datenmatrix. Da deren Abhängigkeitsstruktur generell sehr kompliziert sein kann, muß diese Frage i.a. auf mehreren Ebenen behandelt werden. Dieser Abschnitt beschreibt einige typische Methoden exploratorischer Art:

6.1 Regressionsanalyse

Zunächst sei die Menge aller (insgesamt: $\tilde{p}$) Merkmale in zwei disjunkte Teilmengen $\mathcal{M} = \{M_1, \ldots, M_p\}$ und $\mathcal{N} = \{N_1, \ldots, N_q\}$ mit p bzw. q Merkmalen aufgeteilt ($\tilde{p} = p+q$); entsprechend habe die Datenmatrix die partitionierte $(n \times \tilde{p})$-Form

$$Z = (X \vdots Y) = \left(\frac{x_1 \vdots x_2 \vdots \cdots \vdots x_n}{y_1 \vdots y_2 \vdots \cdots \vdots y_n} \right)' \quad \text{mit (o.B.d.A. auf } \overline{x} = 0, \overline{y} = 0 \text{ zentrierten) Beob-}$$

achtungsvektoren $x_k \in \mathbb{R}^p$ und $y_k \in \mathbb{R}^q$ (k = 1, ... ,n). Dies entspricht dem Fisch-Beispiel aus Abschnitt 4.1, wo etwa y_k die q = 8 Radioaktivitätsmessungen und x_k die p = 8 Körpermaße enthält. Um die Abhängigkeit beider Merkmalsgruppen festzustellen, muß man prüfen, ob und wie sich die y's durch eine geeignete Funktion $\hat{y} = h(x)$ der x'en beschreiben bzw. approximieren lassen. Die Festlegung einer zweckmäßigen Funktion h(x) ist ein Hauptproblem explorativer Statistik *(Modellbildung)*.

Wir beschränken uns hier *) auf den Fall linearer Funktionen $\hat{y} = h(x) = Bx$ und be-

---

*) Alternativen sind: 1. Nichtlineare Regression (COX 1977, BUNKE, H. u.a. 1977, PAUL 1975, DAVID u.a. 1980), 2. Glättungsmethoden (gleitende Mittel oder Mediane; TUKEY 1977), 3. Nichtparametrische Ansätze (Splines, Kernmethoden; BONEVA u.a. 1971, GASSER u.a. 1979).

trachten das übliche, multivariate *Regressionsmodell*, wo die $(q \times p)$-Matrix $B = (b_{ji})$ der Regressionskoeffizienten nach der Methode kleinster Quadrate bestimmt wird:

$$Q := \sum_{k=1}^{n} \|y_k - \hat{y}_k\|^2 = \sum_{k=1}^{n} \|y_k - Bx_k\|^2 \;\to\; \underset{B}{Min} \qquad (6.1)$$

Als Lösung findet man $\hat{B} = S_{xx}^{-1} S_{xy}$ mit den empirischen Streumatrizen $S_{xx} := X'X$, $S_{xy} := X'Y$, $S_{yy} := Y'Y$. Der minimale Approximationsfehler

$$Q_{\mathcal{M}} := \sum_{k=1}^{n} \|y_k - \hat{B}x_k\|^2 \;\leq\; \sum_{k=1}^{n} \|y_k\|^2 =: Q_0 \qquad (6.2)$$

bzw. die Zahl (Bestimmtheitsmaß):

$$R_{\mathcal{M}}^2 := R_{y|\mathcal{M}}^2 := 1 - Q_{\mathcal{M}}/Q_0 \leq 1 \qquad (6.3)$$

ist dann ein Maß für die (lineare) Abhängigkeit zwischen den y-Merkmalen N_j und den x-Merkmalen M_i. Wenn nur ein einziges y-Merkmal N_1 vorliegt (q=1), ist $R_{y|\mathcal{M}}$ der *multiple Korrelationskoeffizient* von y bzgl. $\mathcal{M}$; für p=q=1 der Betrag des empirischen Korrelationskoeffizienten r_{xy}.

Ob die gefundene Regressionsfunktion h(x) den Daten schon hinreichend gut angepaßt ist oder - auch im Hinblick auf das Sachproblem - noch weiter verbessert werden kann bzw. muß, wird bei explorativer Auswertung anhand der *Residuen*

$$e_k := y_k - \hat{h}(x_k) = y_k - \hat{B}x_k \qquad k = 1, \ldots ,n \qquad (6.4)$$

entschieden, deren Komponenten e_{kj} (j = 1, ... ,q) eingehend auf Trends und Auffälligkeiten untersucht werden, um so Hinweise zur Verbesserung des Modells zu erhalten. Dazu verwendet man sehr häufig Graphiken (FEDER 1974, DAVID 1980, ANSCOMBE u.a. 1963, WILK u.a. 1963), z.B.:

a. Histogramm der j-ten Komponenten $e_{1j}, \ldots ,e_{nj}$ bzw. deren Eintrag im Wahrscheinlichkeitsnetz: Dies läßt Symmetrie und Unsymmetrie erkennen, regt (symmetrisierende) Transformationen an und weist auf Heterogenität und "Ausreißer" hin, deren (sachliche) Gründe aufzuspüren sind. Ähnliches erstrebt die

b. Graphische Darstellung der j-ten Komponente e_{kj} in Abhängigkeit vom ℓ-ten y-Merkmal N_ℓ im $(y_{k\ell}, e_{kj})$-Diagramm, oder in Abhängigkeit vom i-ten x-Merkmal M_i im (x_{ki}, e_{kj})-Diagramm: Hier sollen Trends (z.B. Heteroscedastizität) und Modellabweichungen festgestellt und zur Modellverbesserung genutzt werden. Wenn etwa das (x_{ki}, e_{kj})-Diagramm die Form der Abb. 1 aufweist, so wird man einen quadratischen Term x_{ki}^2 in h(x) aufnehmen, und ein (y_{ki}, e_{kj})-Diagramm nach Art von Abb. 2, 8 weist auf die Existenz weiterer explikativer Merkmale hin (im Fisch-Beispiel: Aquarium) oder empfiehlt die Anwendung eines Clusterverfahrens zur Identifikation von Objekt-(Fisch-)Gruppen mit unterschiedlichem Abhängigkeitsverhalten. Gelegentlich werden die Residuen auch geglättet, um den Trend deutlicher herauszuheben (BEATON u.a. 1974, TUKEY 1977).

Auch rechnerische Untersuchungen sind üblich, z.B.:

c. Berechnung der zu den $e_1, \ldots, e_n \in \mathbb{R}^q$ gehörigen, empirischen Korrelationskoeffizienten (d.h. die partiellen Korrelationskoeffizienten $r_{j\ell|\mathcal{M}}$ der Paare N_j, N_ℓ bzgl. $\mathcal{M}$), um die gegenseitige Abhängigkeit *(Multikollinearität)* der Residuen festzustellen. Demselben Ziel dient die

d. Anwendung der Hauptkomponentenanalyse auf die Punktwolke der $e_1, \ldots, e_n$ und die Untersuchung der entsprechenden Eigenwerte (GNANADESIKAN u.a. 1970);

e. Ersetzung des Fehlerquadratkriteriums (6.1) durch das L_1-Kriterium (BEATON u.a. 1974, SPOSITO u.a. 1978, PFAFFENBERGER u.a. 1978) bzw. Anwendung robuster Schätzverfahren (GNANADESIKAN u.a. 1972, HUBER 1973, 1977, DEVLIN 1975, DUTTER 1979), um einerseits den Einfluß von "Ausreißern" zu reduzieren und deren Abweichung hervortreten zu lassen und andererseits alternative Schätzwerte der Parameter vergleichen zu können.

Durch mehrfache Iteration und Kombination solcher und weiterer Methoden (COX 1977, DAVID 1980) werden sukzessiv immer "bessere" Modelle h(x) konstruiert. Dabei müssen jedoch Statistiker und Praktiker einen Kompromiß finden zwischen den konkurrierenden Forderungen der *Approximationsgüte* (Modellanpassung, $R^2_{\mathcal{M}} \approx 1$!), der *Variabilität* der Parameter b_{ji} (Oberanpassung, Instabilität) und der sachlich gebotenen *Einfachheit* des Modells. Eine Abwägung kann hier nur subjektiv erfolgen.

6.2 Kanonische Analyse

Im Gegensatz zu 6.1 werden nunmehr die y- und x-Merkmale symmetrisch behandelt: Man fragt, wie gut sich ein linear aus den y-Merkmalen $N_1, \ldots, N_q$ gebildeter (Radioaktivitäts-)Index $N^* = \sum \beta_j N_j = b'y$ mit einem analog aus x-Merkmalen gebildeten (Körpermaß-)Index $M^* = \sum \alpha_i M_i = a'x$ korrelieren (approximieren) läßt. Die Koeffizientenvektoren $a = (\alpha_1, \ldots, \alpha_p)'$ und $b = (\beta_1, \ldots, \beta_q)'$ dieser Indizes sind also so zu wählen, daß die Optimalitätsforderung

$$\text{empir. Korr}(b'y, a'x) \longrightarrow \underset{a,b}{\text{Max}} \;=:\; \rho_1 \qquad (6.5)$$

bzw. die äquivalente Forderung

$$\Delta := \sum_{k=1}^{n} (b'y_k - a'x_k)^2 = \|Yb - Xa\|^2 \longrightarrow \underset{a,b}{\text{Min}} \;=:\; \Delta_{min} \qquad (6.6)$$

bei der Nebenbedingung $\|Yb\|^2 = b'S_{yy}b = 1$

erfüllt ist. Die Rechnung führt hier auf ein Eigenwertproblem mit der Lösung:

ρ_1^2 = der größte Eigenwert von $S_{yx}S_{xx}^{-1}S_{xy}b = \rho^2 \cdot S_{yy}b$

b_1 = der zugehörige Eigenvektor, normiert gemäß $b_1'S_{yy}b_1 = 1$

$a_1 = S_{xx}^{-1}S_{xy}b_1$ für (6.5), (6.6)   Normierung: $a'S_{xx}a = \rho_1^2$

$a_1^* = \frac{1}{\rho_1} S_{xx}^{-1}S_{xy}b_1$ für (6.5)   Normierung: $a'S_{xx}a = 1$.

Es besitzen also die beiden Indizes $M_1^* = a_1'x$ und $N_1^* = b_1'y$ die maximal mögliche, empirische Korrelation $\rho_1(0 \leq \rho_1 \leq 1)$. An Vorzeichen und Betrag der einzelnen Komponenten von a_1 bzw. b_1 kann man dabei erkennen, wie und welche der x-Merkmale $M_1, \ldots ,M_p$ mit welchen der y-Merkmale $N_1, \ldots ,N_q$ zusammenhängen.

Ganz analog führen die nächstgrößten Eigenwerte $\rho_2^2 \geq \rho_3^2 \geq \ldots$ sowie die zugehörigen Eigenvektoren $b_2,b_3, \ldots ,a_2,a_3, \ldots$ zu weiteren Indizes $M_\nu^* = a_\nu'x$ und $N^* = b_\nu'y$, die jeweils zu den vorigen orthogonal (unkorreliert) sind und diesbezüglich maximale, empirische Korrelation $\rho_\nu = Korr(M_\nu^*,N_\nu^*)$ besitzen. Die Zahlen ρ_ν^2 heißen die *kanonischen Korrelationen* und M_ν^*,N_ν^* die *kanonischen Variablen (Faktoren)*.

Die zwischen den Merkmalen $M_1, \ldots ,M_p$ bzw. $N_1, \ldots ,N_q$ bestehenden Assoziationen können graphisch analysiert werden, indem man die Merkmale im Raum der beiden wichtigsten Faktoren M_1^*,M_2^* darstellt (Abb. 9; standardisierte Daten): Die entsprechenden p+q Punkte ergeben sich als Zeilen der Matrix

$$(S_{xx}a_1 \mid S_{xx}a_2)_{p\times2} \quad \text{bzw.} \quad (S_{yx}a_1 \mid S_{yx}a_2)_{q\times2}$$

und stellen den Beitrag von M_1^*,M_2^* an den ursprünglichen Merkmalen dar (CAILLIEZ u.a. 1976, S. 381).Je näher hier ein Merkmal beim Einheitskreis liegt, umso besser läßt es sich durch M_1^*, M_2^* beschreiben; und je näher sich zwei solche Merkmale sind, umso eher ist auf ihre Abhängigkeit zu schließen.

Kanonische Analyse ist auch im Fall *nicht-quantitativer* Daten anwendbar: Wenn etwa neben p quantitativen Merkmalen $M_1, \ldots ,M_p$ noch ein weiteres, *qualitatives* Merkmal Q mit Alternativen i = 1, $\ldots$,q vorliegt (beim Fisch-Beispiel: q = 3 Aquarien), so kann (nach geschickter Ergänzung der Datenmatrix X)mittels kanonischer Analyse untersucht werden, wie die quantitativen Merkmale $M_1, \ldots ,M_p$ am Zustandekommen der einzelnen Alternativen i von Q beteiligt sind (*"Analyse factorielle discriminante"*, CAILLIEZ u.a.1976).

Eine zweite, von der französischen Schule vielgenutzte Anwendung dient zur Analyse *zweier qualitativer* Merkmale P,Q mit p bzw. q Alternativen (Beispiel: P $\hat{=}$ Abiturnote, Q $\hat{=}$ Studienerfolg) bzw. der entsprechenden Kontingenztafel (n_{ij}) oder Häufigkeits-

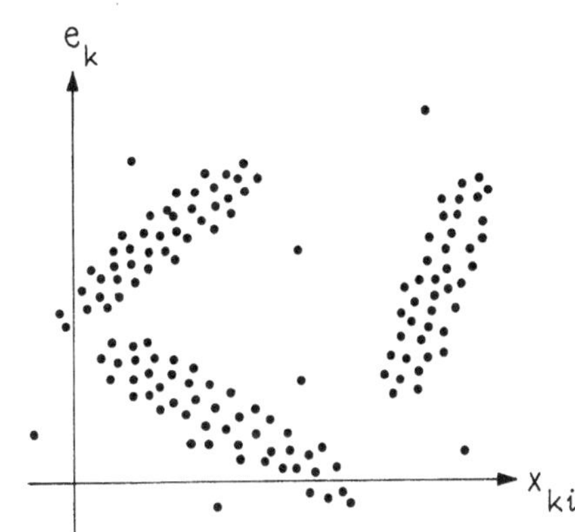

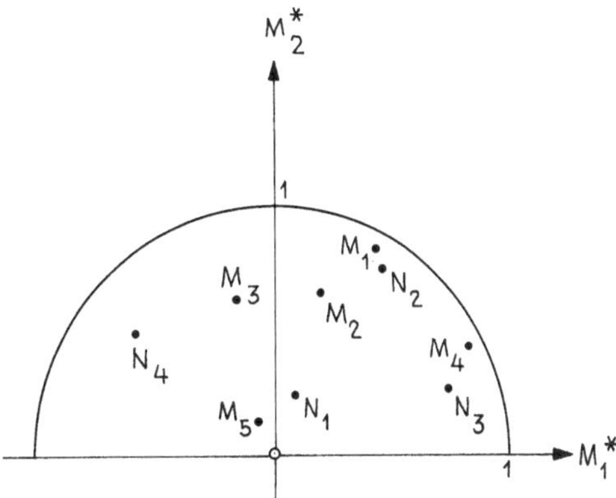

Abb. 8: *Objekt-Cluster mit klassenspezifischen Regressionsgeraden*

Abb. 9: *Darstellung der Merkmale M_i, N_j bei
kanonischer Analyse ($p = 5$, $q = 4$)*

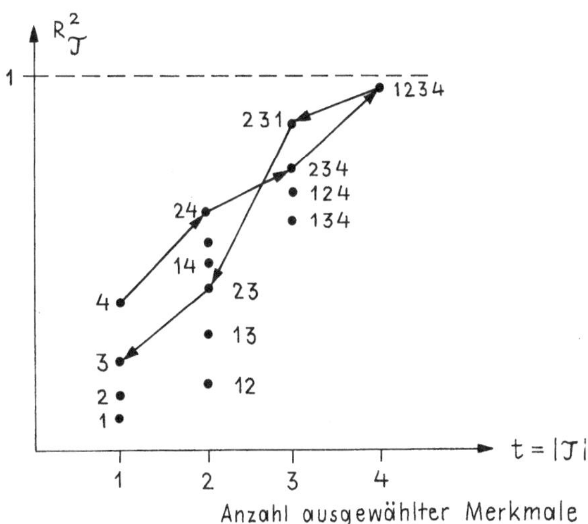

Abb. 10: *Bestimmtheitsmaß R_J^2 in Abhängigkeit von
der Variablenanzahl $t = |J|$ bei $p = 4$
Merkmalen $M_1, \dots, M_4$ (nur deren Index
ist eingezeichnet). Die Pfeile entsprechen schrittweiser Selektion
(aufwärts bzw. abwärts)*

tabelle ($p_{ij} = n_{ij}/n$). Definiert man die binäre Datenmatrix $(X \mid Y)$ durch

$$x_{ki} = 1 \qquad \text{wenn Objekt } O_k \text{ die Alternative } i \text{ von P aufweist } (x_{ki} = 0 \text{ sonst})$$

$$y_{kj} = 1 \qquad \text{wenn Objekt } O_k \text{ die Alternative } j \text{ von Q aufweist } (y_{kj} = 0 \text{ sonst}),$$

und wendet auf sie die kanonische Analyse an, so läßt sich der wechselseitige Einfluß der Alternativen von P und Q erkennen und graphisch wie in Abb. 9 darstellen (HIRSCHFELD 1935, LANCASTER 1969, S. 89, HILL 1974; *"Analyse des correspondances"* bei BENZECRI 1976, CAILLIEZ u.a.1976, ESCOFIER-CORDIER 1969). Dabei hängen die Ergebnisse nur von den Anzahlen n_{ij} ab und können alternativ auch mittels einer Hauptkomponentenanalyse erhalten werden können, die auf χ^2-*Distanzen*

$$d^2_{j\ell} := \sum_{i=1}^{p} (p_{ij}/p_{.j} - p_{i\ell}/p_{.\ell})^2/p_i. \qquad 1 \le j, \ell \le q$$

der Spaltenverteilung von (p_{ij}) angewandt wird (vgl. Abschnitt 4.2).

6.3 Abhängigkeitsanalyse

Wenn in der Praxis ein Datensatz mit $\tilde{p}$ Merkmalen $\tilde{M} = \{\tilde{M}_1, \ldots, \tilde{M}_p\}$ vorliegt, so ist keineswegs klar, daß sich deren Abhängigkeitsstruktur durch Aufteilung in zwei disjunkte Mengen M und N gemäß 6.1, 6.2 beschreiben läßt. Stattdessen muß man mit schwierigen Tripelabhängigkeiten, zyklischen Abhängigkeiten, Scheinkorrelationen u.ä. rechnen. Selbst im erstgenannten Fall ist die Behandlung aller $2^{\tilde{p}}-1$ Aufteilungen zu aufwendig und die große Zahl erhaltener Maßzahlen R^2 (bzw. partieller Korrelationen) für den Praktiker kaum überschaubar.

Deshalb gibt es zur Analyse von Abhängigkeiten kein generell anwendbares Verfahren, sondern - je nach Art der vermuteten Abhängigkeitsstruktur - unterschiedliche Analysestrategien, z.B. Kovarianzselektion (DEMPSTER 1972, WERMUTH 1976, 1978), Pfadkoeffizientenanalyse (TURNER u.a. 1959) und andere (VICTOR 1972, ENKE 1975). Die Beiträge von VICTOR und WERMUTH in diesem Band behandeln diesen Problemkreis.

7. VARIABLENSELEKTION, ZWISCHENSTUFEN EXPLORATIVER UND KONFIRMATIVER STATISTIK

Explorative Tätigkeit beginnt bei der Auswahl strukturrelevanter Merkmale, wozu auch die Frage geeigneter Transformationen (z.B. Logarithmus), die Wahl zwischen absoluten und relativen Größen (welche Basisgrößen?) sowie die Prüfung der Validität numerischer Skalen (z.B. bei ordinalen Merkmalen) gehört. Aus diesem Problemkreis behandeln wir als Spezialfall die *Variablenselektion* beim Regressionsmodell (mit q = 1 y-Merkmalen $N = N_1$): Zur Beschreibung des y-Merkmals N sei eine Menge $M = \{M_1, \ldots, M_p\}$ anderer, relevanzverdächtiger x-Merkmale vorgeschlagen, jedoch "vorsichtshalber" zu groß bemessen worden. Es soll deshalb anhand der Beobachtungen $y_1, \ldots, y_n \in \mathbb{R}^1$ von N sowie der vollen $(n \times p)$-Datenmatrix $X_M = X = (x_{kj})$ eine Teilmenge $\mathcal{T} \subseteq M$ der Merkmale $M_1, \ldots, M_p$ (Spalten von X) so ausgewählt werden, daß zwar das y-Merkmal N durch $\mathcal{T}$

ausreichend gut beschrieben wird, gleichzeitig aber das zugehörige Regressionsmodell noch hinreichend einfach und übersichtlich bleibt.

Im folgenden werden einige hierfür gebräuchliche Methoden angegeben mit dem Ziel, exemplarisch auf *Möglichkeiten und Irrtümer des Zusammenwirkens von explorativer und konfirmatorischer Statistik* hinzuweisen. Dabei versehen wir die Bezeichnungen aus Abschnitt 6.1 gegebenenfalls mit dem Index J, um ihre Abhängigkeit von der Teilmenge anzudeuten (vgl. SEBER 1965, COX u.a. 1974, HOCKING 1976; bzgl. qualitativer Daten: GOODMAN 1973).

7.1 Empirische Verfahren

Ein erster, *empirischer* Lösungsansatz besteht darin, für alle 2^p möglichen Teilmengen J den minimalen Approximationsfehler Q_J, Gl. (6.2), oder äquivalent den multiplen Korrelationskoeffizienten R_J^2, Gl. (6.3), zu berechnen und in einem Diagramm über der Variablenanzahl t von J aufzutragen (Abb. 10): Visueller Vergleich läßt dann erkennen, welche der Teilmengen J einen hinreichend großen R^2-Wert erzielen, ab welcher Variablenanzahl t sich dieser stabilisiert, ob gewisse Merkmale M_i besonders stark zu R^2 beitragen, ob verschiedene gleichwertige Merkmalssätze existieren usw. (GORMAN u.a. 1966, NEWTON u.a. 1967, FURNIVAL 1971, MORGAN u.a. 1972). Gelegentlich werden auch andere Kriterien verwendet, z.B. die Größe

$$C_J := \frac{Q_J}{Q_M/(n-p-1)} - n + 2(t+1) = (n-t-1) \cdot \left[\frac{Q_J/(n-t-1)}{Q_M/(n-p-1)} - 1 \right] + (t+1) , \qquad (7.1)$$

die einen mittleren Vorhersagefehler schätzt (vgl. SEBER 1965, MALLOWS 1973, SPJØTVOLL 1977). Bei größerer Merkmalsanzahl p geht man wegen des Rechenaufwands oft *sequentiell* vor (*schrittweise Regression*, aufsteigend oder absteigend): Sukzessiv wird immer jenes Merkmal i zu J adjungiert (aus J eliminiert), das die größte Zunahme (geringste Abnahme) von R_J^2 bewirkt; man stoppt, sobald die Änderung zu klein (zu groß) würde. Die in Abb. 10 eingezeichneten Pfeilwege zeigen, daß hierbei die (bei festem t) optimalen J nicht·immer gefunden werden. Auch sind die angegebenen "Stoppregeln" recht empirisch und subjektiv auslegbar.

7.2 Empirische Pseudo-Tests bei sequentiellen Verfahren

Das Bestreben nach Objektivierung führt zur Idee, die Ergebnisse konfirmatorischer Statistik auch für explorative Zwecke nutzbar zu machen. Man kommt so zur *empirischen Verwendung der üblichen Hypothesentests und ihrer Testgrößen*. In unserem Fall wird man etwa das Regressionsmodell

$$Y_k = b_0 + \sum_{i=1}^{n} b_i x_{ki} + U_k = b_0 + Bx_k + U_k \qquad (7.2)$$

($k = 1, \ldots ,n$) mit n unabhängigen $\mathcal{N}(0,\sigma^2)$-Größen U_k, unbekannten Regressionskoeffizienten $b_1, \ldots, b_p$ und Koeffizientenvektor $B = (b_1, \ldots, b_p)$ betrachten und entsprechende F-Tests ausführen. So kann das

$$\underline{\text{Modell } \mathcal{J}:} \qquad Y_k = b_0 + \sum_{i \in \mathcal{J}} b_i x_{ki} + U_k \; = \; b_0 + B_{\mathcal{J}} x_k^{(\mathcal{J})} + U_k \; , \qquad (7.3)$$

d.h. die $\underline{\text{Hypothese } H_{\mathcal{J}}}$: $\qquad b_i = 0 \qquad$ für alle $i \notin \mathcal{J}$ $\qquad\qquad (7.4)$

(also: $\mathcal{J}$ ist adäquate Merkmalsmenge) mit Hilfe der F-Testgröße

$$F_{\mathcal{J}} := \frac{n-p-1}{p-t} \cdot \frac{Q_{\mathcal{J}} - Q_{\mathcal{M}}}{Q_{\mathcal{M}}} = \frac{n-p-1}{p-t} \cdot \frac{R_{\mathcal{M}}^2 - R_{\mathcal{J}}^2}{1 - R_{\mathcal{M}}^2} \qquad (7.5)$$

überprüft werden, und zwar gemäß:

$$F_{\mathcal{J}} > F_{p-t,n-p-1}(\alpha) \implies H_{\mathcal{J}} \text{ ablehnen}$$
$$F_{\mathcal{J}} \leq F_{p-t,n-p-1}(\alpha) \implies \text{ kein Widerspruch gegen } H_{\mathcal{J}} \qquad (7.6)$$

(α = nominelle Fehlerwahrscheinlichkeit 1. Art). Dabei ergeben sich zwei typische Probleme:

① Da anhand derselben Daten zahlreiche Teilmengen $\mathcal{J}$ gleichzeitig überprüft und deshalb viele solcher Tests kombiniert werden müssen, sind die aktuellen Fehlerwahrscheinlichkeiten i.a. größer als die nominalen Fehlerwahrscheinlichkeiten α ("α-Problematik"). Es ist u.U. sogar schwierig oder unmöglich, den Begriff der "Fehlerwahrscheinlichkeit" geeignet zu definieren; man sollte dann eher mittlere Approximationskriterien betrachten (BUNKE 1973).

② Das Modell (7.2) bzw. die Merkmalsmenge $\mathcal{M}$ wird bei explorativer Analyse meist erst nach Anwendung "geeigneter" Transformationen, Manipulationen und visueller Begutachtung der Daten (z.B. gemäß 6.1) gefunden, und insofern sind die Hypothesen $H_{\mathcal{J}}$ bereits an die Daten angepaßt. Deshalb ist die Anwendung der Testtheorie (speziell auch der $\mathcal{X}$- bzw. F-Verteilungen) prinzipiell nicht gerechtfertigt.

Entsprechende Tests müssen deshalb als *Pseudo-Tests* bezeichnet werden. Sie liefern keine an Fehlerwahrscheinlichkeiten orientierte und insofern "objektive" Aussage. Ihre Verwendung ist rein *deskriptiv* zu interpretieren, was insofern leicht fällt, als sich die meisten Testgrößen anschaulich als Abstandsmaße, Approximationsfehler o.ä. deuten lassen (z.B. ist in (7.5) $F_{\mathcal{J}}$ proportional zu $R_{\mathcal{J}}^2$ oder $Q_{\mathcal{J}}$). Die Angabe der Signifikanzschranken entspricht dem Zwang, gewisse "kritische" Schranken überhaupt angeben zu müssen: Statt solche *völlig* willkürlich und subjektiv festzulegen, wählt man lieber jene Schranken, die zu einem überschaubaren, bekannten (z.B. Normalverteilungs-) Modell gehören, *ohne* damit dessen Gültigkeit zu unterstellen oder testende Absicht zu verfolgen. Da im Nachhinein oft nicht erkennbar ist, ob ein echter Test oder ein Pseudo-Test vorliegt, muß der Anwender dies bei Angabe seiner Auswertungsergebnisse *immer (und wahrheitsgemäß!) präzisieren.*

Die in ① angesprochene Problematik soll am Beispiel sequentieller Variablenselektion verdeutlicht werden, zunächst für den Fall, daß (wie bei polynomialer Regression mit den Potenzen $x_{ki} = x_{k1}^i$ für $i = 1, \ldots ,p$) *a priori* eine natürliche Reihenfolge der Merkmale bzw. der Regressionskoeffizienten $b_1, \ldots ,b_p$ gegeben ist. Die übliche *absteigende* Methode (backward selection) verfährt dann so: Sukzessiv werden die Hypothesen $b_p = 0$, $b_{p-1} = 0$, $\ldots ,b_1 = 0$ getestet, und es wird die erste (= größte) Auswahl $\mathcal{J} = \mathcal{J}_{i+1} = \{1, \ldots ,i\}$ akzeptiert, für die der F-Test die Hypothese $b_i = 0$ (genauer: $H_{\mathcal{J}_i}$ gegen $\mathcal{J} = \mathcal{J}_{i+1}$) gemäß

$$F_i := \frac{Q_{\mathcal{J}-\{i\}} - Q_{\mathcal{J}}}{Q_M/(n-t-1)} \; > \; F_{1,n-t-1}(\alpha) \tag{7.7}$$

ablehnt (mit $t = i$). (Bzgl. anderer F-Testgrößen vgl. KENNEDY u.a. 1971, POPE u.a. 1972, BUNKE 1973.)

Analog verfährt man bei *aufsteigender* Selektion und akzeptiert (mit $i = 0,1,2, \ldots$) die erste (= kleinste) Auswahl $\mathcal{J} = \mathcal{J}_i = \{1, \ldots ,i-1\}$, die beim F-Test gegen $\mathcal{J}_{i+1}$ nicht abgelehnt wird.

Nun lassen sich, da eine Merkmalsreihenfolge vorgegeben ist, die Fehler 1. und 2. Art etwa so definieren (LEFORT 1979):

Fehler 1. Art: Man akzepiert ein *schwierigeres* Modell $\mathcal{J}_j$ als das
                          tatsächlich vorliegende $\mathcal{J}_i$ $(j > i)$

Fehler 2. Art: Man akzepiert ein *einfacheres* Modell $\mathcal{J}_j$ als das
                          tatsächlich vorliegende $\mathcal{J}_i$ $(j < i)$,

und es können die entsprechenden Fehlerwahrscheinlichkeiten (FW) des Selektionsverfahrens zumindest abgeschätzt werden:

Aufsteigend:

FW 1. Art $\leq$ Max {FW 1. Art der p Einzeltests} $= \alpha$

FW 2. Art $\leq \sum$ FW 2. Art der p Einzeltests

Absteigend:

FW 1. Art $\leq \sum$ FW 1. Art der Einzeltests $\leq p\alpha$

FW 2. Art bei $\mathcal{J}_i \leq$ Min {FW 2. Art der Einzeltests für $j \geq i$}.

Hiernach neigen aufsteigende Verfahren eher zum Übersehen "höherer" Merkmale als absteigende Verfahren. Verschiedene Autoren empfehlen deshalb relativ hohe Werte für α (10 - 25% statt etwa α = 5%) und raten von aufsteigenden Verfahren ab (vgl. KENNEDY u.a. 1971, POPE u.a. 1972).

Derartige, wahrscheinlichkeitsbegründete Empfehlungen sind nicht mehr möglich, wenn
eine Reihenfolge der Merkmale a priori *nicht* vorgegeben ist, sondern - wie bei den
schrittweise optimalen Verfahren - anhand der Daten bestimmt wird: Absteigend beginnt
man dort mit $\mathcal{J} = \mathcal{M}$ und eliminiert sukzessiv immer jenes Merkmal $i^* \in \mathcal{J}$, das den kleinsten F-Wert (7.7) besitzt (d.i. jenes, wo $b_{i^*} = 0$ am ehesten akzeptabel wäre); die
Elimination wird beendet, sobald gemäß

$$F_{i^*} := \min_{i \in \mathcal{J}} \{F_i\} \quad > \quad F_{1,n-t-1}(\alpha) \tag{7.8}$$

für alle $i \in \mathcal{J}$ die Hypothese $b_i = 0$ (im Modell $\mathcal{J}$) gemäß (7.7) abgelehnt wird.

Neben diesem absteigenden gibt es auch aufsteigende Verfahren sowie Kombinationen von
beiden (EFROYMSON 1960, HOCKING 1976, McHENRY 1978). Für alle diese Verfahren gilt,
daß die dabei verwendeten Einzeltests lediglich explorativen Pseudo-Charakter tragen
und keine angemessene Interpretation mit Fehlerwahrscheinlichkeiten (etwa α) erlauben: Einerseits wird nämlich in (7.8) eine falsche Prüfverteilung benutzt (man braucht
die Verteilung des Minimum ; vgl. POPE u.a. 1972); zum anderen hängt die Reihenfolge
der Merkmale und somit der Hypothesen $b_{i^*} = 0$ von den Daten ab, was zur Anwendung der
Testtheorie ausgeschlossen werden muß; und drittens ist eine Definition von Fehlerwahrscheinlichkeiten - etwa nach obigem Muster - nicht möglich, da hier die Modelle
nicht geordnet sind und deshalb das gefundene und das wahre Modell nicht vergleichbar zu sein brauchen.

7.3 Oberschreitungswahrscheinlichkeit, Simultane Testverfahren, GUHA-Methoden

Bei den vorgenannten Selektionsverfahren wurde mit Hilfe der Daten *eine einzige* Teilmenge $\mathcal{J}$ bestimmt und als "das" wahre Modell empfohlen. Das ist sehr einschränkend:
Denn gerade bei explorativen Problemen ist zu erwarten, daß es mehrere verschiedene
Modelle gibt, die die Daten bzw. den zugrunde liegenden Sachverhalt in etwa gleich
gut beschreiben. Man strebt deshalb hier wie in anderen Bereichen explorativer Statistik Verfahren an, die *alle* mit den Daten verträglichen Lösungen *gleichzeitig* liefern.
In unserem Spezialfall hieße dies, alle jene Merkmalsmengen $\mathcal{J} \subseteq \mathcal{M}$ bzw. alle jene
Hypothesen $H_{\mathcal{J}}$ aufzufinden, die den Daten "ausreichend gut" angepaßt sind *(Hypothesengenerierung)*.

Hier könnte man z.B. alle $\mathcal{J}$'s auswählen, deren zugehörige $Q_{\mathcal{J}}$, $C_{\mathcal{J}}$ oder $F_{\mathcal{J}}$ gemäß

$$F_{\mathcal{J}} := \frac{n-p-1}{p-t} \frac{Q_{\mathcal{J}} - Q_{\mathcal{M}}}{Q_{\mathcal{M}}} = 1 + \frac{C_{\mathcal{J}}-t-1}{p-t} \leq F^* \tag{7.9}$$

eine gewisse Schranke nicht überschreiten. Unabhängig davon, ob diese Schranke F^*
empirisch oder mit einer F-Verteilung festgelegt wird, liefert diese Verfahren eine
praktisch nützliche Auswahl möglicher Modelle $\mathcal{J}$.

Wenn aber die Verteilungsvoraussetzungen des Regressionsmodells $H_{\mathcal{M}}$, Gl. (6.2), erfüllt sind, scheint $F^* = F_{p-t,n-p-1}(\alpha)$ die geeignete Wahl (vgl. (6.6)). Hier gibt man anstelle des beobachteten Werts $F_{\mathcal{J}}$ häufig die zugehörige *"Überschreitungswahrscheinlichkeit"*

$$P_{\mathcal{J}} := P(F_{p-t,n-p-1} > F_{\mathcal{J}}) \tag{7.10}$$

an, d.i. die Wahrscheinlichkeit, daß eine F-verteilte Variable $F_{p-t,n-p-1}$ größer als der beobachtete Wert $F_{\mathcal{J}}$ ist. Wegen

$$\{H_{\mathcal{J}} \text{ wird akzeptiert bei FW } \alpha\} \iff F_{\mathcal{J}} \leq F^* \iff P_{\mathcal{J}} \geq \alpha \tag{7.11}$$

ist $P_{\mathcal{J}}$ *formal* identisch mit der kleinsten Fehlerwahrscheinlichkeit $\tilde{\alpha}$, bei der $H_{\mathcal{J}}$ vom F-Test noch akzeptiert wird. Grundsätzlich kann jedoch $P_{\mathcal{J}}$ *nicht* als Signifikanz- oder Fehlerwahrscheinlichkeit interpretiert werden, weil eine solche unabhängig von den Daten und *vor* der Testausführung festgelegt werden muß. $P_{\mathcal{J}}$ ist Zufallsvariable (die bei $H_{\mathcal{J}}$ eine Gleichverteilung in $[0,1]$ besitzt) und kann höchstens im deskriptiven Sinn als standardisierte Distanz zwischen Beobachtungen und hypothetischem Modell angesehen werden (KEMPTHORNE 1972, GIBBONS u.a. 1975). — Die Modellfamilie

$$A_{\alpha} := \{\mathcal{J} \mid P_{\mathcal{J}} \geq \alpha\} = \{\mathcal{J} \mid \text{F-Test akzeptiert } \mathcal{J}\} \tag{7.12}$$

enthält gerade die gemäß (7.11) akzeptierten Modelle ("primitive Modelle", COX u.a. 1974). Trotz simultaner Ausführung der F-Tests (vgl. ①)hat die Größe α hier die Bedeutung einer Fehlerwahrscheinlichkeit,allerdings in einem modifizierten Modell:

Man betrachtet die Situation, daß eine unbekannte (kleinste) Menge $\mathcal{J}^*$ von Merkmalen existiere, die zur Beschreibung des Regressionsmodells (6.2) ausreicht, und daß bekannt sei, daß $\mathcal{J}^*$ höchstens t^* Merkmale besitzt. Mit $\mathcal{J}^*$ beschreiben dann auch alle $\mathcal{J}^*$ enthaltenen Merkmalsmengen $\mathcal{J}$ das Modell (6.2); wir nennen $A^* = \{\mathcal{J} \mid \mathcal{J}^* \subseteq \mathcal{J} \subseteq \mathcal{M}\}$ die Menge *adäquater* Modelle. In dieser Situation wird man versuchen, anhand der Daten y,X eine Menge $A = A(y,X)$ von Modellen $\mathcal{J}$ zu finden, die die adäquaten Modelle aus A^* mit gegebener Wahrscheinlichkeit $1-\alpha$ enthält:

$$P_{H_{\mathcal{J}^*}}(A^* \subseteq A(Y,X)) \geq 1 - \alpha \quad \left\{ \begin{array}{l} \text{für alle } \mathcal{J}^* \\ \text{mit höchstens } t^* \\ \text{Merkmalen .} \end{array} \right. \tag{7.13}$$

A ist dann als *"Konfidenzbereich"* für die gesuchte Modellfamilie A^* bzw. $\mathcal{J}^*$ zu interpretieren.

Die obige Menge A_{α} erfüllt diese Bedingung nicht, weil sie für ein primitives Modell $\mathcal{J} \in A_{\alpha}$ nicht notwendig auch alle Erweiterungen $\mathcal{J}'$ enthalten muß. Fügt man diese jedoch zu A_{α} hinzu, bildet also die Modellfamilie

$$A_{\alpha}^+ := \{\mathcal{J}' \mid \mathcal{J}' \subseteq \mathcal{M}, \text{ und es gibt ein } \mathcal{J} \in A_{\alpha} \text{ mit } \mathcal{J} \subseteq \mathcal{J}'\} , \tag{7.14}$$

so stellt A_{α}^+ einen solchen Konfidenzbereich für A^* dar, sofern man $t = t^*$, also

$F^* = F_{p-t^*,n-p-1}(\alpha)$ wählt. Die Modellfamilie A_α^+ erweist sich immer dann als nützlich, wenn sie nicht allzu viele Modelle $\mathcal{J}'$ enthält.

Ein ähnliches Ergebnis kann mit *simultanen Testverfahren* erhalten werden: Allgemeiner als in (7.13) will man nunmehr eine Modellfamilie $A = A(y,X)$ konstruieren, die mit Wahrscheinlichkeit $1-\alpha$ *jedes* wahre $\mathcal{J}$ enthält:

$$P_{H_\mathcal{J}}(\mathcal{J} \in A(Y,X)) \; \geq \; 1-\alpha \qquad \text{für alle } \mathcal{J} \subseteq \mathcal{M}. \qquad (7.15)$$

Man findet, daß dann

$$\widetilde{A}_\alpha := \{\mathcal{J} \mid \mathcal{J} \subseteq \mathcal{M} \quad \text{und} \quad F_\mathcal{J} \leq \frac{p}{p-t} \cdot F_{p,n-p-1}(\alpha)\} \qquad (7.16)$$

ein solcher $(1-\alpha)$-Konfidenzbereich für $\mathcal{J}^*$ ist (AITKIN 1974). Weil (7.15) mehr fordert als (7.13) ist $\widetilde{A}_\alpha$ i.a. viel größer als A_α^+ und enthält deshalb i.a. sehr viele nicht relevante (z.B. zu komplizierte) Modelle. Letzteres ist typisch für simultane Testverfahren. Diese lassen sich z.B. auch bei multivariaten Problemen oder bei Kontingenztafeln zur Modellbildung heranziehen (O'NEILL u.a. 1971, McKAY 1978, 1979, AITKIN 1974). Sie bilden insbesondere die Grundlage der Arbeiten von HAJEK u.a. (1966, 1978) und werden dort (im Rahmen induktiver, mehrwertiger Logik) in eine formale Theorie der Hypothesenerzeugung eingebettet (Programmsystem GUHA = General Unary Hypotheses Automaton, zur automatischen Generierung von Hypothesen).

Die in diesem Abschnitt skizzierten Verfahren der Modellbildung, sollten als ein Mittelweg zwischen der rein explorativen und der rein testenden Vorgehensweise angesehen werden: Denn sie beschränken sich nicht - wie bei konfirmatorischer Statistik üblich - auf Ablehnung/Annahme einer einzigen Hypothese, sondern bieten dem Anwender eine ganze Modellfamilie zur Auswahl und explorativen Weiteruntersuchung an; gleichzeitig erlauben sie jedoch in ihrer Formulierung als "Konfidenzbereich" eine angemessene Interpretation mit Fehlerwahrscheinlichkeiten (bei Verteilungsvoraussetzungen). Daß hierbei u.U. auch redundante Information (durch irrelevante Modelle) auftritt, entspricht der auch in der Statistik gültigen Erfahrung, daß wenig spezifizierte Voraussetzungen keine allzu präzise Antwort erlauben.

8. ZUR BEWERTUNG EXPLORATIVER ERGEBNISSE

Explorative Methoden versuchen, die Struktur einer Datenmenge dadurch offenzulegen, daß sie die Daten unter verschiedenen Aspekten betrachten und Resultate bzw. Modelle formulieren, die diesen Daten möglichst optimal angepaßt sind. Deshalb sind die Resultate zunächst nur für diesen speziellen Datensatz gültig.

Der Praktiker, der seine Daten mit großer Mühe, Zeitaufwand und Kosten bereitgestellt hat (man denke etwa an klinisch-therapeutische Studien), will jedoch mehr: Er will behaupten können, daß dieses spezielle Modell auch allgemein gültig ist, sich auf eine größere Population ("Krankengut") überträgt und insgesamt die wahre Struktur

Ablauf und *(kursiv!)* Fehlermöglichkeiten statistischer Verfahren

Abb. 11a: Konfirmatorische Statistik	Abb. 11b: Explorative Statistik
Sachproblem *präzise gestellt* *abgegrenzte Fragestellung*	**Sachproblem** *oft unscharf gestellt (±)*
Grundgesamtheit (Population) *u.U. heterogen, nicht vollständig erreichbar,* *erfaßt u.U. Sachproblem nicht*	**Grundgesamtheit** *fehlt oft* *oder nicht rekonstruierbar (retrospektiv!)*
Wahrscheinlichkeitsmodell *Verteilungsvoraussetzungen nicht nachprüfbar* *Prozess u.U. nicht zufällig oder nicht wiederholbar*	**Planung der Datenerhebung** *unterbleibt; erfolgt "auf Verdacht hin"; ist nicht* *hypothesenbezogen möglich; bei retrospektiven Daten* *nicht überprüfbar; deshalb Daten u.U. nicht reprä-* *sentativ oder sogar irrelevant für Sachproblem*
Hypothese *erfaßt u.U. nur kleinen Ausschnitt oder falschen* *Aspekt des Sachproblems* *u.U. in Abhängigkeit von Daten festgelegt*	**Explorative Modellbildung mit verschiedenen Strukturen:** *Viele alternative Möglichkeiten (±)* *künstliche (falsche) Modelle, Methodenartefakte;* *Datenartefakte durch Ausreißer u.ä.;* *subjektive Methodenauswahl und Interpretation von* *Graphiken, z.B. im Sinn eines erwünschten Ergebnisses*
Festlegung der Fehlerwahrscheinlichkeit(en) *u.U. in Abhängigkeit von Daten festgelegt*	**Hypothese/Modell** *Überanpassung, Instabilität;* *viele (gleich) gute Modelle (±), auch bei irrelevanten* *Daten (-);* *u.U. nicht quantifizierbare, unscharfe "Eindrücke"* *oder Vermutungen (±)*
Versuchsplanung (auf Hypothese abgestellt) *unterbleibt oder ist (aus praktischen Gründen)* *systematisch verzerrt; wird vom Experimentator* *unterlaufen; berücksichtigt nur speziellen Aspekt*	
Stichprobenerhebung *Ausreißer, fehlende Daten,* *keine unabhängige Wiederholung möglich*	
Daten *Gemischte Datentypen schwer behandelbar*	
Entscheidung/Testverfahren *nur Ablehnung möglich*	
automatisch wegen Versuchsplanung	? ?
Rückübertragung auf Grundgesamtheit bei kalkulier-barer Fehlerwahrscheinlichkeit *wegen obiger Irrtümer evtl. illusorisch*	**Rückübertragung auf Grundgesamtheit** *nicht gesichert wegen Nichtrepräsentativität und Sub-* *jektivität;* *empirische Induktion generell problematisch*
	Aussagegenauigkeit nicht quantitativ faßbar
Interpretation im Sachproblem	**Interpretation im Sachproblem**

des betreffenden Sachproblems ("Therapieverhalten") wiedergibt.

Diese Verallgemeinerungsfähigkeit speziell gefundener Resultate darf *prinzipiell nicht unterstellt* werden, und die an explorativer Statistik gelegentlich geäußerte Kritik stört sich mit Recht daran, daß manche Anwender dies trotzdem oder wie selbstverständlich tun. Davon bleibt unberührt die Tatsache, daß explorative Methoden ein wichtiges und notwendiges Hilfsmittel sind, um aus empirischen Daten auf Existenz und Art von *möglicherweise* allgemeingültigen Strukturen zu schließen. Wenn überhaupt daran festgehalten werden soll, daß empirische Fakten die Gewinnung allgemeiner Erkenntnisse und Gesetze fördern (wenn auch letztere nicht beweisen) können, ist explorative Statistik ein wichtiger Schritt dazu. Doch muß die Allgemeingültigkeit explorativ und insofern speziell gefundener Ergebnisse *anderweitig* bewiesen werden.

Es ist deshalb ein wichtiges Prinzip,daß solche Ergebnisse immer *anhand neuer Daten* und mit Hilfe *konfirmatorischer Statistik* (Hypothesentests o.ä.) zu überprüfen sind.Zur Veranschaulichung wurden in Abb. 11a die Schritte notiert, die bei einem sachgerecht ausgeführten Hypothesentest durchlaufen werden: Weil hierbei die Stichproben nach einem a priori spezifizierten, evtl. randomisierten Versuchsplan aus einer exakt definierten Grundgesamtheit entnommen werden, ist automatisch gesichert, daß - im Rahmen der vorgegebenen Fehlerwahrscheinlichkeit(en) - diese Stichprobe repräsentativ ist und das Testergebnis auf die gesamte Population übertragen werden kann.

Daß dies bei explorativen Methoden nicht so ist, liegt, wie die folgende Abb. 11b *in kursiver Schrift* zeigt, u.a. daran, daß oft schon bei der Datenerhebung eine Planung unterbleibt (retrospektive Daten! fehlende Kontrollgruppen!) bzw. gar nicht gezielt im Hinblick auf ein Modell (Hypothese) erfolgen kann, da dieses ja erst gesucht werden soll. Oft ist es sogar schwierig, die Grundgesamtheit zu definieren oder zu rekonstruieren, auf die sich das Resultat beziehen könnte; Selektions- und Mischungseffekte sowie Nichtrepräsentativität sind die Folge. Auch kann der Statistiker durch Überanpassung Zufallsartefakte erhalten (nicht jede Einzelheit der Datenkonstellation braucht "typisch" zu sein!) und bei Wahl falscher Modelle Methodenartefakte (gekünstelte statt relevanter Strukturen). Unkontrollierbar ist besonders der Einfluß der zahlreich notwendigen, subjektiven Einzelentscheidungen (z.B. bei Begutachtung von Residuen, Graphiken, Genauigkeitsschranken), so daß zu befürchten steht daß explorative Resultate oft eher die Sichtweite und Intention des Auswerters als die wahre Struktur des Sachproblems wiederspiegeln. Eine *quantitative Bewertung* von Glaubwürdigkeit und "Allgemeingültigkeit" solcher Resultate ist deshalb *nicht möglich.*

Dies spricht zweifellos für die Notwendigkeit, explorativ gefundene Modelle mit einem statistischen Versuchsplan auch konfirmatorisch zu überprüfen. Man sollte jedoch bedenken, daß es auch hierbei praktische und prinzipielle Grenzen gibt (vgl.

HANSERT 1979, KEMPTHORNE 1979): So sind statistische Tests prinzipiell nicht in der
Lage, eine Hypothese zu verifizieren; sie können sie höchstens verwerfen und nicht
einmal falsifizieren (wie etwa ein Gegenbeispiel). Auch kann die Wiederholung einer
Studie grundsätzlich unmöglich oder zu kostspielig sein. Als entscheidende Schwierigkeit erweisen sich jedoch - wie in Abb.11a *(kursive Schrift)* angedeutet - zahlreiche Fehlerquellen: Sie rühren daher, daß die Voraussetzungen eines theoretischen
Wahrscheinlichkeitsmodells in der Praxis oft nicht oder nur unvollständig realisiert
sind (heterogene Grundgesamtheit, systematisch verzerrte Stichprobenentnahme, falsche Verteilungsvoraussetzungen, schlechte Datenqualität u.ä.) und daß dies praktisch
nur teilweise erkannt oder ausgeglichen werden kann (z.B. durch Benutzung robuster
Verfahren. Die Angabe von Fehlerwahrscheinlichkeiten täuscht dann eine Sicherheit und
Objektivität vor, die in Wirklichkeit gar nicht vorhanden bzw. nicht größer als die
Gewißheit der Voraussetzungen ist.Hinzu kommen subjektive, im Nachhinein nicht er-
kennbare Manipulationen (z.B. Festlegung von Hypothesen, Tests oder α aufgrund der
Stichprobenergebnisse).

Damit besteht die Gefahr, daß in der Praxis die konfirmatorische Schlußweise in Richtung explorativer Statistik verzerrt ist (eventuell ohne deren positive Aspekte auf-
zuweisen), und es scheint der Unterschied beider (bzgl. der *Bewertung* der Ergebnisse;
nicht des Ziels des "data snooping") dann eher gradueller denn konträrer Art zu sein.
Der Statistiker sollte sich deshalb aufgefordert fühlen, das Testen mit großer Sorg-
falt auszuführen, um nicht die Vorteile konfirmativer Statistik aufzugeben. Für exploratorische Studien hingegen sollte er die Schlußfolgerung ziehen,nach Möglichkeit die
Bedingungen eines sachgerechten Versuchsplans herzustellen und nachträglich kritisch
zu prüfen, ob die Ergebnisse Artefakte des Versuchsplans sein könnten. Unterstützt
wird er dabei durch sachlogische Argumente (wie:kausale Interpretierbarkeit der Ergebnisse, ihre Einordnung in bekannte Schemata, Vorhersagefähigkeit des Modells) und
durch spezielle Techniken (Jackknife-Methoden, Kreuzvalidierung, vgl. SNEE 1977),
doch brauchen diese alle nicht zwingend zu sein, insbesondere dann, wenn sie a poste-
riori formuliert wurden. Wenn deshalb der Anwender sein Handeln pragmatisch auf das
Ergebnis explorativer Studien stützen muß, so sollte er bedenken, daß deren Aussage-
kraft zwar umso höher einzuschätzen ist, je eher die obengenannten Fehlermöglichkeiten ausgeschlossen werden und unterschiedliche Methoden bzw. unabhängige Untersuchungen auf demselben Sachverhalt hinweisen, daß aber eine quantitative Bewertung oder
eine Beweisführung (im wissenschaftstheoretischen Sinn) hiermit nicht möglich ist.

LITERATUR

AHRENS, H.J.: Multidimensionale Skalierung. Beltz, Weinheim, 1974.

AITKIN, A.: Simultaneaus inference and the choice of variable subsets in multiple
regression. Technometrics 16(1974) 221-227.

ANDERBERG, M.R.: Cluster analysis for applications. Academic Press, New York, 1973.

ANDERSON, E.: A semi-graphical method for the analysis of complex problems.
    Technometrics 2(1957) 387 - 391.

ANDREWS, D.F.: Plots of high-dimensional data. Biometrics 28(1972) 125 - 136.

ANDREWS, D.F. u.a.: Robust estimates of location: Survey and advances. Princeton
    Univ. Press, Princeton/N.J., 1972

ANDREWS, D.F., GNANADESIKAN, R., WARNER, J.L.: Methods for assessing multivariate
    normality. In: KRISHNAIAH, P.R. (Hrsg): Multivariate analysis III. Academic Press,
    New York, 1973, 95 - 117.

ANSCOMBE, F.J., TUKEY, J.W.: The examination and analysis of residuals. Technometrics
    5(1963) 141 - 160.

BARNETT, V.: The ordering of multivariate data. J. Roy. Statist. Soc. A 139(1976)
    318 - 354.

BEATON, A.E., TUKEY, J.W.: The fitting of power series, meaning polynomials, illu-
    strated on band-spectroscopic data. Technometrics 16(1974) 147 - 185.

BENZECRI, J.-P. u.a.: L'analyse des données. Vol. I: La taxinomie; Vol. II: L'analyse
    des données. Dunod, Paris, 1976, 1980^3.

BOCK, H.H.: Automatische Klassifikation. Theoretische und praktische Methoden zur
    Gruppierung und Strukturierung von Daten (Clusteranalyse). Vandenhoeck & Ruprecht,
    Göttingen, 1974, 480 S.

BOCK, H.H. (Hrsg.): Klassifikation und Erkenntnis III: Numerische Klassifikation.
    (= Proc. 3. Fachtagung, Königstein, 1979). Studien zur Klassifikation Nr. 6, Ge-
    sellschaft für Klassifikation e.V., Frankfurt a.M., Woogstr. 36a, 1979.

BOCK, H.H.: Simultaneous clustering of objects and variables. In: TOMASSONE, R. (Hrsg.)
    1980 a .

BOCK, H.H.: Clusteranalyse - Überblick und neuere Entwicklungen. Operations Research
    Spektrum 1(1980 b), 211 - 232.

BONEVA, L.I., KENDALL, D.G., STEFANOV, I.: Spline transformations: Three new diagnostic
    aids for the statistical data analysist. J. Roy. Statist. Soc. B 33(1971) 1 - 70.

BORUCKI, W.J., CARD, D.H., LYLE, G.C.: A method of using cluster analysis to study
    statistical dependence in multivariate analysis. IEEE Trans. Comp. C-24(1975)
    1183 - 1191.

BRUCKNER, L.A.: On Chernoff faces. In: WANG, P.C.C. (Hrsg.) 1978, 93 - 121.

BUNKE, H. u.a.: Parameter estimation in nonlinear regression models. Math. Opera-
    tionsforsch. Statist. 8(1977) 23 - 40.

BUNKE, O.: Model choice and parameter estimation in regression analysis. Math. Opera-
    tionsforsch. Statist. 4(1973) 407 - 423.

CAILLIEZ,F., PAGES, J.-P.: Introduction à l'analyse des données.SMASH (= Société de
    Math. Appl. et de Sciences Humaines, 9 rue Duban), Paris, 1976.

CHERNOFF, H.: The use of faces to represent points in k-dimensional space graphically.
    J. Amer. Statist. Assoc. 68(1973) 361 - 368.

COX, D.R.: Nonlinear models, residuals and transformations. Math. Operationsforsch.
    Statist. 8(1977) 3 - 22.

COX, D.R.: Some remarks on the role in statistics of graphical data. Applied Statistics
    27(1978) 4 - 9.

COX, D.R., SNELL, E.J.: The choice of variables in observational studies. Applied Sta-
    tistics 23(1974) 51 - 59

DANIEL, C.: Use of half-normal plots in interpreting factorial two-level experiments.
    Technometrics 1(1959) 311-344.

DANIEL, C., WOOD, F.S.: Fitting equations to data. Computer analysis of multifactor
    data. Wiley, New York 1980^2.

DEMPSTER, A.P.: Covariance selection. Biometrics 28(1972) 157 - 176.

DEVLIN, S.J. GNANADESIKAN, R., KETTENRING, J.: Robust estimates and outlier detection with correlation coefficients. Biometrika 62(1975) 531 - 545.

DIDAY, E. u.a.: Optimisation en classification automatique. IRIA (= Institut de Recherche d'Informatique et d'Automatique, Rocquencourt) Le Chesnay, 1979, 700 S.

DUTTER, R.: Programme mit robusten Verfahren. Statistical Software Newsletter 5(1979) 43 - 48.

ENKE, H.: Zusammenhänge zwischen Gleichverteilungs- und Unabhängigkeitshypothesen bei qualitativen Merkmalen. Biometr. Zeitschr. 17(1975) 513 - 523.

ESCOFIER-CORDIER, B.: L'analyse factorielle des correspondances. Cahiers du Bureau Universitaire de Recherche Opérationelle (BURO), Institut Statistique Université de Paris 13(1969) 25 - 59.

EVERITT, B.S.: Graphical techniques for multivariate data. Heinemann, London, 1978.

FEDER, P.: Graphical techniques in statistical data analysis - Tools for extracting information from data. Technometrics 16(1974) 287 - 300.

FURNIVAL, G.M.: All possible regressions with less computation. Technometrics 13(1971) 403 - 408.

GASSER, Th., ROSENBLATT, M. (Hrsg.): Smoothing techniques for curve estimation. Springer, Berlin-Heidelberg, 1979.

GIBBONS, J.D., PRATT, J.W.: P-values: Interpretation and methodology. American Statistician 29(1975) 20 - 25.

GNANADESIKAN, R.: Methods for statistical data analysis of multivariate observations. Wiley, New York, 1977.

GNANADESIKAN, R., KETTENRING, J.R.: Robust estimates, residuals, and outlier detection with multiresponse data. Biometrics 28(1972) 81 - 124.

GNANADESIKAN, R., LEE, E.: Graphical techniques for internal comparions amongst equal degree freedom groupings in multiresponse experiments. Biometrika 57(1970) 229 - 237.

GOODMAN, L.A.: Guided and unguided methods for the selection of models for a set of T multidimensional contingency tables. J. Amer. Statist. Assoc. 68(1973) 165 - 175.

GORMAN, J.W., TOMAN, R.J.: Selection of variables for fitting equations to data. Technometrics 8(1966) 27 - 51.

HAJEK, P., HAVEL, I., CHYTIL, M.: The GUHA method of automatic hypotheses determination. Computing 1(1966) 293 - 308.

HAJEK, P., HAVRANEK, T.: Mechanizing hypothesis formation. Springer, Berlin,1978,396 S.

HANSERT, E.: Ein Modell zur Analyse von Merkmals-Clustern bei Alternativmerkmalen. In: LANGE, H.-J., WAGNER, G. (Hrsg.) Computerunterstützte ärztliche Diagnostik. Schattauer-Verlag,Stuttgart, 1973, 187 - 196.

HANSERT, E.: Statistik als Methodik zur Konstruktion von Wissen (mit Diskussion von IHM,P.). In: DAHLBERG, I.(Hrsg.) Klassifikation und Erkenntnis I, Proc. 3. Fachtagung, Gesellschaft für Klassifikation e.V., Frankfurt, Woogstr. 36a, 1979, 99 - 116.

HARMAN, H.H.: Modern factor analysis. University Chicago Press, Chicago,1960[1],1970[3].

HARTIGAN, J.A.: Printer graphics for clustering. J. Statist. Comput. Simul. 4(1975) 187 - 213.

HEALY, M.J.R.: Multivariate normal plotting. Applied Statistics 17(1968) 157 - 161.

HILL, M.O.: Correspondence analysis: A neclected multivariate method. Appl. Stat. 23(1974) 340 - 354.

HIRSCHFELD, H.O. (später: HARTLEY, H.O): A connection between correlation and contingency. Proc. Cambridge Phil. Soc. 31(1935) 520 - 524.

HOCKING, R.R.: The analysis and selection of variables in linear regression. Biometrics 32(1976) 1 - 49.

HODSON, F.R., KENDALL, D.G., TANTU, P. (Hrsg.): Proceedings of Anglo-Romanian Conference on Mathematics in Archeological and Historical Sciences. Mamaia-Proceedings, Edinburgh Univ. Press, 1971.

HUBER, P.J.: Robust regression: Asymptotics, conjectures and Monte Carlo. Ann. Statist. 1(1973) 799 - 821.

HUBER, P.J.: Robust methods of estimation of regression coefficients. Math. Operationsforsch. Statist. 8(1977) 41 - 54.

IHM, P.: Statistik in der Archäologie. Rheinland-Verlag GmbH, Rheinisches Landesmuseum Bonn, 1978, S. 472 ff.

IHM, P.: Numerische Klassifikation und Distanzgeometrie. In: BOCK, H.H. (Hrsg.) Klassifikation und Erkenntnis III, Proc. 3. Fachtagung, Gesellschaft für Klassifikation e.V., Frankfurt, Woogstr. 36a, 1979, 113 - 127.

KEMPTHORNE, O.: Theories of inference and data analysis. In: BANCROFT, T.A. (Hrsg.) Statistical papers in honor of George W. Senecedor. Iowa State University Press, Ames Iowa, 1972, 167 - 191.

KEMPTHORNE, O.: Sampling inference, experimental inference, and observation inference. Sankhya B 40(1973) 115 - 145.

KENDALL, D.G.: A mathematical approach to seriation. Phil. Trans. Roy. Soc. London A 269(1970) 125 - 134.

KENNEDY, W.J., BANCROFT, T.A.: Model building for prediction in regression based on repeated significance tests. Ann. Math. Statist. 42(1971) 1273 - 1284.

KRUSKAL, J.B.: Nonmetric multidimensional scaling: a numerical method. Psychometrika 29(1964) 115 - 129.

KRUSKAL, J.B., WISH, M.: Multidimensional scaling. Bell Telephone Lab., Sage Publications, Beverly Hills-London, 1978, 93 S.

LANCASTER, H.O.: The chi-squared distribution. Wiley, New York, 1969.

LAUNER, R.L., WILKINSON, G.N. (Hrsg.): Robustness in statistics. Academic Press, New York, 1979.

LEFORT, G.: Choix d'une hypothèse dans une suite finie: Méthode et applications. International Statistical Review 47(1979) 137 - 154.

LINGOES, J.C.: The Guttman-Lingoes nonmetric program series. Mathesis Press, Ann Arbor/ Mich., 1973.

MALLOWS, C.L.: Some comments on C_p. Technometrics 15(1973) 661 - 675.

McHENRY, C.E.: Computation of a best subset in multivariate analysis. Applied Statistics 27(1978) 291 - 296.

McKAY, R.J.: A graphical aid to selection of variables in two-group discriminant analysis. Applied Statistics 27(1978) 259 - 263.

McKAY, R.J.: The adequacy of variable subsets in multivariate regression. Technometrics 21(1979) 475 - 479.

McNEIL. D.R. Interactive data analysis. Wiley, New York, 1977.

MORGAN, J.A., TATAR, J.F.: Calculation of the residual sum of squares for all possible regressions. Technometrics 14(1972) 317 - 325.

MORGENSTERN, D.: Die Problematik robuster Verfahren im Zwei-Dimensionalen. Vortrag beim 22. Biometrischen Kolloquium, Bad Nauheim, 1976.

MOSTELLER, F., TUKEY, J.W.: Data analysis and regression: A second course in statistics. Addison-Wesley, Reading/Mass., 1977.

NEWTON, R.G., SPURREL, D.J.: Examples of the use of elements for clarifying regression analysis. Applied Statistics 16(1967) 165 - 171.

O'NEILL, R.O., WETHERILL, G.B.: The present state of multiple comparison methods.
J. Roy. Statist. Soc. B 33(1971) 218 - 250.

PAUL, W.: Ein direktes numerisches Verfahren zur Bestimmung der Parameter nicht-
linearer Ausgleichsfunktionen. Biometr. Zeitschr. 17(1975) 487 - 500.

PFAFFENBERGER, R.C., DINKEL, J.J.: Absolute deviations curve fitting: An alternative
to least squares. In: DAVID, H.A. (Hrsg.) Contributions to survey sampling and
applied statistics (in honor of H.O. Hartley). Acad.Press, 1978, 279 - 294.

POPE, P.T., WEBSTER, J.T.: The use of an F-statistic in stepwise regression procedures.
Technometrics 14(1972) 327 - 340.

POPPER, K.L.: Logik der Forschung. Mohr, Tübingen,1934[1], 1966[2], 441 S.

REY, W.J.: Robust statistical methods. Springer, Heidelberg, 1978.

SEBER, G.A.F.: Linear regression analysis. Wiley, New York, 1965.

SHEPARD, R.N., ROMNEY, A.K., NERLOVE, S.B.: Multidimensional scaling. Theory and
applications in the behavioral sciences. Vol. I,II. Seminar Press, New York, 1972.

SNEE, R.D.: Validation of regression models: methods and examples. Technometrics
19(1977) 415 - 428.

SPÄTH, H.: Cluster-Analyse-Algorithmen zur Objektklassifizierung und Datenreduktion.
Oldenbourg, München, 1975[1], 1977[2].

SPJØTVOLL, E.: Alternatives to plotting C_p in multiple regression. Biometrika
64(1977) 1 - 8.

SPOSITO, V., SMITH, W., McCORMICK, G.: Minimizing the sum of absolute deviations.
Vandenhoeck & Ruprecht, Göttingen, 1978.

TOMASSONE, R.(Hrsg.): Analyse des données et informatique. Institut National de
Recherche en Informatique et en Automatique (IRIA), Le Chesnay/Frankreich, 1980,
310 S.

TUKEY, J.W.: Conclusions versus decisions. Technometrics 2(1960) 423 - 434.

TUKEY, J.W.: Is statistics a computing science? In: WATTS, D.G.(Hrsg.) 1968, 19 - 38.

TUKEY, J.W.: Exploratory data analysis. Addison-Wesley, Reading/Mass., 1977.

TURNER, M.E., STEVENS, C.D.: The regression analysis of causal paths. Biometrics
15(1959) 236 - 258.

UBERLA, K.: Faktorenanalyse. Springer, Berlin, 1971[2].

VICTOR, N.: Zur Klassifizierung mehrdimensionaler Kontingenztafeln. Biometrics
28(1972) 427 - 441.

VICTOR, N.: Alternativen zum klassischen Histogramm. Meth. Inform. Med. 17(1978)
120 - 126.

WANG, P.C.C. (Hrsg.): Graphical representation of multivariate data. Academic Press,
New York, 1978.

WATTS, D.G. (Hrsg.): The future of statistics. Academic Press, New York, 1968.

WERMUTH, N.: Model search among multiplicative models. Biometrics 32(1976) 253 - 264.

WERMUTH, N.: Zusammenhangsanalysen medizinischer Daten. Springer, Berlin, 1978.

WERTZ, W.: Statistical density estimation. A survey. Vandenhoeck & Ruprecht, Göttingen,
1978.

WILK, M.B., GNANADESIKAN, R.: Graphical methods for internal comparisons in multiresponse experiments. Ann. Math. Statist. 35(1964) 613 - 631.

WILK, M.B., GNANADESIKAN, R.: Probability plotting methods for the analysis of data.
Biometrika 55(1968) 1 - 17.

Prof. Dr. H.-H. Bock
Institut für Statistik und Wirtschaftsmathematik der RWTH Aachen
Pontstr. 51, D-5100 Aachen

EXPLORATIVE UND KONFIRMATORISCHE DATENANALYSE
- GEGENSATZ ODER ERGÄNZUNG -

P. IHM
Institut für medizinisch-biologische Statistik und Dokumentation
Universität Marburg

ZUSAMMENFASSUNG

Aufgabe der explorativen Datenanalyse (EDA) ist das Aufspüren bislang unbekannter
nichttrivialer Strukturen in im allgemeinen großen Stichproben vieldimensionaler Daten.
Die so gewonnenen Hypothesen über die zugrundeliegenden Wahrscheinlichkeitsverteilungen (Grundgesamtheiten) müssen durch konfirmatorische Datenanalyse (CDA) bestätigt
werden. Die hierbei verwendeten inferentiellen Methoden, die aufgrund notwendiger Berücksichtigung des Vorwissens ohne subjektive Komponenten nicht auskommen, setzen im
Gegensatz zur EDA einen Wahrscheinlichkeitsbegriff voraus. Daher stehen EDA und CDA
in formalem Gegensatz, ergänzen sich aber, weil eine Erzeugung von Hypothesen durch
explorative Analysen ohne deren Bestätigungsversuch sinnlos wäre.

1. EINLEITUNG

Wer sich mit explorativer Datenanalyse (EDA) beschäftigen will, darf das Werk von
J.W. TUKEY (1977) nicht übersehen, das von einem Gelehrten stammt, der durch die
simultanen Konfidenzintervalle bekanntgeworden war, ausgehend von diesem Teilaspekt
der Analyse - dem Schluß von der Stichprobe auf die Wahrscheinlichkeitsverteilung
(Inferenz) - jedoch schließlich zu einem umfassenden Konzept gelangte, in dem die
explorative Datenanalyse einen breiten Raum einnimmt: die Auswertung von Stichproben ohne genaue Kenntnis der Grundgesamtheit, ohne Modell, ohne Hypothesen -
und oft ohne eine präzisere Fragestellung als diese: offenbaren die Daten eine
bisher unbekannte nichttriviale Struktur?

TUKEY vergleicht die Tätigkeit des explorativen Datenanalytikers mit derjenigen eines
Kriminalisten, der zur Aufklärung eines Verbrechens allen Spuren nachgehen muß,
Spuren, die oft - oder sogar meist - blind enden, aber unbedingt verfolgt werden
müssen. Konfirmatorische Datenanalyse (CDA) dagegen entspricht der Tätigkeit eines
Richters, der die Ergebnisse wertet und mit dem Urteil zu einer Entscheidung gelangt.
Die Analogie zur Entscheidungstheorie drängt sich auf, doch läßt sich nicht verken-
nen, daß die CDA eher eine Bewertung von Hypothesen ist, ohne daß eine Entscheidung
gefällt werden muß.
Wohl aus didaktischen Gründen (das Buch beruht auf einem Vorlesungsskriptum) be-
schränkte sich TUKEY auf das höchstens Zweidimensionale. Einer EDA als Philosophie,

wie sie TUKEY (1962) ausführlich begründet, tut dies keinen Abbruch. Eine EDA als
Methode beruht aber auf dem Versuch, mit Stichproben aus hochdimensionalen Wahrscheinlichkeitsverteilungen fertig zu werden, die sich der unmittelbaren Anschauung
entziehen und durch mehr oder weniger raffinierte Methoden in wenigen Dimensionen
verdeutlicht werden müssen. Die Zunahme der EDA korreliert daher mit der Verbreitung
der Computer. Die Verfahren der numerischen Klassifikation, mit deren Hilfe unbekannte Gruppen in möglicherweise inhomogenen Stichproben aufgespürt werden sollten,
dürften den Anfang gemacht haben. Inzwischen wurde in einer "Analyse des Données"
versucht, auch andere multivariate Verfahren mit diesen Methoden in einem geschlos-
senen Zusammenhang zu betrachten (vgl. etwa CAILLEZ u. PAGES 1976). Ziel explorativen Arbeitens ist die Formulierung von Hypothesen, die anschließend durch eine CDA
bestätigt werden müssen. EDA und CDA ergänzen sich damit, stehen aber in ständiger
Wechselwirkung zueinander. Die Grundfrage hierbei ist, ob die nach einer EDA aufge-
stellten Hypothesen aus den betreffenden Daten allein bestätigt werden können oder
ob hierzu neue Erhebungen und/oder parastatistische Überlegungen notwendig sind. Jeder, der statistische Auswertungen vorgenommen hat, weiß ja, daß im Anschluß an eine
EDA häufig gefragt wird, ob ein Ergebnis signifikant im Sinne von bestätigt sei, so
daß die Antwort auf unsere Grundsatzfrage von erheblicher praktischer Tragweite ist.

Diese lautet dahingehend, daß der Begriff Signifikanz nur in seinem ursprünglichen
Sinn als Hinweis interpretiert werden darf. Daher bestätigt ein signifikantes Ergebnis nichts, sondern macht nur aufmerksam.

Wie kommen wir aber zur CDA, zu einer Bestätigung der Hypothesen? Hier scheint die
statistische Testtheorie von Neyman und Pearson einen Weg anzubieten: alternative
Hypothesen werden formuliert, ein Versuchsplan wird aufgestellt und je nach Ergebnis
nach einer vorgegebenen Regel entschieden. Eine Hypothese, für die wir uns so entscheiden, wird dadurch zwar nicht wahr, aber wahre Hypothesen haben bei vernünftigen
Verfahren eine größere Chance als falsche, am Ende angenommen zu werden. Da das den
Neyman-Pearson-Testverfahren zugrundeliegende Prinzip der Irrtumswahrscheinlichkeit
voraussetzt, daß die Entscheidungsregel einschließlich der Irrtumswahrscheinlichkeit
vor der Datenanalyse und nicht post hoc (und vielleicht unbewußt in Abhängigkeit vom
Ergebnis) festgelegt wird, ist es auf die Daten einer EDA nicht anwendbar, ohne dieses Prinzip der Irrtumswahrscheinlichkeit zu verletzen. Daher könnte ein Statistiker
geneigt sein, stets einen Neubeginn der Untersuchung zu verlangen. Daß dies oft nicht
durchführbar ist, wird weiter unten anhand eines Beispieles gezeigt. Wir müssen uns
daher nach anderen, weniger extremen Möglichkeiten einer konfirmatorischen Analyse
umsehen. Da es um die Bestätigung von Hypothesen geht, wird es sich um Methoden handeln, die man im weitesten Sinne des Wortes als inferentiell bezeichnen kann. Sie
sind aber ohne parastatistische Daten, d. h. Vor- bzw. Zusatzwissen, nicht ausreichend. Diese inferentiellen Methoden nehmen eine Mittelstellung zwischen den beiden
Polen EDA auf der einen und Entscheidungstheorie auf der anderen Seite ein, die den
Zusammenhang zwischen Versuchsergebnis und einzelnen Handlungsweisen untersucht.

2. EINIGE BEISPIELE FÜR EXPLORATIVE DATENANALYSE

Wenn man einen Anwender bei der statistischen Beratung fragt, ob er eine Stichprobe
aus einer bivariaten Verteilung schon einmal als Punktdiagramm auf Millimeterpapier
dargestellt hat, hört man häufig ein erstauntes Nein. Auf den heuristischen Wert
einer derartigen Darstellung braucht man nicht besonders hinzuweisen. Abb. 1 zeigt
die Darstellung zweier Meßwerte x und y. Durch Verwendung von $\log x$ und $\log y$ kommt
man von Heteroskedastizität zu der für eine weitere Analyse wünschenswerten Homoskedastizität. Untersucht man die Konzentration von Amino-Stickstoff im Zysternen-
liquor in Abhängigkeit vom Leichenalter, ist für den Schluß von der Konzentration auf
letzteres mittels linearer Regression Homoskedastizität von Vorteil und wird durch
Logarithmieren beider Werte erreicht (Abb. 2). Liegen Punkte in einem $\mathbb{R}^n$, n>>3, vor,
sind die Verhältnisse nicht so einfach. Man kann die Punkte derart auf eine Ebene $\mathbb{R}^2$
projizieren, daß mögliche Inhomogenitäten so gut wie möglich in Erscheinung treten.

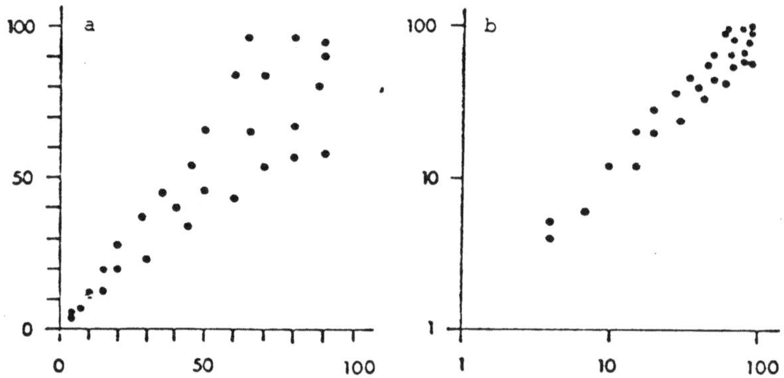

Abb. 1. Heteroskedastizität und deren Beseitigung durch logarith-
mische Transformation

Es kann sinnvoll sein, die Projektion so vorzunehmen, daß der $\mathbb{R}^2$ durch die Richtun-
gen größter und, dazu senkrecht, zweitgrößter Varianz bestimmt wird, was zu einer
Hauptkomponentenanalyse führt. Abb. 3 zeigt ein derartiges Beispiel (IHM und MAR-
HEINEKE 1974): depressive Patienten mit Kopfschmerzen hatten einen kombinierten De-
pressions- und Kopfschmerzfragebogen auszufüllen. Die beiden Ausreißer 214 und 33
hatten nicht nur alle Fragen, bis auf logisch widersprüchliche, bejaht (z. B. "Heiß-
hunger", aber nicht "Appetitlosigkeit"), sondern lagen auch beide im gleichen Zwei-
bettzimmer. Die Interpretation, beide hätten sich beim Ausfüllen einen Scherz erlaubt, liegt nahe. Ein weiteres Beispiel, nahezu klassisch, stammt von IHM und
LIEBAU (1965): bei einer großen Zahl von Patienten mit verschiedenen Diagnosen waren
Leberfunktionsproben durchgeführt worden. Zur Demonstration der Wirksamkeit numerisch-
taxonomischer Verfahren waren absichtlich Patienten zweier Diagnosen (Leberzirrhose

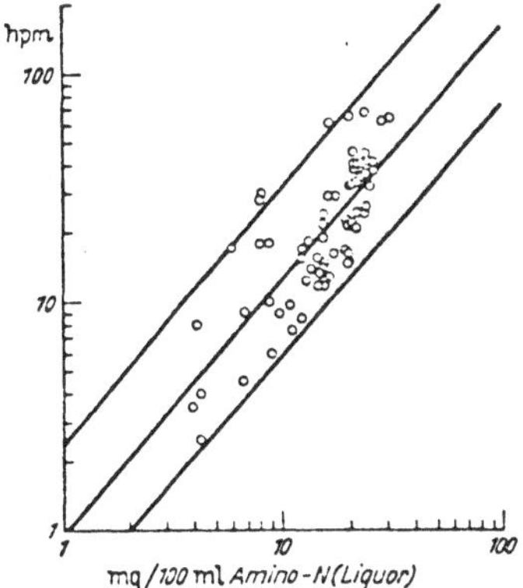

Abb. 2. Die Abhängigkeit von Amino-Stickstoff und Leichenalter (hpm) (aus IHM u. SCHLEYER 1967)

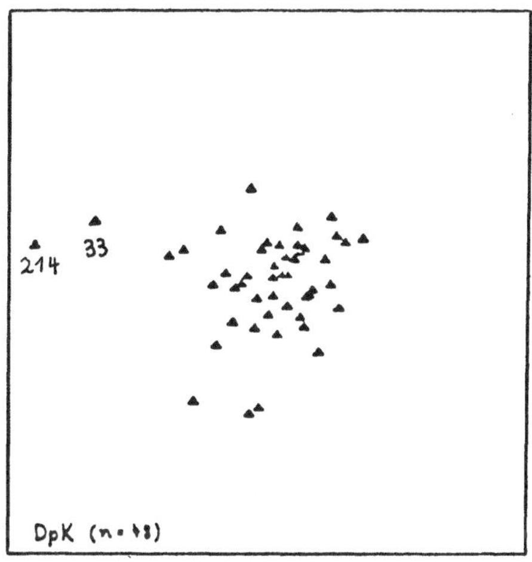

Abb. 3. Hauptkomponentenanalyse bei Patienten mit Depression
und Kopfschmerzen (aus IHM u. MARHEINEKE 1974)

und Apoplexie)gemischt worden, um die Fähigkeit der Methode, diese Gruppen wieder
zu trennen, zu beweisen. Die Projektion der Punktwolke aus dem $\mathbb{R}^{15}$ in den $\mathbb{R}^2$ mittels einer Hauptkomponentenanalyse (Abb. 4) zeigte aber zur allgemeinen Überraschung
ebenso eine Trennung der Apoplexien in zwei Gruppen. Zerfallen diese womöglich in
zwei bis dahin unbekannte nosologische Einheiten? Der Rückgriff auf das Urmaterial
zeigte, daß die Patienten der einen Gruppe bis zum 31. 12. 1948, die anderen ab
1. 1. 1949 untersucht worden waren. Zur Jahreswende war der Thymoltest nach Popper
durch den von McLagan ersetzt worden! Schließlich ist noch ein Patient mit angeblicher

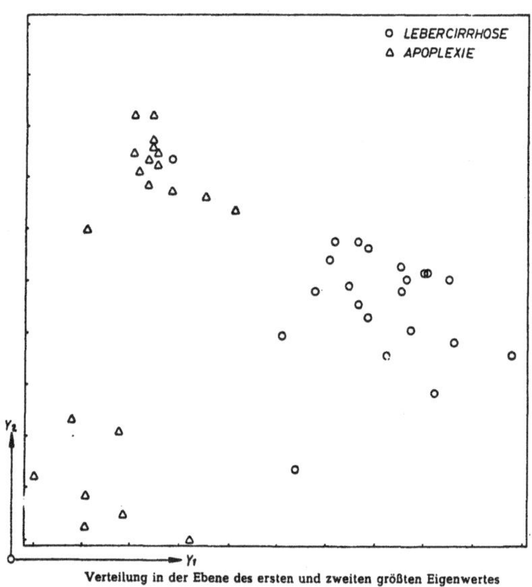

Abb. 4. Hauptkomponentenanalyse bei Patienten mit Apoplexie
oder Leberzirrhose (aus IHM u. LIEBAU 1965)

Leberzirrhose unter den Apoplexien zu erwähnen. Der Rückgriff auf die Krankengeschich-
te zeigte, daß hinter die Diagnose "Leberzirrhose" mit Rotstift ein großes Frage-
zeichen gesetzt war. Der Patient war Bierkutscher und hatte Alkoholabusus getrieben.

Bei diesen Beispielen, die sich beliebig vermehren lassen (vgl. z. B. PROHOPH 1973
und dessen Entdeckung von Fehldiagnosen im Bereich der Schilddrüsenerkrankungen),
sollte die Struktur von Punktwolken im $\mathbb{R}^n$ durch geeignete Projektion in den $\mathbb{R}^2$ erkennbar gemacht werden. Andere Verfahren bestehen in dem Versuch, Beobachtungseinheiten aufgrund ihrer Merkmale linear anzuordnen (Seriations- und Ordinationsverfahren).
Sie werden besonders in der Ökologie und Archäologie benutzt, sind jedoch auch schon
bei medizinischen Fragestellungen angewendet worden. Abb. 5 zeigt die Häufigkeit von
Glockenbechern verschiedener Stile und Kulturphasen, deren zeitliche Reihenfolge zunächst unbekannt war (CLARKE 1970). Durch entsprechende Permutationen von Zeilen und
Spalten der Häufigkeitsmatrix war eine Anordnung erreicht worden, die chronologisch

Beaker decorative styles and their variation with time

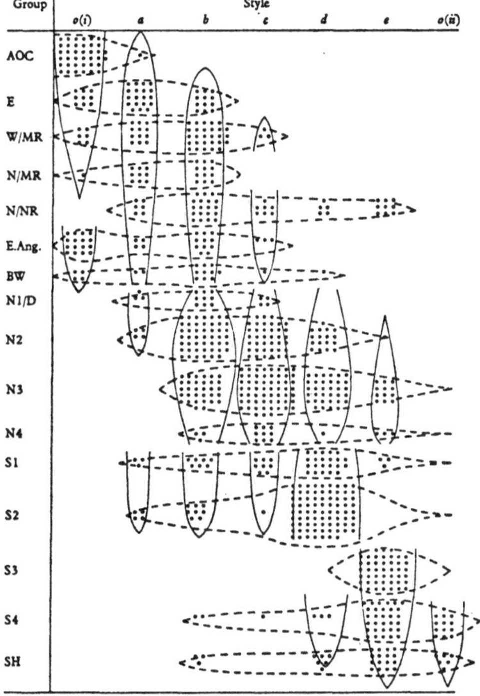

One dot = one restorable beaker.

Abb. 5. Die Häufigkeit von Glockenbechern verschiedener Stile aus verschiedenen Kulturgruppen (aus CLARKE 1970)

44

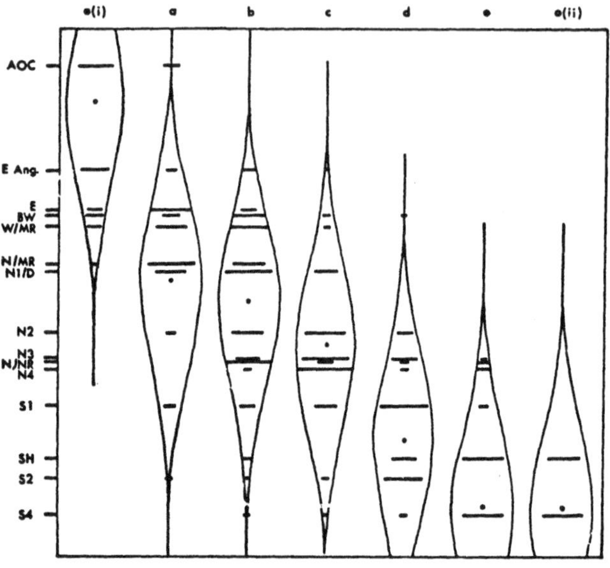

Abb. 6. Seriation von CLARKEs Daten (Abb. 5) aufgrund des
Gaußschen Modelles (aus IHM, LÜNING u. ZIMMERMANN 1978)

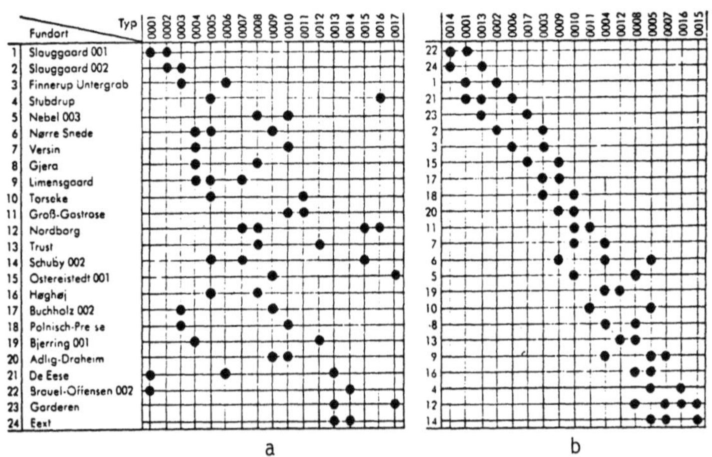

Abb. 7. Seriation von Fundkomplexen aus der Bronzezeit
(aus GOLDMANN 1971)

sein kann, wenn man von der Annahme ausgeht, daß die Häufigkeit jeden Stiles mit der
Zeit zunächst zu-, dann abnimmt. Wenn diese zeitliche Variation einer Gaußschen Dich-
tefunktion als Regressionskurve folgt, erhält man das Bild der Abb. 6 (IHM, LÜNING,
ZIMMERMANN 1978). Ein anderes Beispiel (GOLDMANN 1971) ist in Abb. 7 dargestellt.
Hier wird pro Beobachtungseinheit (Zeit) An- oder Abwesenheit einzelner Merkmale
(Spalten) betrachtet. Eine geeignete Permutation von Zeilen und Spalten führt zur
Anordnung von Abb. 7b. Wenn man in der Vertikalen von der Änderung eines Gradienten
(der Zeit) spricht, kann man offenbar auf die einfache Gesetzmäßigkeit schließen,
daß mit Änderung des Gradienten ein Merkmal verschwindet und ein neues auftritt. Es
ist offensichtlich, daß man bei Modellen wie den beiden letzten aus einer Quer-
schnittsuntersuchung auf den Längsschnitt schließen kann. GOLDMANNs Verfahren ist
im wesentlichen mit der in der Arbeit von BOCK in diesem Bande erwähnte <u>Analyse des
Correspondances</u> identisch.

Die Beispiele sind in mehrfacher Hinsicht bemerkenswert. Ausgangspunkt der Kopfweh-
studie war eine psychiatrische Arbeit (WOLD 1970), in der die Frage geprüft werden
sollte, was bei der Kombination von Kopfschmerzen und Depression Ursache und Folge
sei. Es bleibe dahingestellt, ob eine Antwort gefunden wurde, sicher ist nur, daß in
der anschließenden Studie (IHM, MARHEINEKE 1974) weniger diese Hypothese untersucht,
als bei einem Kollektiv von Patienten mit Kopfschmerzen und/oder Depression geprüft
werden sollte, wie sie sich bezüglich einer Vielzahl von Merkmalen möglicherweise
unterscheiden. Bei der EDA traten überraschend Hinweise auf, daß es sich bei einer
Anzahl von Patienten bei den Kopfschmerzen um unerkannte echte Migränen gehandelt haben könnte, deren unspezifische und daher wirkungslose Therapie leicht in einen depressiven Verstimmungszustand gemündet haben könnte. Beim zweiten Beispiel sollte
die Annahme bestätigt werden, daß ein bekanntes numerisch-taxonomisches Verfahren zum
Auffinden zweier vorhandener realer nosologischer Gruppen führen würde. Effektiv
konnten zwei bis dahin unbekannte, wenn auch medizinisch bedeutungslose Einheiten, sowie eine Fehldiagnose entdeckt werden. Weitere interessante Aspekte tauchen bei den
Seriationsverfahren auf. Erste Annahmen über die zeitliche Variation von Typen wurden
bereits am Ende des letzten Jahrhunderts von Flinders Petrie gemacht. Eine statistische
Zusammenstellung der Beleuchtungsmittel in den Vereinigten Staaten (Abb. 8) mag FORD
(1962) zu seiner Datierungsmethode archäologischer Funde angeregt oder doch in ihrer
Richtigkeit bestärkt haben. Dennoch diskutieren Archäologen Seriationsmethoden und
-ergebnisse kontrovers. Dies rührt von der irrigen Annahme einiger Autoren her, eine
mittels eines mathematischen Verfahrens gefundene chronologische Ordnung sei real,
sei bewiesen. Dieser Beweis wird aber von der EDA selbst nicht erbracht, und eine ver-
mutete Chronologie muß anhand anderer Kriterien validiert werden. Archäologen sind
hier in einer schlechten Position. In Disziplinen, in denen gezielt neue Erhebungen
und/oder Experimente möglich sind, ist das Beweisproblem einfacher zu lösen, stellt
sich aber ebenso immer wieder.

Halten wir fest: explorative Verfahren beweisen nichts. Durch die einzelnen Dar-
stellungsverfahren, die logisch deduktiv sind, tritt im allgemeinen sogar ein Informationsverlust ein. Dennoch können sie aber Assoziationen wecken und damit zur
Hypothesenbildung anregen. Tatsächlich zeigen ja so berühmte Beispiele wie das peri-
odische System der Elemente, daß eine auffällige Regelmäßigkeit bei der Anordnung
von Beobachtungseinheiten auf ein einfaches Naturgesetz, das Atommodell, zurückzuführen ist.

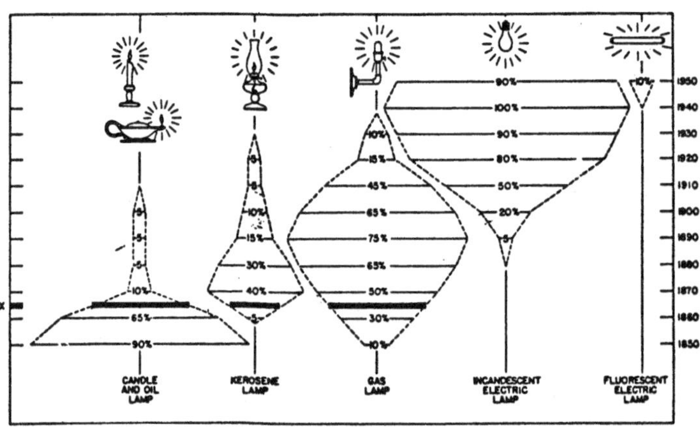

Abb. 8. Relativer Anteil verschiedener Beleuchtungsmittel in den
Vereinigten Staaten (aus FORD 1962)

3. DIE STELLUNG EINZELNER STATISTISCHER VORGEHENSWEISEN IM RAHMEN DER KON-
FIRMATORISCHEN DATENANALYSE

a. Der Neyman-Pearson-Versuch

In ihrer Testtheorie gingen J. Neyman und E.S. Pearson der Frage nach, auf welche
Weise optimal zwischen alternativen Hypothesen entschieden werden kann. Zur Erläuterung betrachten wir eine Familie von Wahrscheinlichkeitsverteilungen mit stetigen
Dichten $f(x;\theta)$ der Zufallsvariablen x, die von dem Parameter θ abhängen. Die Nullhypothese sei H_0: $\theta=\theta_0$, die Gegenhypothese H_1: $\theta=\theta_1$. Definiert man einen Annahmebereich A, der den Bedingungen

3.1 $$\int_A f(x;\theta_0)dx = 1-\alpha$$

$$\int_A f(x;\theta_1)dx = \beta = \text{Minimum}$$

genügt, wird dieser durch

$$3.2 \qquad \lambda = \frac{f(x;\theta_1)}{f(x;\theta_0)} < A$$

gegeben, wobei sich A nach (3.1) richtet. λ heißt <u>Likelihoodverhältnis</u> und wird meist
in der Form seines Logarithmus' verwendet. Durch (3.2) erhält man einen optimalen
Test in dem Sinne, daß er für vorgegebenes α die Teststärke 1-β maximisiert. Auf
nähere Einzelheiten brauche ich nicht einzugehen, weil - sofern eine Lösung existiert -
kompliziertere Fälle (z. B. die zusammengesetzte Hypothese H_1: $\theta>\theta_0$) analog behandelt werden.

Von dieser Testoptimisierung ist das <u>Konzept der Irrtumswahrscheinlichkeit</u> zu trennen.
Beschränkt man sich auf die Menge der Neyman-Pearson (NP)-Versuche mit gültiger H_0
und wählt ein festes α (z. B. $\alpha=0.05$ oder $\alpha=0.01$), irrt man sich mit der Wahrscheinlichkeit α, indem man H_0 fälschlich verwirft (<u>Fehler erster Art</u>). Man pflegt auch
zu sagen, daß <u>in the long run</u> rα unter r Entscheidungen falsch sind. Dies gilt natürlich nur, wenn die Entscheidungsregel, d. h. der Annahmebereich A im voraus für
festes α festgelegt ist und nicht etwa α davon abhängt, ob man nach Beobachtung von
x aufgrund parastatistischer Überlegungen H_0 verwerfen oder beibehalten will. Gute
Beispiele für richtig angewendete NP-Verfahren finden sich in der Qualitätskontrolle,
in der Medizin etwa bei der Prüfung von Seren und Impfstoffen. Dort sind aus jahr-
zehntelanger Erfahrung die Wahrscheinlichkeitsverteilungen hinreichend genau bekannt,
so daß in Standardversuchen zwischen den Hypothesen H_1: "das Serum bzw. der Impfstoff
erfüllt die Herstellerangaben" und H_0: "erfüllt die Herstellerangaben nicht" mit der
Konsequenz der Zulassung oder Zurückweisung entschieden werden kann. Hier wird also
im Anschluß an den NP-Versuch eine <u>Entscheidung mit Handlungskonsequenzen</u> getroffen,
und man kann aufgrund der Kenntnis von α und β und der Kosten der einzelnen Entscheidungen das mit dem Verfahren verbundene Risiko ausrechnen. Üblicherweise werden bei
der wissenschaftlichen Forschungsarbeit aber keine Entscheidungen gefällt, und man
begnügt sich im gegebenen Falle mit der Feststellung, daß H_1 <u>signifikant</u> ist, man sich
also für H_1 entschieden hätte, sofern eine Entscheidung verlangt gewesen wäre. Tatsächlich betrachtet man eine signifikante Hypothese aber nur als eine gegenüber der Alternative mehr oder weniger stark gestützte Hypothese, worauf schon die Quantifizierung
in schwach- bis hochsignifikant hinweist. Wenn ich als Subjektivist gegen ein derartiges Verhalten im Prinzip auch nichts einzuwenden habe, stellt es doch eine Verletzung des Konzeptes der Irrtumswahrscheinlichkeit dar.

Wenn also die NP-Theorie nur eine <u>Entscheidung</u> für oder gegen, aber keine <u>Bestätigung</u>
von Hypothesen ermöglicht, gehe ich einmal davon aus, Forscher seien damit zufrieden,
wahre Nullhypothesen mit Wahrscheinlichkeit α zu verwerfen. Dann stellt sich natürlich die Frage, ob Entscheidungen für Hypothesen H_1 aufgrund von in einer EDA gefun-

denen Strukturen bei vorgegebener Irrtumswahrscheinlichkeit möglich ist. Die Antwort
lautet: im Prinzip ja, aber in der Praxis nein. Dies hängt mit der Wahrscheinlichkeitsverteilung von Extremwertstatistiken zusammen. Will man zu vernünftigen Ergebnissen kommen, müssen zur CDA Verfahren herangezogen werden, die zwar wie NP-Verfahren
aussehen, in ihrem Konzept aber inferentiell mit hohen subjektiven Anteilen sind.

b. Ein Beispiel aus der therapeutischen Forschung

Wir betrachten die Schwierigkeiten, die sich einem NP-Versuch entgegenstellen, bei
einem Beispiel aus der therapeutischen Forschung. SHERRY et al. (1978) vermuteten,
daß das Antigichtmittel Anturano aufgrund seines Einflusses auf die Thrombozyten zur
Verhinderung von Reinfarkten eingesetzt werden könne. Diese Frage sollte in einer
kontrollierten klinischen Studie geprüft werden. Die Reinfarktquote war im Vergleich
zu Placebo zwar geringer, jedoch nicht signifikant. Zur Überraschung der Untersucher
stellte sich jedoch heraus, daß die Rate des plötzlichen Herzstillstandes signifikant gesenkt worden war. Letztere war aber nicht Zielgröße der Untersuchung gewesen.
Ein Anhänger der reinen NP-Lehre, der die post hoc-Entscheidung beim günstigsten
Effekt wegen Verletzung des Konzeptes der Irrtumswahrscheinlichkeit ablehnen muß,
kann dann nur noch die Wiederholung des Versuches mit neuer Fragestellung empfehlen.
Nehmen wir an, man folgte ihm und begänne von neuem. Ein hypothetisches Nachspiel sei
wie folgt verlaufen: die Witwe eines an plötzlichem Herzstillstand verstorbenen
Patienten aus der Placebogruppe erstattete Strafanzeige wegen vorsätzlicher Tötung
und verlangte Schadensersatz. Ein NP-Gutachter erklärte, bezüglich der Wirkung von
Anturano sei aus den obengenannten Gründen keine genügende Erkenntnis zu gewinnen gewesen. Anklage und Nebenklage behaupteten jedoch, daß die Zahlen für sich sprächen
und nach bisherigen Erkenntnissen ein Patient in der Placebogruppe einer starken Ge-
fährdung ausgesetzt gewesen sei. Wie wird der Richter entscheiden?

Die geschilderte Situation wird nicht eintreten, denn die Fachleute haben angesichts
der augenblicklichen ethisch gebotenen Nichtwiederholbarkeit des Versuches und des
Fehlens gefährlicher Nebenwirkungen entschieden, das Medikament anzuwenden, ohne die
Frage nach der Wirksamkeit letztendlich beantwortet zu haben. Damit befinden sie sich
im Bereich der Entscheidungstheorie, jenseits der CDA.

Betrachten wir die Situation noch einmal im einzelnen: geplant war eine kontrollierte
Studie, die aufgrund eines signifikanten Ergebnisses eine Berechtigung für die Anwendung von Anturano geben sollte. Da dies nicht gelang, wird explorativ nach anderen
günstigen Ergebnissen gesucht. Post hoc verbietet sich aber ein Neyman-Pearson-Test,
ohne das Konzept der Irrtumswahrscheinlichkeit zu verletzen, es sei denn, man habe
sich von vornherein auf das Testen des besten Ergebnisses vorbereitet und Extremwertstatistiken oder Bonferroni-Verfahren angewendet. Ein Blick in die wissenschaft-

liche Literatur lehrt, daß die Autoren kaum auf derartige Feinheiten eingehen, so
daß man getrost davon ausgehen kann, daß zur Bestätigung von Hypothesen das Konzept
der Irrtumswahrscheinlichkeit nur scheinbar herangezogen wird. Die üblichen Verfahren
zur Hypothesenbestätigung lassen sich aber aus dem Blickwinkel der Inferenz, der
schließenden Statistik, leicht erklären.

c. Simultane Konfidenzintervalle

Warum wurden im vergangenen Beispiel keine simultanen Konfidenzintervalle bzw. simultane Tests verwendet? Vielleicht waren sich die Versuchsplaner ihrer Sache zu sicher
und glaubten, dadurch Information zu verlieren.

Betrachten wir diese simultanen Konfidenzintervalle näher. Wie erwähnt, wurden sie
von Tukey eingeführt. Wir gehen von der Beobachtung eines Vektors $\mathbf{x}=(x_1,x_2,\ldots x_n)$
mit der Dichte $f(\mathbf{x};\theta)$, abhängig vom Parametervektor $\theta=(\theta_1,\theta_2,\ldots\theta_n)$ aus. Ist für ge-
gebenes α A_θ ein Annahmebereich für die Hypothese H_0: θ, ergibt sich nach Beobachtung von $\mathbf{x}$ ein n-dimensionaler Konfidenzbereich für θ als die Menge aller θ, die unter
H_0 angenommen worden wären:

$$K = \{\theta: \mathbf{x}\epsilon A_\theta\} \ .$$

Die Projektion von K auf die θ_k-Achse, die im allgemeinen ein Intervall I_k ist, heißt
marginales Konfidenzintervall für θ_k. Zusammen definieren die I_k ein n-dimensionales
Intervall

$$J = \{\theta: \theta_k\epsilon I_k, \ k=1,2,\ldots n\} \ ,$$

das den Bereich K einschließt. Wenn θ von K mit Wahrscheinlichkeit $1-\alpha$ überdeckt
wird, gilt dies für J jedenfalls mit Wahrscheinlichkeit $\geq 1-\alpha$. Die I_k werden in
ihrer Gesamtheit simultane Konfidenzintervalle genannt. Bezeichnen wir die Aussage
"θ_k liegt in I_k" als Konfidenzaussage a_k, ist die Konjunktion der Konfidenzaussagen

$$\cap\, a_k = a_1 \ \underline{und}\ a_2 \ \underline{und}\ \ldots \ \underline{und}\ a_n$$

jedenfalls mit Wahrscheinlichkeit $\geq 1-\alpha$ richtig, und dies gilt auch für jede aus dieser
Konjunktion deduzierte Aussagenverbindung, insbesondere auch für jedes einzelne a_k
bzw. θ_k. Im übrigen können sich Aussagen auch auf Funktionen der θ_k beziehen, so zum
Beispiel die bekannten linearen Kontraste bei einer Varianzanalyse. Ein statistischer
Test ist entsprechend der Konstruktion der Konfidenzbereiche die Frage, ob ein $\theta=\theta_0$
in K enthalten ist. Marginale und simultane Tests sind analog definiert.

Wir betrachten ein Beispiel: hat $\mathbf{x}$ etwa die Verteilung $N(\mathbf{x},\theta,I)$, ist K eine n-dimensionale Hyperkugel mit Schwerpunkt $\mathbf{x}$ und Radius $\chi_{n,\alpha}$. Die marginalen Konfidenzintervalle sind durch $|\theta_k - x_k| < \chi_{n,\alpha}$ definiert, die ihrerseits J als n-dimensionalen Hyperwürfel mit Schwerpunkt $\mathbf{x}$ und Kantenlänge $2\chi_{n,\alpha}$ definieren, der K einschließt. Wenn man nun im voraus nicht weiß, welches θ_k nach Abschluß der Studie von Interesse sein wird,

ist natürlich eine Aussage über θ_k mit Irrtumswahrscheinlichkeit $<\alpha$ richtig, wenn sie für alle θ mit Wahrscheinlichkeit $<\alpha$ richtig ist. Das ist der Vorteil der simultanen Konfidenzintervalle. Unbestreitbarer Nachteil ist die mit n wacnsende Länge von I_k, womit die Aussagen immer trivialer werden.

Simultane Konfidenzintervalle sind eng mit <u>Extremwertstatistiken</u> verbunden. So kann z. B. ein Annahmebereich A_θ durch

$$A_\theta = \{\mathbf{x}: \max|x_k - \theta_k| < A\}$$

mit einem A, das (3.1) erfüllt, definiert werden. Das bekannte <u>Bonferroni-Verfahren</u>, besteht darin, marginale Konfidenzintervalle für die Irrtumswahrscheinlichkeit α/n zu berechnen, die in Konjunktion dann einen Bereich J ergeben, der θ mit Wahrscheinlichkeit $\geq 1-\alpha$ überdeckt. Es läßt sich auch zeigen, daß unter gewissen Voraussetzungen die Wahrscheinlichkeit der falschen marginalen Aussagen unter n Aussagen genau gleich α ist. Wollten wir simultane Konfidenzintervalle bei der EDA anwenden, hätten wir es bei einer pxn-Datenmatrix, die man ja auch als Vektor $\mathbf{x}$ schreiben kann, bei den üblichen datenanalytischen Verfahren mit einer sehr großen Zahl von Parametern zu tun, so daß simultane Konfidenzintervalle für die θ_k's und im allgemeinen auch ihre Funktionen so lang zu werden drohen, daß neben den interessanten Hyperthesen sich auch weniger interessante bis triviale nicht ausschließen lassen. Hier ist also nicht viel zu erhoffen.

d. Konfirmatorische Analyse und Likelihood

Während beim Konfidenzschluß Hypothesen entweder das Gewicht eins oder null erhalten, können wir durch die Likelihoodfunktion $L(\theta;\mathbf{x})=f(\mathbf{x};\theta)$ auch andere nicht negative Gewichte zuordnen. Beim inferentiellen Schluß vom Ergebnis $\mathbf{x}$ auf die möglichen Parameter θ ist die Verwendung desjenigen $\theta=\hat{\theta}$, das L maximisiert, als <u>Punktschätzer</u> allgemein bekannt. Bei der Angabe eines Konfidenzintervalles bzw. -bereiches sprechen wir von Intervall- bzw. Bereichsschätzung. Nun zeigt sich aber, daß in speziellen Fällen Konfidenzbereiche Quantilbereiche normierter Likelihoodfunktionen sind (IHM 1965). Haben $\mathbf{x}$ und θ etwa die Dichte $f(|\mathbf{x}-\theta|)$, erkennt man leicht, daß für ein Konfidenzintervall

$$K = \{\theta: |\mathbf{x}-\theta|<A\}$$

bei stetigem f

$$\int_K f(|\mathbf{x}-\boldsymbol{\theta}|)d\boldsymbol{\theta} = \int_K L(\boldsymbol{\theta};\mathbf{x})d\boldsymbol{\theta} = 1-\alpha$$

gilt. Ein Konfidenzbereich kann also Deskriptor einer Likelihoodfunktion sein. Da
können sowohl $\boldsymbol{\theta}$ als auch eine Teilmenge seiner Komponenten betrachtet werden, weil
das Konzept der Irrtumswahrscheinlichkeit keine Rolle spielt. Verallgemeinerungen
für andere Dichtefunktionsklassen sind möglich, doch kann hier nicht näher darauf eingegangen werden (z. B. $\mathbf{x}$ und $\boldsymbol{\theta}$ als Elemente lokal kompakter topologischer Gruppen mit
Dichten $f(\boldsymbol{\theta}^{-1}\mathbf{x})$ bezüglich des linksinvarianten Haarschen Maßes).

Eine ebenso einfache Erklärung als Deskriptoren von Likelihoodfunktionen finden die
Überschreitungswahrscheinlichkeiten P. Bei einem einseitigen Test von H_0: $\theta=\theta_0$ gegenüber H_1: $\theta>\theta_0$ ist bei unserem Beispiel nach Beobachtung von $x=x_0$

$$P = \int_{x_0}^{\infty} f(|x-\theta_0|)dx$$

und

$$3.3 \qquad \int_{-\infty}^{\theta_0} f(|x_0-\theta|)d\theta = \int_{-\infty}^{\theta_0} L(\theta;x_0)d\theta = P \quad ,$$

d. h. die Fläche unter der Likelihoodkurve, für die $\theta \leq \theta_0$, also nicht-H_1 gilt. Im
Rahmen einer subjektivistischen Wahrscheinlichkeitstheorie ist 1-P nach (3.3) die
a-posteriori-Wahrscheinlichkeit von H_1, wenn a priori eine Gleichverteilung angenommen wird. Dies ist zwar nicht immer realistisch, doch kann man nicht bestreiten, daß
die bekannte kritische Interpretation eines P-Wertes aufgrund des Vorwissens die
intuitive Berücksichtigung einer a-priori-Verteilung darstellt. Der Signifikanzbegriff
hängt mit dem P-Wert als dessen Vergröberung eng zusammen und bestätigt Hypothesen
nicht mehr und nicht weniger als dieser. Daneben hat das Wort Signifikanz natürlich
Hinweisfunktion, indem es zu einer kritischen Betrachtung der Ergebnisse auffordert.

Eine ganz andere Möglichkeit bietet die Erklärung des P-Wertes als Maß für die Ähnlichkeit zwischen der wahren Hypothese H und der Nullhypothese H_0.

Es soll hier kein Versuch unternommen werden, Hypothesen ausschließlich durch Likelihoodfunktionen bestätigen zu wollen. Wenn mit wachsender Dimension Konfidenzbereiche
immer größer werden, werden Likelihoodfunktionen entsprechend immer flacher. Ohne Vor-
und Zusatzwissen, ohne neue Erhebungen und/oder Experimente, ohne etwas Glück und Verstand, wird man Hypothesen kaum bestätigen können. Dabei spielt, wie STEGMÜLLER (1973)
hervorhebt, die Likelihoodfunktion aber eine fundamentale Rolle. Ohne hier auf dessen
wissenschaftstheoretische Überlegungen einzugehen, läßt sich doch feststellen, daß

bei dem hier behandelten Beispiel der Symmetrie von Wahrscheinlichkeitsdichte und
Likelihoodfunktion letztendlich eine fehlerkritische Betrachtung vorliegt, die Hypothesen ausscheidet oder doch zumindest verdrängt, bei denen das beobachtete x unwahr-
scheinlich, d. h. θ wenig likely ist. Ohne Zweifel ist diese fehlerkritische Betrachtung die Hilfe des Statistikers für den Substanzwissenschaftler.

4. SCHLUSSFOLGERUNGEN

Wir kennen alle den Statistiker, der durch seine Forderung simultaner Test- bzw. Kon-
fidenzverfahren neue Hypothesen zugunsten einfacher alter zu verhindern sucht, weil er
weiß, daß von ihm beratene Anwender manchmal dazu neigen, signifikante Hypothesen als
bewiesen anzusehen, oft sogar unter Hinweis auf den Statistiker. Wenn es auch nie an
kritischen Stellungnahmen zum Signifikanzproblem gefehlt hat (vgl. etwa HORNUNG 1977),
hat es doch des Konzeptes der EDA bedurft, um sich über die realen Möglichkeiten der
Statistik mehr Klarheit zu verschaffen. Wir müssen feststellen, daß die NP-Theorie
zwar gute Testverfahren liefert, das Konzept der Irrtumswahrscheinlichkeit aber sehr,
begrenzte Anwendungsmöglichkeiten hat. Wenn der Statistiker weiß, daß ein Ratsuchender
signifikante Ergebnisse als Anstoß zur Bildung von Hypothesen auffaßt, die von ihm
selbst aufgrund seines Fachwissens bestätigt werden müssen, wird dieser Statistiker
auch bereit sein, seine sprichwörtliche konservative Einstellung aufzugeben - sicher
sehr zum Vorteil einer spekulativen Wissenschaft.

Wenn eingangs ein Beispiel aus der Therapieforschung erwähnt wurde, müssen wir uns aufgrund der gewonnenen Erkenntnisse fragen, welche Haltung wir gegenüber den sogenannten
kontrollierten klinischen Studien einnehmen wollen. Wir haben gesehen, daß gut ge-
plante Studien oft zu einer EDA entarten, weil die vor der Planung aufgetretenen Fragen noch nicht in ausreichender Weise schematisiert werden konnten. Die Anwendung einer
NP-Entscheidungsregel ist daher problematisch, und die Auswertung der Studien besteht
dann meist in einer CDA, bei der zusätzliches Fachwissen und nachträglich formulierte
Hypothesen infolge bestechender Kohärenz eine große Rolle spielen. Solange bei der Zulassung von Arzneimitteln keine Entscheidungsverfahren mit Handlungskonsequenzen
durchgeführt werden, wird der Statistiker immer wieder mit konfirmatorischen Analysen
konfrontiert werden, bei denen sein Rat in allen die Variabilität betreffenden Fragen
wesentlich ist. Er muß die von ihm beratenen Partner aber auf die _entscheidende_ Rolle
ihres Fachwissens bei der Interpretation der Ergebnisse aufmerksam machen. Eine _ob-_
jektive, d. h. von den _Auswertern unabhängige Analyse_ ist dann unmöglich, und sie
bleibt, wenn auch nach bestem Wissen und Gewissen durchgeführt, _subjektiv._ Eine allge-
meingültige Entscheidungstheorie mit Handlungskonsequenzen für die Zulassung von Arzneimitteln wäre wünschenswert, liegt aber - wenn sie überhaupt möglich ist - in weiter
Ferne.
Zurück nun zu unserer Ausgangsfrage: ist CDA Gegensatz der EDA oder Ergänzung? Es
gibt explorative Datenanalytiker, die den Wahrscheinlichkeitsbegriff aus ihrem Vokabu-

lar verbannt haben. Wir haben gesehen, daß die CDA ohne diesen Begriff nicht auskommt (Wahrscheinlichkeitsdichten, Likelihood u. a.), so daß jene Antiprobabilisten in der CDA einen Gegensatz sehen müssen. Ich bin davon überzeugt, daß induktives Schließen von der Beobachtung auf die Hypothesen nicht ohne Wahrscheinlichkeit möglich ist. In diesem Sinne ist CDA nicht Gegensatz der EDA, sondern deren Ergänzung.

LITERATURVERZEICHNIS

CAILLEZ,F.u.J.-P.PAGES 1976: Introduction à l'analyse des données. Paris

CLARKE,D.L. 1970: Beaker pottery of Great Britain and Ireland. Bd.1, Cambridge

FORD,J.A. 1962: A quantitative method for deriving cultural chronology. Technical Manual I, Pan American Union,Washington D.C.

GOLDMANN,K. 1972: Zwei Methoden chronologische Gruppierung. Acta Praehistorica et Archaeologica **3**,1-34

HORNUNG,J. 1977: Kritik der Signifikanztests. Metamed **1**,325-345

IHM,P. 1965: Subjektivistische Interpretation des Konfidenzschlusses. Biom.Zeitschr. **7**,165-169

IHM,P.u.A.LIEBAU 1965: Homogenitätsprüfung vieldimensionaler medizinischer Daten mittels Hauptachsentransformation. Methods of Information in Medicine **4**,107-111

IHM,P.,J.LÜNING u.A.ZIMMERMANN 1978: Statistik in der Archäologie. Archaeo-Physica Bd. 9. Bonn

IHM,P.u.I.MARHEINEKE 1974: Ein Kopfschmerzfragebogen und dessen taxometrische Analyse. IMBIS - Inf. f.med.-biol.Statistik u.deren Grenzgebiete,**5**,1-110

IHM,P.u.F.SCHLEYER 1967: Fehlerkritische Betrachtungen über die Todeszeitberechnung anhand biochemischer Komponenten im Zisternenliquor und Serum. Arch.klin.Med.**214**, 20-33

PROKOPH,J. 1973: Programmierung des Rechenoperators TAXO 9 zur Taxometrie und seine Anwendung in der Schilddrüsendiagnostik. IMBIS - Inf. f.med.-biol.Statistik und deren Grenzgebiete,**2**,1-242

SHERRY,S.et al.1978: Sulfinpyrazon zur Verhütung des Herztodes nach Myokardinfarkt. Die Anturano-Reinfarkt-Studie, MMW **120**,1015-1022

STEGMÜLLER,W. 1973: Probleme und Resultate der Wissenschaftstheorie und analytischen Philosophie. Bd.4. Personelle und statistische Wahrscheinlichkeit. Berlin

TUKEY,J.W. 1962: The future of data analysis. Ann.Math.Statist.**33**,1-67

TUKEY,J.W. 1977: Exploratory data analysis. Reading,Mass.

WOLD,E. 1970: Zur Differentialtypologie von Kopf- und Gesichtsschmerzsyndromen mit depressiven Verstimmungen. Dissertation,Marburg

Prof. Dr. P. Ihm
Institut für Medizinische Statistik
und Dokumentation
Goeblerstr. 1
D - 3550 Marburg

VORAUSSETZUNGEN UND GRENZEN DER EXPLORATIVEN DATENANALYSE

R. ZENTGRAF und H. NOWAK

Gödecke AG

Freiburg

EINLEITUNG

Explorative Datenanalyse (exploratory data analysis, EDA) - ein Reiz-
wort in Statistiker-Kreisen. Wohl kaum ein anderes Thema erscheint
vergleichbar umstritten; Euphorie und bedingungslose Ablehnung sind
gleichermaßen zu finden. Wir wollen versuchen, die Diskussion von
der emotionalen auf die sachliche Ebene zu bringen. Gleichzeitig sei
betont, daß wir keine methodischen Anmerkungen und Ergänzungen prä-
sentieren, sondern uns im Sinne einer Versachlichung auf einige eher
philosophische Betrachtungen beschränken werden.

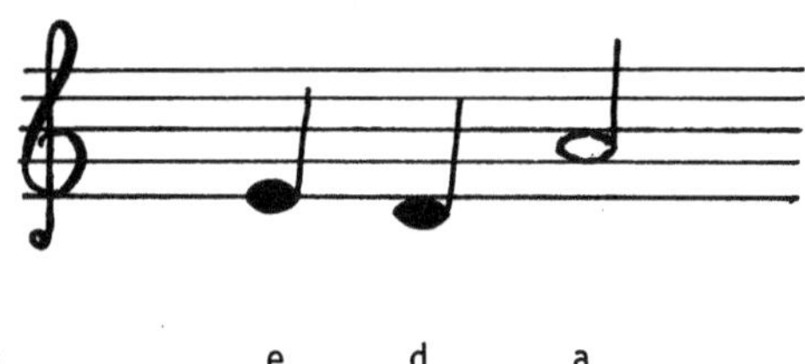

Abb. 1:

1. DEFINITIONEN

Der zur EDA komplementäre Begriff ist die Konfirmatorische Datenanalyse (confirmatory data analysis, CDA). Um die beiden Begriffe
besser zu verstehen, wollen wir einige - mehr oder weniger - syn-
onyme Bezeichnungen nennen:

EDA: - descriptive statistics
     - data snooping
     - diagnostic check
     - preliminary tests
     - hypothesis generation
     - model building

CDA: - statistical inference
      - test of significance
      - specific analysis

Zur Charakterisierung der EDA wollen wir eine Definition von ANDREWS heranziehen:

> "Exploratory data analysis is the manipulation, summarization, and display of data to make them more comprehensible to human minds. Thus uncovering underlying structure in the data and detecting important departures from that structure."

Diese Definition ist stark operationalisiert: Bearbeiten, Zusammenfassen, Darstellen. Die angesprochenen Ziele sind eigentlich nicht neu in der Statistik, sie sind teilweise sogar charakteristisch für wissenschaftliches Arbeiten schlechthin. Jedoch wurde dieser Teil des statistischen Arbeitens erst durch TUKEY unter einem eigenen Namen einem größeren Anwenderkreis bekannt.

Eine Definition der CDA fällt merkwürdigerweise wesentlich schwerer. In Ermangelung eines treffenden Literaturzitats wollen wir selber versuchen, die wichtigsten Aspekte zusammenzufassen:

> Unter CDA versteht man die Beurteilung von Daten, die aufgrund eines (statistischen) Versuchsplans gewonnen wurden mit dem Ziel, Aussagen innerhalb eines Modells unter Vorgabe von Irrtumswahrscheinlichkeiten zu treffen.

Ein wesentlicher Unterschied zur EDA liegt in der Betonung der Voraussetzung: eine konfirmatorische Vorgehensweise ist z.B. ohne ein definiertes Modell nicht möglich.

Abgesehen von den beiden operationalisierten Definitionen wollen wir eine Abgrenzung zu den wichtigsten "Synonymen" durchführen. Wir wollen mit Deskriptiver Statistik und Inferenzstatistik eine Zuordnung <u>statistischer Verfahren</u> verbinden, wobei als wesentliches Kriterium zur Unterscheidung die <u>Möglichkeit</u> der Angabe von Irrtumswahrscheinlichkeiten dient.

Die Begriffe EDA und CDA sollen dagegen Stadien der Erkenntnisgewinnung bezeichnen und insofern mehr eine <u>Geisteshaltung</u> umreißen. Als Unterscheidungsmerkmal dient die <u>Absicht</u>, Irrtumswahrscheinlichkeiten als solche tatsächlich zu benutzen.

Mit diesen Unterscheidungen ist es möglich, einen t-Test sowohl exploratorisch als auch konfirmatorisch einzusetzen. Andererseits sind Verfahren, die unter dem Etikett der EDA entwickelt wurden (z.B. Clusteranalyse, Faktoranalyse), durch detaillierte Modellannahmen in ihrer Zuordnung veränderbar.

2. <u>PROBLEME BEI DER ZUORDNUNG VON VERFAHREN</u>

Häufig ist es durchaus üblich - zum Teil wird es sogar gefordert - Vortests durchzuführen, Abb. 2, 3. Diese sollen Modell-Voraussetzungen überprüfen. Das Modell ist hier also in einem gewissen Sinne noch nicht fixiert; eine CDA kann somit nicht vorliegen. Auf der konfirmatorischen Stufe kommt man hier außerdem noch in Schwierigkeiten, da nicht bekannt ist, wie durch die Überprüfung der Voraussetzungen die Irrtumswahrscheinlichkeit des Haupttests beeinflußt wird. Bei den für die Praxis wichtigen multiplen Vergleichen hat man dieser Problematik durch die Einführung des "experimentwise error" Rechnung getragen; für die Vortests gibt es keine vergleichbare Lösung.

Problematisch im Sinne der CDA ist auch das bei Vortests erhoffte "Annehmen von Nullhypothesen". In der Regel ist nämlich das Modell nicht so weitgehend spezifizierbar oder vom Anwender interpretierbar (z.B. im Sinne einer Quantifizierung von Relevanz), daß die Fehlerwahrscheinlichkeit 2. Art angegeben werden könnte. Bei nichtparametrischen Verfahren wird das noch deutlicher: Um die Fehlerwahrscheinlichkeit 2. Art berechnen zu können, müssen äußerst konkrete Modellannahmen (Verteilungen, Parameter) angegeben werden. - Das "Annehmen von Nullhypothesen" stellt also ebenfalls keine Aktivität dar, die isoliert der EDA oder CDA zugeordnet werden könnte.

Ein drittes Beispiel für die Vermengung dieser beiden Bereiche ist das erprobte Verfahren der Datentransformation. Häufig wird so verfahren, daß durch eine geeignete Transformation der Daten Modellvoraussetzungen (Normalität, Homoskedastizität) "erzwungen" werden sollen. "Geeignet" heißt in diesem Fall, solange "herumzu-

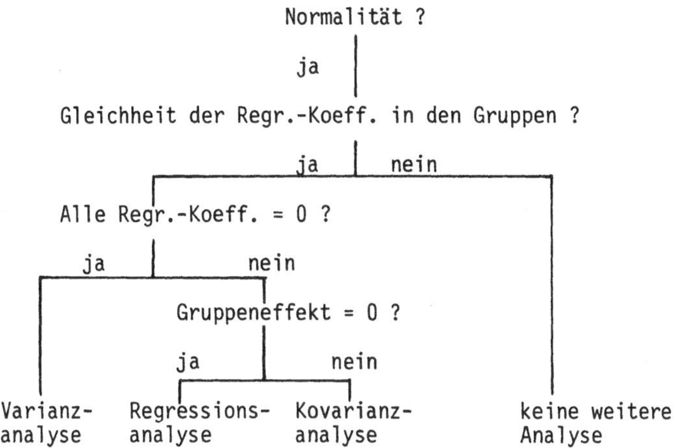

Abb. 2:   Entscheidungsbaum für das lineare Modell

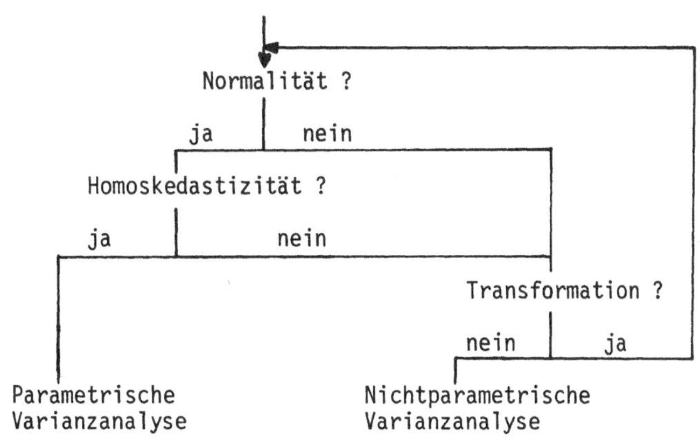

Abb. 3:   Entscheidungsbaum für Varianzanalysen

transformieren", bis der gewünschte Effekt erreicht wird, vergleiche den Kreislauf im Entscheidungsbaum in Abb. 3. - Im übrigen schließt sich hier wieder die Problematik der Vortests an.

Einen Ausweg bei dieser Problematik könnte das "data splitting" darstellen: Bei diesem Verfahren wird ein zufällig ausgewählter Teil der Daten dazu benutzt, Modelle (z.B. in der EDA) zu entwickeln und der andere Teil dazu, an diesem Modell (auf der CDA-Stufe) Tests durchzuführen. Auch hier sind Explorieren und Konfirmieren bei weitem nicht so unabhängig, wie es von vielen Anwendern geglaubt wird. Grundsätzliche Bedenken gegen das Data Splitting betreffen einen möglichen Bias in den Daten, da dieser - wenn vorhanden - sicherlich in beiden Teilen enthalten sein wird. Außerdem erscheint unbefriedigend, daß das Ergebnis des Data Splittings i.a. nicht reproduzierbar ist, da jede zufällige Aufteilung des Datensatzes zu unterschiedlichen Teilmengen und damit zu unterschiedlichen Ergebnissen führen kann. - Trotz dieser kritischen Anmerkungen gibt es natürlich Fälle, in denen ein Data Splitting sinnvoll eingesetzt werden kann.

3. PROBLEME BEI DER ABGRENZUNG VON EDA UND CDA

Wenn EDA und CDA Stufen der Erkenntnisgewinnung darstellen, dann hängt die Abgrenzung vom aktuellen Wissensstand des Anwenders über sein Problem ab.
- Ist eine Fragestellung (Fragenkomplex) vorhanden?
- Sind Einflußvariable bekannt?
- Sind Modellvoraussetzungen abgesichert?
- Lassen sich Hypothesen formulieren?
- Sind Inferenzentscheidungen zur Lösung der Probleme geeignet?

Es gibt sicherlich Probleme, bei denen selbst der erste Punkt offen ist; diese möchten wir hier ausklammern. In sehr vielen Untersuchungen wird bereits die zweite Frage zu verneinen sein. Hier ist die EDA sicher ein geeigneter Ansatz, um Licht in das Dunkel zu bringen. Hier kann sie durch ihre Offenheit bezüglich der Anwendung spezieller Methoden und Techniken ausgesprochen innovativ wirken. Dies geht auch über rein statistische Aspekte hinaus. So kann man sich vorstellen, daß das Erkennen von antihypertensiver Wirkung von Diuretika (oder auch umgekehrt) durchaus das Produkt einer explorativen Datenanalyse darstellt.

Erst, wenn die ersten vier Fragen zu bejahen sind, kann in das Stadium der CDA eingetreten werden. Somit ist in der Schlußphase einer wissenschaftlichen Untersuchung die CDA unverzichtbar. Hier kommt es auf endgültige und objektive Entscheidungen an - auch wenn diese "nur" in Form von Wahrscheinlichkeitsaussagen formuliert, d.h. nicht "sicher" sind. Ohne diese Entscheidungen würden sich statistische Arbeiten zum Selbstzweck degradieren.

4. GEFAHREN BEI DER EDA

Wie zu Anfang bemerkt, sollte man mit EDA und CDA keine Methoden-Sammlung, sondern disjunkte Stufen der Erkenntnisgewinnung verbinden. Ein Testverfahren kann man auf beiden Stufen mit unterschiedlicher Absicht anwenden. Hierin liegt nun eine erste Quelle für Mißverständnisse: daß nicht erkannt wird bzw. erkennbar ist, in welchem Stadium ein Test (im Sinne eines Algorithmus) gerade eingesetzt wird.

Eine klare Nennung der Stufe "explorativ" darf einem Wissenschaftler nicht als "Unfertigkeit" seiner Arbeit vorgeworfen werden. Ferner darf die Anwendung statistischer Tests nicht zur Konvention oder zum Selbstzweck werden - wie es bei dem heute vielfach üblichen statistischen "Absegnen" wissenschaftlicher Arbeiten der Fall ist. Diese Hinweise sollten insbesondere auch von Herausgebern von Zeitschriften bedacht werden. Es fehlen allerdings noch Sprachregelungen über adäquate Formulierungen explorativer Ergebnisse.
Unter dem Aspekt der EDA soll ein Testergebnis auf Auffälligkeiten in den Daten hinweisen (Generieren von Hypothesen); unter dem Aspekt der CDA soll ein Test zu Entscheidungen über Hypothesen führen. In diesem Sinne ist die Angabe von p-Werten - wir wollen absichtlich noch nicht von Wahrscheinlichkeiten reden - unterschiedlich zu verstehen. In der EDA ist der p-Wert ein (aus Gründen der besseren Vergleichbarkeit auf Eins normiertes) Zuverlässigkeitsmaß für ein "putatives Modell". COX spricht in diesem Zusammenhang von einem "summary measure of consistency". In der CDA dagegen ist der p-Wert tatsächlich als Wahrscheinlichkeit für eine Fehlentscheidung zu verstehen. Der Begriff "Signifikanz" sollte wegen der nicht eindeutigen Zuordnung zu den Bereichen EDA oder CDA vermieden werden. Er ist ohnehin eine Zusammenfassung

eines komplexen Inhalts, die nicht der mathematisch-statistischen
Sprachwelt entstammt. (Signifikant heißt bedeutend. Ein nicht-
signifikantes Ergebnis ist aber sicher nicht immer unbedeutend -
und umgekehrt.)

Die Freizügigkeit der EDA hinsichtlich Voraussetzungen und Hypothesen darf auf der anderen Seite nicht skrupellos ausgenutzt
werden. EDA befreit nicht von einer sorgfältigen Versuchsplanung.
Der Gewinn durch Überbeanspruchung von explorativen (und übrigens
auch von konfirmatorischen) Arbeitsweisen ist ohnehin zweifel-
haft. Dies gilt in Anbetracht der Anzahl von Schritten, die von
der gedanklichen Formulierung eines Experimentes bis zur Interpretation des Versuchsergebnisses zurückzulegen sind ...

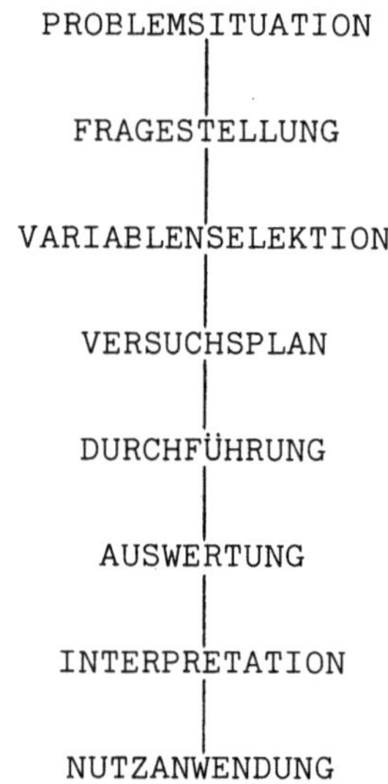

Abb. 4: Stufen beim wissenschaftlichen Arbeiten (nach HORNUNG)

Zwischen allen diesen Stufen liegt jeweils ein Abstraktions-
schritt - auf jeder Stufe gibt es Fehlerquellen. Die Überbetonung
eines einzigen Punktes kann die "unterwegs" sich einschleichenden
Fehler nicht rückgängig machen.

Zum Mißbrauch der EDA ist auch zu zählen, wenn unbequeme Teiler-
gebnisse oder Gesichtspunkte nicht genannt werden. Die Möglichkeit, Daten unter vielen Aspekten zu analysieren, kann leicht zu

diesem Mißbrauch führen. EDA kann und soll nicht nur zum Erkennen, sondern auch zum Vereinfachen von Modellstrukturen eingesetzt werden. Bei diesem Prozeß kann es durchaus vorkommen, daß sich mehrere Modelle von gleicher Einfachheit als ebenbürtig erweisen. Hier ist zu fordern, daß dann auch alle Modelle berichtet werden (natürlich unter Berücksichtigung der Fragestellung). Eine ganz besondere - fast möchte man sagen: charakterliche - Qualifikation und Standfestigkeit des Statistikers ist hier unabdingbar.

Wo wir gerade von der Qualifikation des Statistikers sprechen: Die EDA verlangt vom Statistiker eine ganz besondere Virtuosität im Gebrauch der Methoden. Wenn man schon die Möglichkeit der Innovation durch EDA ausnutzen will, dann muß eine Analyse unter den verschiedenartigsten Blickwinkeln erfolgen.

Schließlich soll noch einmal vor Überinterpretation und Überbewertung der Exploration von Daten gewarnt werden. KRUSKAL sagt: "By looking careful enough at random data, one can generally find some anomaly - for example clustering, runs, cycles - that give statistical significance at customary levels although no real effect is present".

In diesem Sinne ist nochmals an die Verantwortung des Statistikers zu appellieren und die Bestätigung von durch EDA generierten Hypothesen durch neue Experimente (und Auswertung auf der Ebene der CDA) zu fordern. Diese Verantwortung wollen wir durch ein abschließendes Zitat von KRUSKAL unterstreichen: "I know of no satisfactory resolution of the methodological difficulties (in examining data) except for the banal moral that when testing hypothesis suggesting during the exploration of data, one should be particulary cautious about coming to conclusions."

<u>LITERATUR</u>

ANDREWS, D.F., 1978:   Data Analysis, Exploratory
                          in: Kruskal, Tanur

COX, D.R., 1977:   The role of significance tests.
                          Scand. J. Statist. 4, 49-70

HORNUNG, J., 1977:   Kritik der Signifikanztests.
                          Metamed 1, 325-345

KRUSKAL, W.H., 1978:   Significance, Tests of
                          in: Kruskal, Tanur

KRUSKAL, W.H.,
TANUR, J.M. (Ed.) 1978:   International Encyclopedia of Statistics.
                          McMillan Free Press, New York

PRATT, J.W., 1976:   A discussion of the question: For what use
                          are tests of hypotheses and tests of signif-
                          icance.
                          Comm. Statist.-Theor. Meth. A 5, 779-787

ROBERTS, H.V., 1976:   For what use are tests of hypotheses and
                          tests of significance.
                          Comm. Statist.-Theor. Meth. A 5, 753-761

TUKEY, J.W., 1976:   Exploratory Data Analysis.
                          Addison-Wesley, Reading (Mass.)
                          (Vorabdruck 1970)

TUKEY, J.W., 1980:   We need both exploratory and confirmatory.
                          Amer. Statist. 34, 23-25

Dipl.-Math. R. Zentgraf
Dr. H. Nowak
Gödecke AG
Statistische Methodik
Mooswaldallee 1-9

D - 7800 Freiburg

ERGÄNZENDE BIBLIOGRAPHIE

Monographien sowie grundlagenorientierte Arbeiten zur explorativen Datenanalyse
und zur Problematik der testenden Statistik

ANDREWS, D.F., 1972: Plots of High Dimensional Data. Biometrics 28, 125-136

ANSCOMBE, F.J., 1963: Tests of Goodness of Fit. JRSS (B) 25, 81-94

ANSCOMBE, F.J., 1972: Graphs in Statistical Analysis. Amer. Statist. 27, 17-21

ANSCOMBE, F.J. and TUKEY, J.W., 1963: The Examination and Analysis of Residuals. Technometrics 5, 141-160

BANCROFT, T.A., 1944: On Biases in Estimation due to the Use of Preliminary Tests of Significance. Ann. Math. Statist. 15, 190-204

BANCROFT, T.A., 1964: Analysis and Inference for Incomplete Specified Models Involving the Use of Preliminary Tests of Significance. Biometrics 20, 427-442

BARNARD, G.A. and COX, D.R. (eds.), 1962: The Foundation of Statistical Inference. Methuen, London 1962

BARNDORFF-NIELSEN, O., 1976: Plausibility Inference. JRSS (B) 38, 103-131

BENZÉCRI, J.P., 1973: L'Analyse des Données. Vol. I: La Taxinomie. Vol. II: L'Analyse des Données (3. Aufl. 1980). Dunod, Paris 1973

BERKSON, J., 1942: Tests of Significance Considered as Evidence. JASA 37, 325-335

BERKSON, J., 1943: Experience With Tests of Significance: A Reply to Professor R. A. Fisher. JASA 38, 242-246

BOLDRINI, M., 1972: Scientific Truth and Statistical Method. Griffin, London 1972

BOX, G.E.P. and COX, D.R., 1964: An Analysis of Transformations. JRSS (B) 26, 211-252

BROWN, M.B., 1975: Exploring Interaction Effects in ANOVA. Appl. Statistics 24, 288-298

CAILLEZ, F. et PAGÈS, J.-P., 1976: Introduction a L'Analyse des Données. Smash, Paris 1976

CHAMBERS, J.M., 1977: Computational Methods for Data Analysis. Wiley, New York 1977

COX, D.R., 1958: Some Problems Connected With Statistical Inference. Ann. Math. Statist. 29, 357-372

COX, D.R., 1975: A Note on Data Splitting for the Evaluation of Significance Levels. Biometrika 62, 441-444

COX, D.R., 1977: The Role of Significance Tests. Scand. J. Statist.
4, 49-70

DANIEL, C. and WOOD, F.S., 1971: Fitting Equations to Data. Computer
Analysis of Multifactor Data (2. Aufl. 1980).Wiley, New York 1971

DEMPSTER, A.P. and SCHATZOFF, M., 1965: Expected Significance Level
as a Sensitivity Index. JASA 60, 420-436

EDWARDS, A.F., 1972: Likelihood. Cambridge Univ.Press, Cambridge 1972

EFRON, B. and MORRIS, C., 1975: Data Analysis Using Stein's
Estimation and its Generalizations. JASA 70, 311-319

EHRENBERG, A.S.C., 1975: Data Reduction. Wiley, New York 1975

ELASHOFF, J.D. and THORESEN, C.E., 1978: Choosing a Statistical
Method for Analysis of an Intensive Experiment. In: KRATOUCHWILL,
T.R. (ed.): Single Subject Research: Strategies for Evaluating
Change. Academic Press, New York 1978, 287-312

EVERITT, B.S., 1978: Graphical Techniques for Multivariate Data.
Heinemann, London 1978

FEDER, P., 1974: Graphical Techniques in Statistical Data Analysis.
Tools for Extracting Information from Data. Technometrics 16,
287-300

FELLER, W., 1969: Are Life Scientist Overawed by Statistics.
Scientific Research 4, 24-29

FISHER, R.A., 1943: Note on Dr. Berkson's Criticism of Tests of
Significance. JASA 38, 103-104

FOLKS, J.L., 1970: Some Prior Probabilities on the Future of
Statistics. Amer. Statist. 24, 10-13

GIBBONS, J.D. and PRATT, J.W., 1975: P-Values: Interpretation and
Methodology. Amer. Statist. 29, 20-25

GNANADESIKAN, R., 1973: Graphical Methods for Informal Inference in
Multivariate Data Analysis. In: Proc. 39th. Session Internat.
Statist. Inst. Wien 1973, 195-206

GNANADESIKAN, R., 1977: Methods for Statistical Data Analysis of
Multivariate Observations. Wiley, New York 1977

GNANADESIKAN, R. and WILK, M.B., 1969: Data Analytic Methods in
Multivariate Statistical Analysis. In: KRISHNAIAH, P.R. (ed.):
Multivariate Analysis II. Academic Press, New York 1969

GOOD, I.J., 1958: Significance Tests in Parallel and in Series. JASA
53, 799-813

GOOD, I.J., 1963: Maximum Entropy for Hypothesis Formulation,
Especially for Multidimensional Contingency Tables. Ann. Math.
Statist. 34, 911-934

GOOD, I.J. and CROOK, J.F., 1974: The Bayes/Non-Bayes Compromise and
the Multinomial Distribution. JASA, 69, 711-720

HÁJEK, P., HAVEL, I. and CHYTIL, M., 1966: The GUHA-Method of
Automatic Hypotheses Determination. Computing 1, 293-308

HÁJEK, P. and HAVRÁNEK, T., 1978: Mechanizing Hypothesis Formation. Springer, Berlin 1978

HANSERT, E., 1979: Statistik als Methodik zur Konstruktion von Wissen (mit Diskussion von IHM, P.). In: DAHLBERG, I. (Hrsg.): Klassifikation. Proc 3. Fachtagung, Gesellschaft für Klassifikation e.V., Frankfurt 1979, 99-116

HOAGLIN, D.C., 1977: Mathematical Software and Exploratory Data Analysis. Math. Software $\underline{3}$, 139-160

HORNUNG, J., 1977: Kritik der Signifikanztests. Metamed $\underline{1}$, 325-345

IHM, P., 1978: Statistik in der Archäologie (S. 472 ff). Rheinland-Verlag, Köln 1978

INRIA (ed.), 1980: Analyse des Données et Informatique. Proceedings, INRIA-Druck, Le Chesney 1980

IRIA (ed.), 1977: Analyse des Données et Informatique. (Vol. I. et II.) Proceedings, IRIA-Druck, Le Chesney 1977

KEMPTHORNE, O., 1972: Theories of Inference and Data Analysis. In: BANCROFT, T.A. (ed.): Statistical Papers in Honor of George W. Snedecor. Iowa State Univ. Press, Ames 1972, 167-191

KEMPTHORNE, O., 1979: Sampling Inference, Experimental Inference and Oberservation Inference. Sankhya (B) $\underline{40}$, 115-145

KENDALL, M.G., 1968: On the Future of Statistics - A Second Look. JRSS (A) $\underline{131}$, 182-294

KENNEDY, W.J. and BANCROFT, T.A., 1971: Model Building for Predicting in Regression Based upon Repeated Significance Tests. Ann. Math. Statist. $\underline{42}$, 1273-1284

KIEFER, J., 1977: Conditional Confidence Statements (mit Diskussion von: BERNARD, G.A., BROWN, L.D., BUEHLER, R.J., DEMPSTER, A.P., KEMPTHORNE O., LINDLEY, D.V. and WOLFOWITZ, J.). JASA $\underline{72}$, 789-827

KIEFER, J., 1977: The Foundation of Statistics - Are There Any? (to appear in Synthese)

KRUSKAL, J.B., 1969: Toward a Practical Method Which Helps Uncover the Structure of a Set of Multivariate Oberservations by Finding the Linear Transformation Which Optimizes a New "Index of Condensation". In: MILTON, R.C. and NELDER, J.A. (eds.): Statistical Computation. Academic Press, New York 1969, 427-440

LEARMER, E.E., 1974: False Models and Post Data Model Construction. JASA $\underline{69}$, 122-131

LEARMER, E.E., 1978: Specification Searches - Ad Hoc Inference With Nonexperimental Data. Wiley, New York 1978

LEFORT, G., 1979: Choix d'une hypothése dans une suite finie: Methode et applications. Internat. Statist. Review $\underline{47}$, 137-154

MASSY, W.F., 1965: Principal Components Regression in Exploratory Statistical Research. JASA $\underline{60}$, 234-256

MCGILL, R., TUKEY, J.W. and LARSEN, W.A., 1978: Variations of Box Plots. Amer. Statist. $\underline{32}$, 12-16

MCNEIL, D.R., 1977: Interactive Data Analysis. Wiley, New York 1977

MELTZER, B., 1970: Generation of Hypotheses and Theories. Nature
225, 972

MORGAN, C.G., 1971: Hypothesis Generation by Machine. Artificial
Intelligence 2, 179-187

MORRISON, D.E. and HENKEL, R.E. (eds.), 1970: The Significance of
Test Controversy. Butterworth, London 1970

MOSTELLER, F. and TUKEY, J.W., 1977: Data Analysis and Regression.
Addison-Wesley, Reading 1977

O'MUIRCHEARTAIGH, C.A. and PAYNE, C., 1977: The Analysis of Survey
Data. Vol.I: Exploring Data Structures. Vol.II: Model Fitting.
Wiley, New York 1977

PRUZEK, R.M., SHERRY, J.R., WALKER, N.F. and PFEIFFER, R.A., 1976:
Interactive Multivariate Analysis Generalized for Exploration of
Data - IMAGE. Proc. 9th Interface Symp. Comp. Sciences and
Statist. Prindle, Weber & Schmidt, Boston 1976, 275-282

RUEGER, B., 1980: Alternativtests für zwei einfache Hypothesen mit
endlich vielen Ergebnissen. Metrika 27, 73-90

SELVIN, H.C. and STUART, A., 1966: Data-Dredging Procedures in Survey
Analysis. Amer. Statist. 20, 20-23

SPIELMAN, S., 1974: The Logic of Tests of Significance. Philosophy
Sci. 41, 211-226

STERLING, T.D., BINKS, R.G., HABERMANN, S. and POLLACK, S.V., 1966:
Robot Data Screening; A Solution to Multivariate Type Problems in
the Biological and Social Sciences. Comm. of the ACM 9, 529-532

STERLING, T.D., BINKS, R.G., HABERMANN, S. and POLLACK, S.V., 1969:
Robot Data Screening - A Ubiquitious Automatic Search Technique.
In: MILTON, R.C. and NELDER, J.A. (eds.): Statistical Computa-
tion. Academic Press, New York 1969, 319-333

STONE, M., 1969: The Role of Significance Testing: Some Data with a
Message. Biometrika 56, 485-493

SVERDRUP, E., 1975: Test Without Power. Scand. J. Statist. 2, 158-160

TUKEY, J.W., 1962: The Future of Data Analysis. Ann. Math. Statist.
33, 1-67

TUKEY, J.W., 1977: Exploratory Data Analysis. Addison-Wesley, Reading
1977

WANG, P.C.C. (ed.), 1978: Graphical Representation of Multivariate
Data. Academic Press, New York 1978

WATTS, D.G. (ed.), 1968: The Future of Statistics. Academic Press,
New York 1968

WERMUTH, N., 1978: Zusammenhangsanalysen medizinischer Daten.
Springer, Berlin 1978

KAPITEL 2

EXPLORATIVE ANALYSE
ALS STRATEGIE FÜR ANWENDUNGSPROBLEME

COMPARISON OF CLINICAL TRIALS IN ACUTE MYELOGENOUS LEUKAEMIA BY USE OF A MATHEMATICAL MODEL

R.R.P. JACKSON, L.J. MOULLIN, W. GREGORY, R. BELL, J.M.A. WHITEHOUSE
and T.A. LISTER
presented by R.R.P. Jackson

Research Centre for the Mathematical Modelling of Clinical Trials
University of Warwick

Operational Research Executive, National Coal Board
London

Department of Medical Oncology
St. Bartholomew's Hospital
London

Wessex Medical Oncology Unit
General Hospital Southhampton

SUMMARY

We describe the development and application to clinical trials
of a mathematical model of patient behaviour in acute
myelogenous leukamia (AML). Observed patient behaviour in a
trial can be compared with predictions made by a model derived
from another set of trial data and deviations from these
predictions identified and assessed. This form of analysis is
applicable to trials in progress, allowing early detection of
trends and differences.

1. INTRODUCTION

There are many therapeutic programmes currently being assessed
for AML, and there are likely to be more as new drugs become
available. The evaluations of such programmes is difficult
because of the small numbers of patients and the probability
that any differences will be small). To detect these

differences the standard procedures (randomised controlled
trials) require many patients[13,14]. Hence the need for
multi-centre trials to obtain the appropriate numbers of patients.
However, this limits the number of comparisons which can be made
and uniformity of patient selection, interpretation and
implementation of the protocol and assessment of response are
major problems. Some trials have led to inconclusive and
contradictory results with differences between centres being
greater than differences between trial arms[2] and trials may
founder because of poor design or unrealistic aims[3]. It has been
suggested that the efficiency and use of randomised controlled
trials should be more highly scrutinised[4,5,6].

Alternative methods of analysis, capable of dealing with small
patient numbers and sequential studies are required. Operational
Research techniques (modelling) are one such approach.

2. PATIENTS AND METHODS

a. <u>Patients</u>

352 untreated patients (pts) presenting at St. Bartholomew's
Hospital between June 1969 and February 1978 entered trials of
induction and maintenance therapy. Subsets of these patients
comprising St. Bartholomew's trials 3 (55 pts) and
5 (37 pts) have been analysed previously using mathematical
modelling techniques[7,8]. The model of trial 5[8] has been
further developed.

This paper compares the behaviour of patients in trial 5
with that of patients in trial 8[9] (86 pts). The entry to
both of these trials was of consecutive patients with acute
myelogenous leukaemia between the ages of 15 and 60 years.

b. <u>The Model</u>

The data for the 352 patients described above was taken from
the computerised information system at St. Bartholomew's
Hospital. This data is kept up-to-date as changes in patient
status occur.

The modelling approach consists of characterising a situation by
its important features and combining them to form a coherent
description. This framework is made explicit in terms of
mathematical equations which are then used to predict new states
of the system. The usefulness of the technique depends both on
choosing the most suitable features of the system for the
particular problem being attacked and the assumptions made in the
mathematical formulation. The 'system' modelled in this paper is
patient behaviour in AML trials. The probability density functions
used in the trial 5 model were derived from all the trial
patients[7,8,9] and calibrated for the particular set of 37 (trial 5)
patients being modelled.

Patient behaviour, in AML, can be characterized by different
states[8]. This is a key aspect of the model, where patients pass
through some or all of the states: Under Induction Therapy,
Dead (Non-Remitters), In Complete Remission, In Relapse, and
Dead (Remitters) - Fig. 1.

The possibility of second or subsequent remission was not
specifically represented in the model because the number of
patients who entered this state were so small as to have no
significant effect on the results. Similarly, the state of
'Partial Remission' was not specifically represented, and the
resultant effects can be seen in the validation of the trial 5
model.

Given the times of admission of patients to the trial, the model
predicts the numbers of patients in each of the states at
different times during the trial. To do this, given the
previously derived probability density functions, it is necessary
to estimate the parameters associated with the following:-

1. the probability that a patient enters remission - p

2. the times under induction therapy prior to death for
   non-remitters - $f_1(x)$

3. the times under induction therapy prior to
   remission for remitters - $f_2(x)$

4. the times in remission - $f_3(x)$

5. the times from relapse to death - $f_4(x)$

The functions $f_i(x)$ measure the probabilities associated with a patient being in the state for a given period of time (Appendix A). Previous statistical analyses demonstrated that the times in the states are statistically independent - (a necessary condition to meet the requirements of this mathematical model). However, these functions may depend on prognostic factors.

Analyses of the 352 St. Bartholomew's trial patients did not show any factors that influenced the probability of entering a remission, or the length of stay in any state. Some presenting factors analysed were, 1. Age, 2. Thrombocytopenia, 3. Blast Cell Count, 4. Presence of Infection, and 5. Presence of Haemorrhage. In a subset of the Data, trials 1 - 3, age and thrombocytopenia were significant prognostic factors[7,10,11]. Changes in treatment policies, namely age related treatments and the use of 'prophylactic platelets' appear to have negated these effects in the subsequent studies.

Functions $f_i(x)$ are used in the equations (the model). For each state at any specified time the model gives probability limits within which a chosen percentage of actual observations should lie. These limits, set at 90%, contribute to validation of the model and provide a mechanism for comparison and interpretation of differences between trials. These limits encompass the observed variation inherent in the biological system being studied.

c. The Trial 5 Model

Since all patients in trial 5 have now either remitted or failed to respond to treatment, the estimation of p is straightforward (Appendix A).

The mathematical description of the functions $f_i(x)$ is given in Appendix A. Three of these functions, ($f_1(x)$, $f_2(x)$, $f_4(x)$) with the actual results of trial 5, are given in Figs. 2 and are seen to be satisfactory. When the previously derived probability density function $f_3(x)$ was calibrated for trial 5, a satisfactory fit was not obtained (Fig. 3). There were more early relapses than predicted and more long remitters. This suggested that a

better fit might result from a mixed exponential function. Such a
new form was derived for $f_3(x)$ (Appendix A) and then the fit between
the predictions and the actual data was very good (Fig. 3). It is
of interest to note here that the calibration of the model itself
highlighted an important difference in patient progress between
this and all previous models. The model predictions and associated
limits are compared with the actual numbers in Fig. 6. Most
predictions are close to the actuals. Moreover, apart from the
numbers under induction therapy, no actuals lie outside the limits.
The differences in the induction therapy graphs are due to the
long survival of two partial remitters, accounted for previously.

d. Comparison of Trial 8 with Trial 5

The model now represents trial 5. Using the model, predictions
are made of the behaviour of trial 8 patients had they been
treated in trial 5. These predictions are given with the actual
results in Figs. 7,8.

For states other than remission, over 90% of actuals are within
the probability limits, but the numbers in remission in the first
two years of the trial are greater than the predictions and in fact
are very close to the upper probability limits, two points emerging
outside the limits. This trend was apparent from the start of
trial 8. This must be considered in relation to what is shown
in the other figures 7. For instance, from Fig. 7a (Under
Induction Therapy) the number of patients up to 600 days is
below the predictions as are those numbers of dead non-remitting
patients, 7b. This implies that the time to remission for trial 8
is shorter, and possibly the time to death for non-remitters
longer. At this stage of the trial (600 days) standard statistical
methods would have nothing to contribute. As can be seen from
Table 1 these hypotheses were eventually shown to hold.

3. DISCUSSION

The standard means of analysing clinical trials are designed
to give 'yes or no' answers to fundamental questions like
"Is treatment A better than treatment B?". Trials with small
numbers of patients are unlikely to yield this kind of
definitive answer. There are difficulties in the analysis of

results of sequential trials. New methods permitting useful analyses of these smallish groups of patients are therefore essential. One such method of supplementing existing analyses is that of mathematical modelling. The modelling approach gives the clinician an insight into the working of the system-as-a-whole, and in sequential studies may indicate differences while a trial is in progress.

Recent studies[12,13] report that between 10% and 20% of patients treated with intensive chemotherapy are achieving considerably longer disease-free survival than several years ago. Trials 5 and 8 show such an improvement over earlier Barts trials (1,2,3,4A). This does not however imply that cures are being seen in this group of long remitting patients. The trial 5 model described here with the mixed exponential survival function for time in remission would indicate that eventually all remitters in the trial would relapse.

APPENDIX A

FUNCTIONS AND PARAMETERS USED IN THE TRIAL 5 MODEL

1. $p = 1 - \dfrac{\text{No. of complete remitters in trial}}{\text{Total no. of patients in trial}}$

2. $f_1(x) = \mu_1 \exp(-\mu_1 x),$ $x \geqslant 0$

   (μ_1 is the reciprocal of the mean time to death for non-remitters)

3. $f_2(x) = \mu_2 \exp(\mu_2\{x-D\})$ $x \geqslant D$

           $= 0,$ $0 \leqslant x \leqslant D$

   where D is the minimum time to remission.

   ($\mu_2 = \dfrac{1}{(M-D)}$ where M is the mean time to remission in trial 5

4. $f_3(x) = \lambda_o \lambda_1 \exp(-\lambda_1 y) + (1-\lambda_o)\lambda_2 \exp(-\lambda_2 y)$ $\qquad y \geqslant 0$

   (see below for estimation of $\lambda_o \lambda_1$ and λ_2)

5. $f_4(x) = \mu_4 \exp(-\mu_4 x)$

   (μ_4 is the reciprocal of the mean time from relapse to
   death)

The values given for the μ's are maximum likelihood estimates.
In estimating the means any obvious outliers were ignored
(for example two partial remitters were ignored in calculating
the mean time to death for non-remitters).

The likelihood of the complete data set is:

$$L(t_1, \ldots, t_n)\ \lambda_o, \lambda_1, \lambda_2)$$

$$= \prod_{i=1}^{m} f_3(t_i) = \prod_{i=m+1}^{} (1-F_3(t_i)$$

$$= \prod_{i=1}^{m} \lambda_o \lambda_1 \exp(-\lambda_1 t_i) + (1-\lambda_o)\lambda_2 \exp(-\lambda_2 t_i)$$

$$x \prod_{m+1}^{n} \lambda_o \exp(-\lambda_1 t_i) + (1-\lambda_o) \exp(-\lambda_2 t_i)$$

where only m of the n remitters have relapsed.

The maximum likelihood estimates of λ_o, λ_1 and λ_2 were then
obtained by maximising the log of the likelihood function
with respect to the three parameters using a non-linear
optimisation computer package. The results are given in Figure 4.

Given the form of the $f_i(x)$'s they may be substituted in the
model equations[8], summarised in figure 5, and evaluated.

Table 1   <u>PARAMETERS USED IN TRIAL 5 MODEL</u>

Remission Proportion	.43
Mean Time under Induction Therapy prior to Death (non-remitters)	72 days
Mean Time under Induction Therapy prior to Remission (excluding delay)	95 days
Delay before Remission can be achieved	30 days
Mean Time : Relapse to Death	392 days
Mean Time in Remission	613 days*

<u>EQUIVALENT TRIAL 8 PARAMETERS 1530 DAYS SINCE START OF TRIAL 8</u>

Remission Proportion	.45
Mean Time under Induction Therapy prior to Death (non-remitters)	113 days
Mean Time under Induction Therapy prior to Remission (including delay)	77 days
Mean Time in Remission	547 days
Mean Time : Relapse to Death	273 days

* see Figure 4 for calculation

Figure 1.   SCHEMATIC FOR ACUTE MYELOID LEUKAEMIA

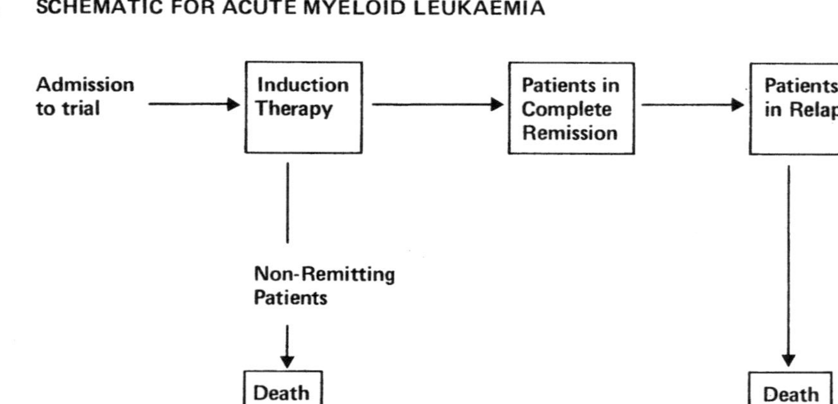

Figure 2a.

TIME UNDER INDUCTION THERAPY PRIOR TO DEATH (FOR NON-REMITTERS) — TRIAL 5
Observed
Predicted
PERCENTAGE SURVIVING
100
50
DAYS AFTER ADMISSION
50
100
150

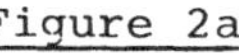

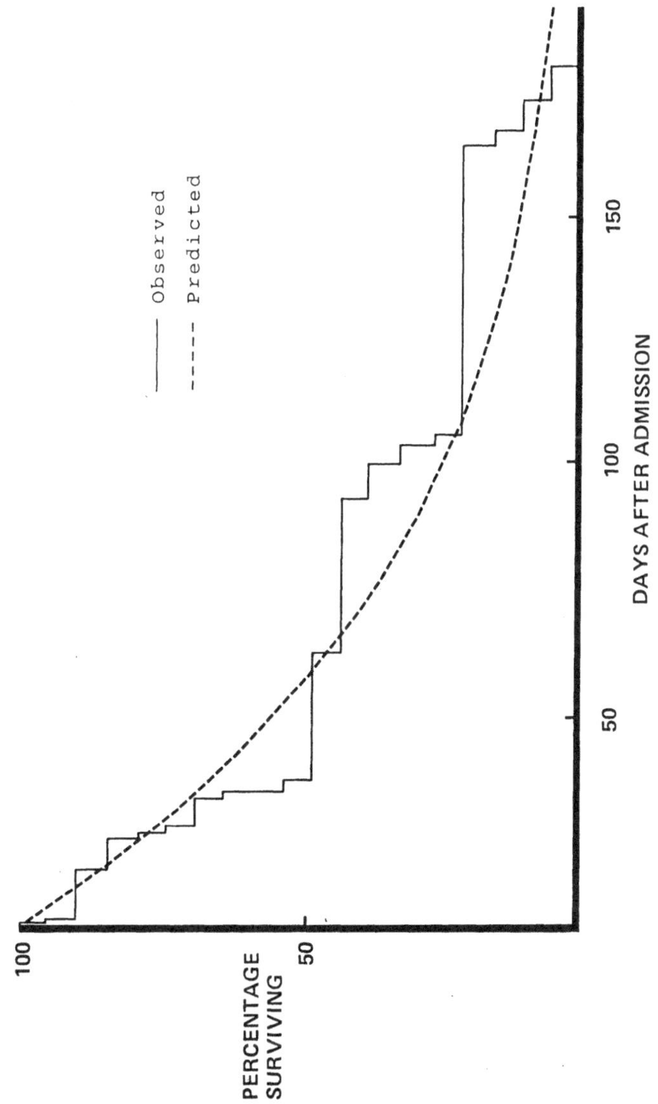

Figure 2b.

TIME UNDER INDUCTION THERAPY PRIOR TO REMISSION – TRIAL 5
PERCENTAGE STILL UNDER INDUCTION THERAPY
100
50
Observed
Predicted
100
200
DAYS AFTER ADMISSION

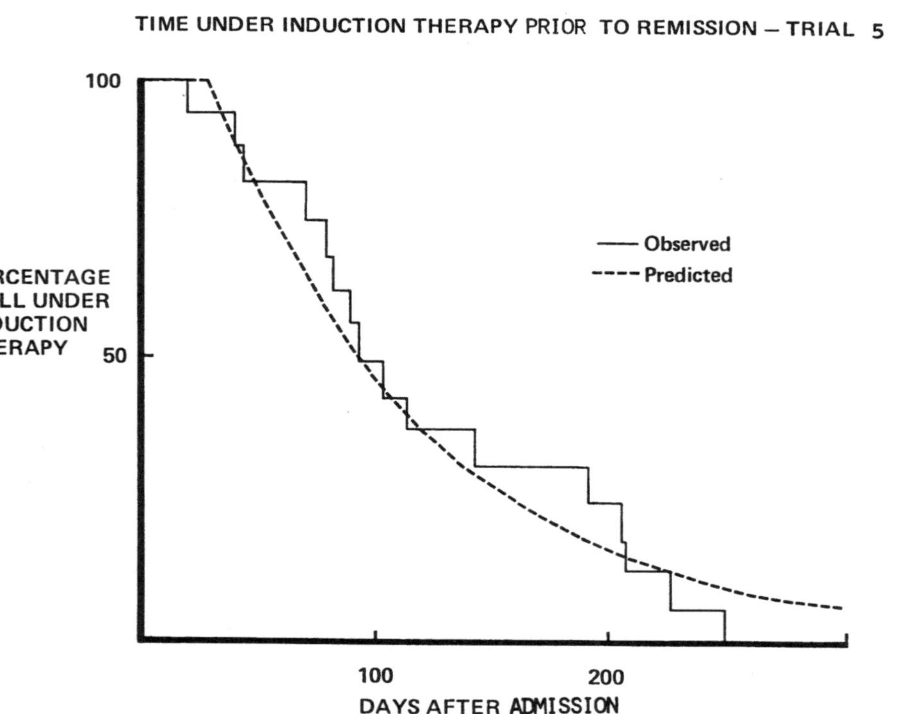

Figure 2c.

TIME FROM RELAPSE TO DEATH — TRIAL 5
Observed
Predicted
PERCENTAGE STILL IN RELAPSE
100
50
200
400
600
DAYS AFTER RELAPSE

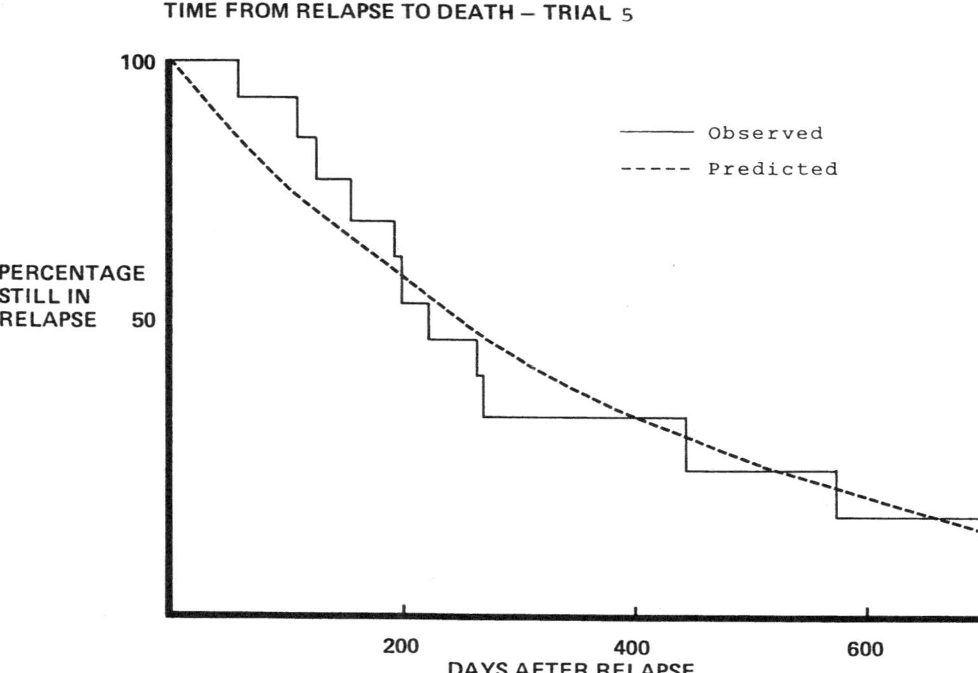

Figure 3.

MODELS OF THE TIME IN REMISSION — TRIAL 5
PERCENTAGE STILL IN REMISSION
100
50
Observed
Single stream model
Two stream model
500
1000
DAYS IN REMISSION

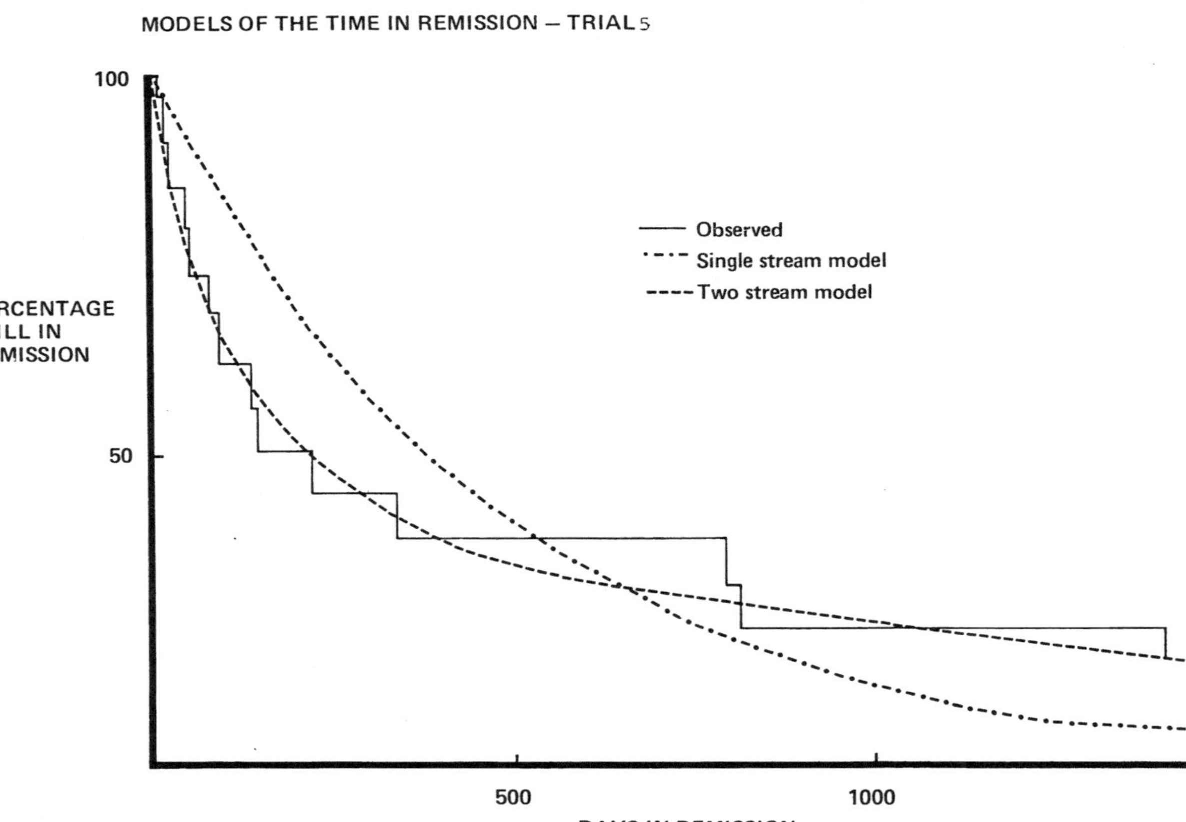

Figure 4.   MIXED EXPONENTIAL DISTRIBUTION FOR TRIAL 5
TIME IN REMISSION

$$f_3(x) = \lambda_o \lambda_1 \exp(-\lambda_1 y) + (1-\lambda_o)\lambda_2 \exp(-\lambda_2 y) \qquad y \geqslant 0$$

$$\lambda_o = .574 \qquad (\lambda_1)^{-1} = 99 \text{ days} \qquad (\lambda_2)^{-1} = 1305 \text{ days}$$

Mean Remission Time = .574 x 99 + .426 x 1305 = 613 days

Figure 5.   MATHEMATICAL MODEL OF PATIENT PROGRESS - AML

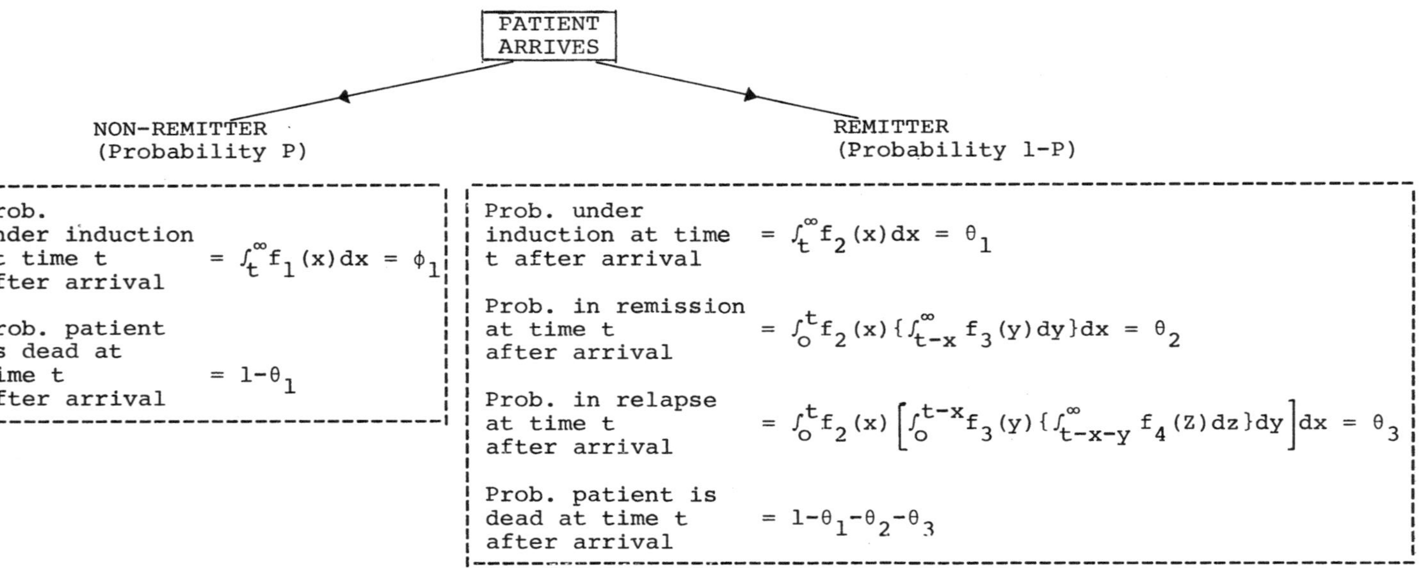

where   P is the probability that a patient does not achieve remission
$f_1(x)$ is the density function for time under induction therapy - non-remitters
$f_2(x)$ is the density function for time under induction therapy - remitters
$f_3(y)$ is the density function for time in remission
$f_4(z)$ is the density function for time from relapse to death

82

Figure 6a.

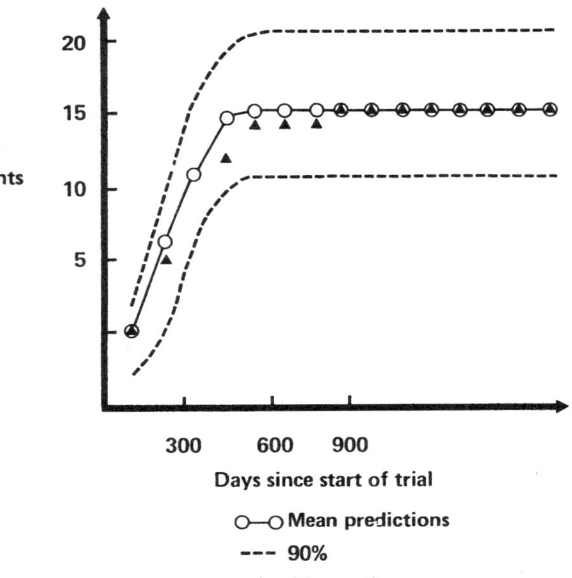

Figure 6b.

Figure 6c.

TRIAL 5 VALIDATION

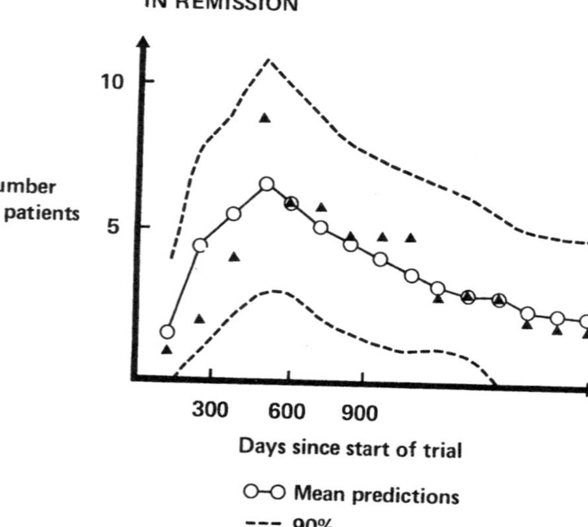

Figure 6d.

TRIAL 5 VALIDATION

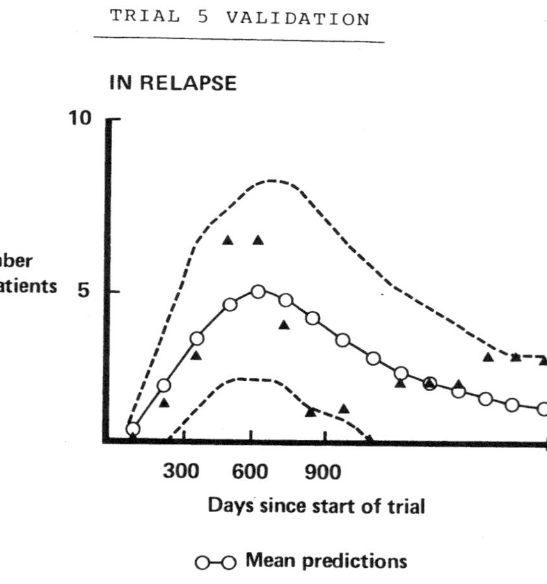

Figure 6e. TRIAL 5 VALIDATION

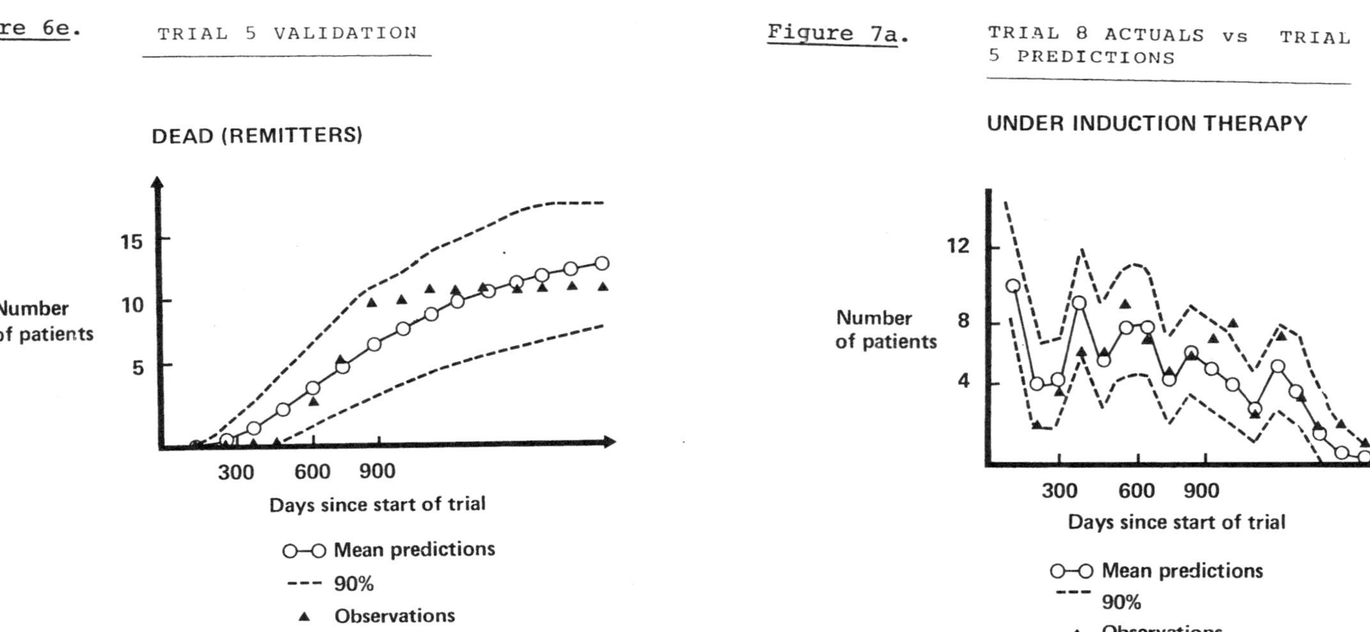

Figure 7a. TRIAL 8 ACTUALS vs TRIAL 5 PREDICTIONS

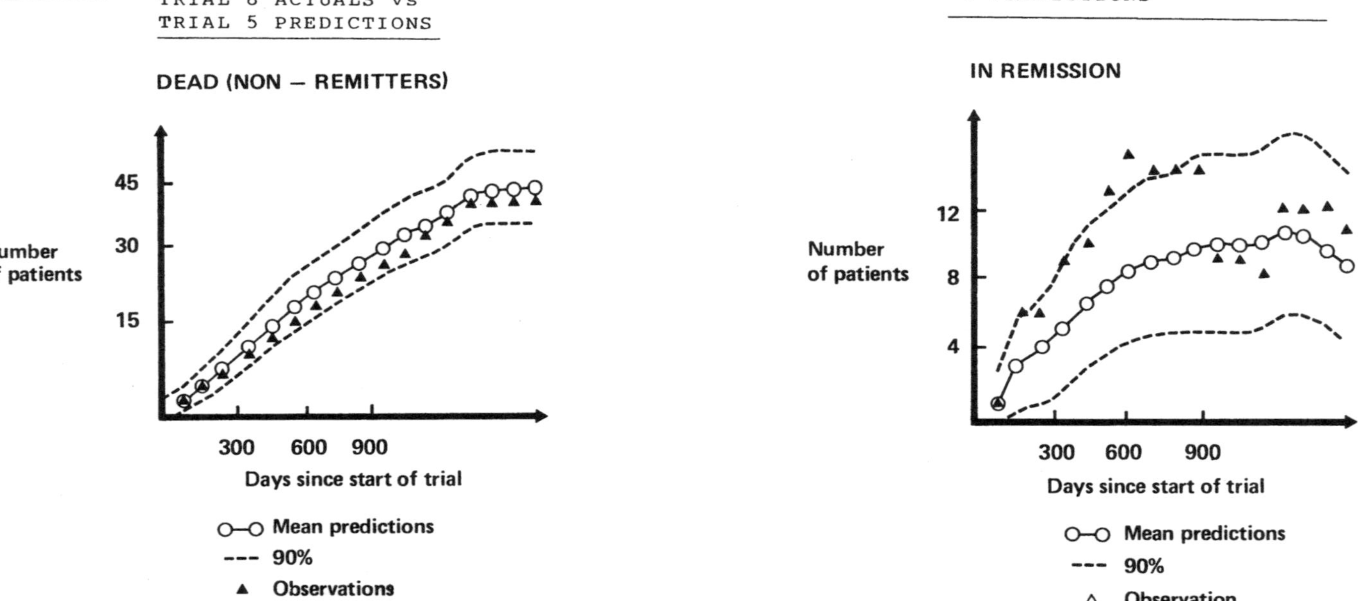

Figure 7b.
TRIAL 8 ACTUALS vs
TRIAL 5 PREDICTIONS
DEAD (NON — REMITTERS)
45
30
Number
of patients
15
300   600   900
Days since start of trial
O—O Mean predictions
--- 90%
▲ Observations
Figure 7c.
TRIAL 8 ACTUALS vs TRIAL
5 PREDICTIONS
IN REMISSION
12
Number
of patients
8
4
300   600   900
Days since start of trial
O—O Mean predictions
--- 90%
△ Observation

Figure 7d.

TRIAL 8 ACTUALS vs TRIAL 5 PREDICTIONS

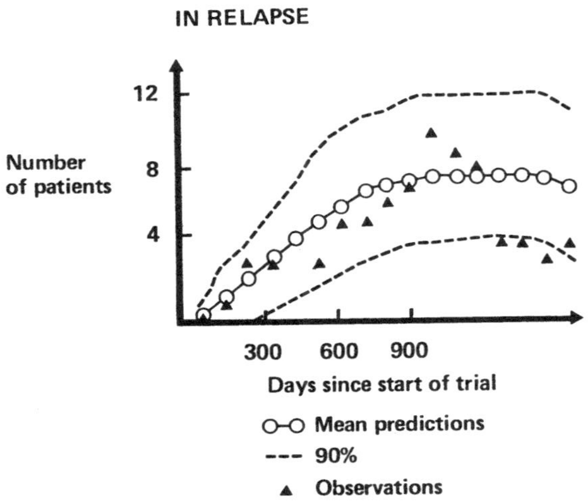

Figure 7e.

TRIAL 8 ACTUALS vs TRIAL 5 PREDICTIONS

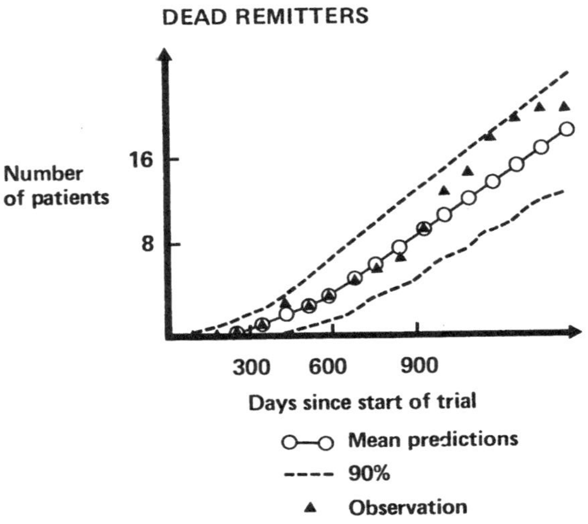

Figure 8.

COMPARISON OF SURVIVAL DISTRIBUTIONS — TRIALS 5 AND 8
100
PERCENTAGE
SURVIVING
50
5
8
500
1000
DAYS AFTER ADMISSION

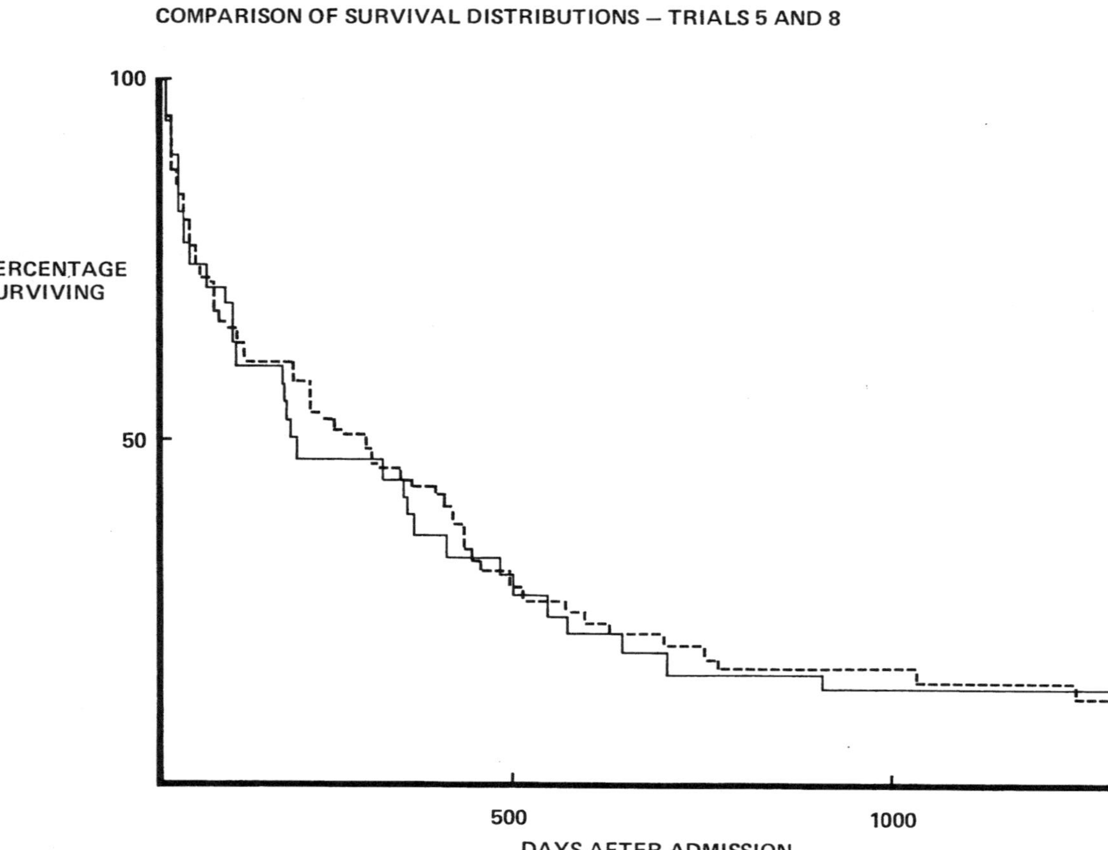

1. PETO, R., 1978: Clinical Trial Methodology. Biomedicine 28, 24-36.

2. MEIER, P., 1975: Statistics and Medical Experimentation. Biometrics 31, 511-529.

3. TUKEY, J.W.: Where do we go from here? Journal of the American Statistical Assocn. 55, 80-93.

4. GEHAN, E.A.,FREIREICH, E.J., 1974: Non-Randomised Controls in Cancer Clinical Trials. The New England Journal of Medicine. 290, 198-203.

5. BLACK, SIR DOUGLAS: The Paradox of Medical Care. Journal of the Royal College of Physicians of London. 13, 2, 57-65.

6. COONBERG, L., 1979: Do retrospective controls make clinical trials "inherently fallacious?" British Medical Journal 2365-2366.

7. ASPDEN, P., JACKSON, R.R.P., WHITEHOUSE, J.M.A., 1976: A systems approach to the evaluation of clinical trials in a specialist oncology centre. Proc. NATO Conf. Systems Science in Health Care, Paris.

8. JACKSON, R.R.P., ASPDEN, P., 1979: Treatment Evaluation - A Modelling Approach with Application to Acute Myeloid Leukaemia. J. Opl. Res. Soc. Vol. 30, 1, pp 11-22.

9. LISTER, T.A., OLIVER, R.T.D., WHITEHOUSE, J.M.A., BELL, R., JOHNSON, S.A.N., WRIGLEY, P.F.M., FORD, J.M., CULLEN, M.H., GREGORY, W.M., PAXTON, A.M., MALPAS, J.S., Chemotherapy and Immunotherapy for Acute Myelogenous Leukaemia. Accepted by Cancer, 1979.

10. CROWTHER, D., POWLES, R.L., BATEMAN, C.J.T., BEARD, M.E.J., GANCI, C.K., WRIGLEY, P.F.M., MALPAS, J.S., HAMILTON FAIRLEY, G., BODLEY SCOTT, SIR RONALD, 1973: The Management of Adult Acute Myelogenous Leukaemia. British Medical Journal 20 January 1973, pp 131-137.

11. CROWTHER, D., BEARD. M.E.J., BATEMAN, C.J.T., SEWELL, R.L., 1975: Factors influencing prognosis in Adults with Acute Myelogenous Leukaemia. British J. Cancer, 32, 456-464.

12. KEATING, M.J., BODEY, G.P., McCREDIE, K.B., FREIREICH, E.J.,
    1979: Five Year Survival and Remission Duration in Adult
    Acute Myelogenous Leukaemia (AML). Proc. A.S.C.O., C-517,
    p 416.
13. MOULD, R.F., 1979: Clinical Trial Design in Cancer. Clin.
    Radiol. 30, 371-381.
14. PETO et al, 1976/77: Design & Analysis of Randomised
    Clinical Trials requiring Prolonged Observations of each
    patient. I. Introduction and design. British Journal of
    Cancer, 34, 585-612. Analysis and Examples, British Journal
    of Cancer, 35, 1-39.

R.R.P. Jackson & W. Gregory
Research Centre for the Mathematical Modelling of Clinical Trials
University of Warwick
Coventry UK

L.J. Moullin
National Coal Board
Operational Research Executive
London UK

R. Bell & T. Lister
ICRF Department of Medical Oncology
St. Bartholomew's Hospital
London UK

J.M.A. Whitehouse
CRC Wessex Medical Oncology Unit
CF93
Southampton General Hospital
Southampton UK

BEMERKUNGEN ZUM PATIENTENFLUSSMODELL VON JACKSON UND ASPDEN SOWIE VERWANDTEN ANSÄTZEN

Th. SCHÄFER
Institut für Medizinische Informatik und Systemforschung
Gesellschaft für Strahlen- und Umweltforschung
München

1. Das Wahrscheinlichkeitsmodell bei bekannten Verteilungen

Ausgegangen wird von einigen klar gegeneinander abgrenzbaren Zuständen, die der Patient im Krankheitsprozeß durchläuft (das Auffinden solcher Zustandsmengen wird häufig durch Orientierung an definierten Abschnitten im klinischen Geschehen erleichtert).

Im folgenden diskutieren wir das der Originalarbeit /10/ zugrundeliegende Zustandsmodell akuter myeloider Leukämie (AML). Unter Vernachlässigung eines selten eintretenden Zustandes (Teilentlassung) werden 4 Zustände betrachtet:

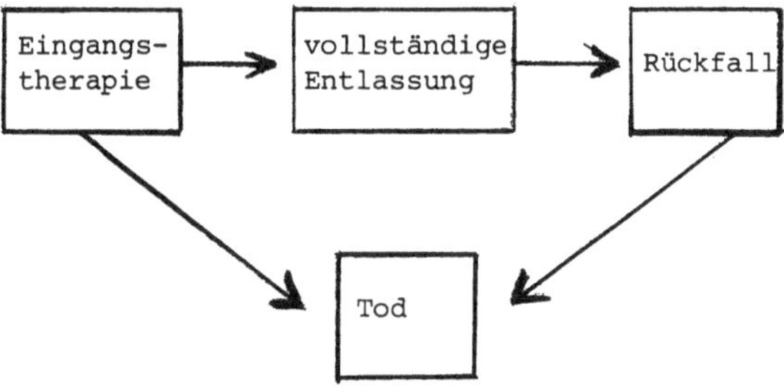

Zustandsmodell für AML

Die Aufenthaltszeiten eines Patienten in den transienten Zuständen (je nach Krankheit gemessen in Tagen, Wochen, Monaten oder Jahren) stellen dabei Zufallsvariable dar, etwa

x_i : = im Zustand i verbrachte Zeit   (i = 1,2,3)

im betrachteten Beispiel. Je nachdem, ob ein Patient aus der Eingangstherapie heraus stirbt oder vollständig entlassen wird (zwei verschiedene Über-
gangsmöglichkeiten aus Zustand 1), gehört er unterschiedlichen Strömen im
AML-Patientenflußdiagramm an.Die Wahrscheinlichkeit p für die Zugehörigkeit
zum ersten Strom (d.h. ohne Entlassung zu sterben) wird als bekannt voraus-
gesetzt.

Sind weiterhin auch die Verteilungen von x_i [*] (i = 1,2,3) in beiden Patien-
tenströmen bekannt(etwa Dichte $\tilde{f}_1$ und Verteilungsfunktion $\tilde{F}_1$ für diejenigen,die
ohne Entlassung sterben und f_1, f_2, f_3, bzw. F_1, F_2, F_3 für die Patienten
mit vollständiger Entlassung),und setzt man noch voraus, daß die x_i insgesamt
stochastisch unabhängig sind, so läßt sich

$$P_i(\tau) = \left\{ \begin{array}{l} \text{Wahrscheinlichkeit dafür, da sich ein Patient} \\ \text{zur Zeit } \tau \quad \text{im Zustand i aufhält.} \end{array} \right.$$

leicht durch Verwendung von Standardtechniken der Faltungsoperation (s. z.B.
/8/) berechnen. Im AML-Modell ergibt sich beispielsweise

$$
\begin{aligned}
P_2(\tau) &= (1-p)\, p\left(X_1 < \tau, X_1 + X_2 > \tau\right) \\
&= (1-p) \int P\left(X_1 < \tau, X_1 + X_2 > \tau \mid X_1 = x\right) F_1(dx) \\
&= (1-p) \int P\left(x < \tau, X_2 > \tau-x\right) F_1(dx) \\
&= (1-p) \int_0^\tau f_1(x) \left(\int_{\tau-x}^\infty f_2(y)\,dy \right) dx.
\end{aligned}
$$

Allerdings kommen die in eine Studie involvierten Patienten im allgemeinen
nicht zur gleichen Zeit in die Eingangstherapie, und es ist noch das An-
kunftszeitmuster

$$o \leq t_1 \leq t_2 \leq \ldots \leq t_j \leq \ldots$$

der verschiedenen Patienten zu berücksichtigen. Dieses leistet das Modell
und liefert die Verteilung von

---

[*] Sog. Verweilzeit-, Lebensdauer- oder (vor allem im technischen Bereich)
Ausfallsverteilungen

$$N_{i,t} = \text{Zahl der Patienten zur Zeit } t \text{ im Zustand } i$$

für einen beliebigen Zeitpunkt t mit

$$t_\nu \leqq t < t_{\nu+1} \qquad (\nu \in \mathbb{N}).$$

Diese diskrete Verteilung ist eindeutig bestimmt durch die $\nu + 1$ Wahrscheinlichkeiten

$$P_i(n,t) = P(N_{i,t} = n) \qquad o \leqq n \leqq \nu,$$

die man durch Verwendung der erzeugenden Funktion (s.z.B./9/) wie folgt leicht berechnen kann.

Setzt man

$$Z_{ij} := \begin{cases} 1, & \text{falls Patient } j \text{ sich zur Zeit } t \text{ im Zustand } i \text{ befindet} \\ 0, & \text{sonst} \end{cases}$$

so gilt offenbar

$$P(Z_{ij} = 1) = P_i(t - t_j) = : U_{ij},$$

$$G_{ij}(s) := 1 - U_{ij} + s U_{ij} \text{ ist die erzeugende Funktion von } Z_{ij}$$

und

$$(*) \qquad N_{i,t} = \sum_{j=1}^{\nu} Z_{ij}.$$

Sofern man die Z_{ij} ($1 \leqq j \leqq \nu$) für jeden festen Zustand i als unabhängig voneinander ansehen kann, läßt sich die erzeugende Funktion G_i von $N_{i,t}$ infolge (*) dann bekanntlich als Produkt der G_{ij} erhalten, d.h. man erhält

$$G_i(s) = \prod_{j=1}^{\nu} G_{ij}(s)$$

---

*) Mit t ist hier die (absolute) Zeit, gemessen etwa seit Beginn der Studie, gemeint.

und kann wegen der Darstellung

$$G_i(s) = \sum_{n=0}^{\nu} s^n P_i(n,t)$$

der erzeugenden Funktion als Potenzreihe die diskreten Wahrscheinlichkeits-
massen $P_i(n,t)$ durch Koeffizientenvergleich

$$\prod_{j=1}^{\nu} G_{ij}(s) = \sum_{n=0}^{\nu} s^n P_i(n,t)$$

bestimmen. So ergeben sich z.B. für das erste und zweite (zentrale) Moment
dieser Verteilung leicht

$$E(N_{i,t}) = \sum_{j=1}^{\nu} U_{ij}, \qquad \mathrm{Var}(N_{i,t}) = \sum_{j=1}^{\nu} U_{ij}(1-U_{ij}).$$

2. Anwendung des Modells in der Analyse von klinischen Daten

Die Anwendung des Modells besteht im wesentlichen in einer graphischen Präsentation der Patientenanzahlen im Verlauf der Zeit t für alle Zustände i (bis
zum Beobachtungszeitpunkt t_o) verglichen mit den Graphen der Funktionen

$$t \longrightarrow E(N_{i,t}) \quad (i = 1,2,\ldots).$$

Um beurteilen zu können, wie bedeutsam eine Abweichung vom Mittelwert ist, werden noch die α- bzw. $(1-\alpha)$-Quantile der Verteilung von $N_{i,t}$ (wieder als Funktion
von t) herangezogen (α etwa 5% oder 10%), d.h. die beiden Graphen

$$t \longrightarrow q_\alpha(i,t) , \quad t \longrightarrow q_{1-\alpha}(i,t) (i = 1,2,\ldots).$$

Man beginnnt mit dem Verfahren bei einer Gruppe von Patienten, die z.B. durch
eine spezielle Kombination aus Klinik, Therapie und Nachbehandlung etc. gewissen Bedingungen unterworfen waren oder sind.

Ein erster Schritt besteht dann in der Validierung des Modells durch den Vergleich der aktuellen Kurven der Patientenanzahlen in den Zuständen mit den zu
erwartenden. Sind die Abweichungen innerhalb des $\big[q_\alpha(i,t), q_{1-\alpha}(i,t)\big]$ -Bandes
für alle i, so wird das Modell als valide betrachtet und akzeptiert. Im weiter-
teren kann man die Figuren zu Prognosezwecken verwenden (d.h. die Entwicklung der Patientenzahlen in den einzelnen Zuständen für die Zukunft vorher-

sagen) oder aber zum Vergleich mit anderen Patientengruppen (z.B. mit einer solchen, die eine andere Therapie B erhalten hat). Beim Therapievergleich
nimmt man das validierte Modell für die Gruppe mit Therapie A, sagt den Fluß
der B-Patienten über die Zustände durch Einspeisen des B-Patientenzeitmusters
(mit dem Erwartungswert) voraus und vergleicht diesen wie geschildert mit den
aktuellen B-Werten. Auf diese Weise können Unterschiede zwischen den A- und
den B-Patienten sichtbar gemacht werden. Es ist aber nicht gesagt (und wird
von den Autoren auch nicht behauptet), daß solche eventuell ablesbaren Unterschiede auf die verschiedenen Therapien A bzw. B zurückzuführen sind. Die
Aufdeckung möglicher Ursachen für Unterschiede ist einer eingehenden Diskussion mit den beteiligten Ärzten vorbehalten.

Es bleibt noch ein wesentlicher Teil der Modellanwendung zu schildern, nämlich
wie man sich von der Voraussetzung bekannter Aufenthaltszeitverteilungen der
beteiligten Patientengruppen und ggf. auftretender Anteils- und Mischungspa-
rameter trennt, die bisher noch allen Überlegungen zugrunde gelegen hat.

Hierzu geht man von einer durch wenige Parameter zu charakterisierenden
Klasse von Verweilzeitverteilungen - wie z.B. die der Γ-, der Weibull-
oder (als Spezialfall von beiden) der Exponentialverteilungen - für jeden
Zustand aus und schätzt die zugehörigen Parameter.

Welcher Verteilungstyp paßt, läßt sich graphisch durch Darstellung der jeweiligen kumulativen Ausfallsrate (auch: "Lebensintensität") in einem geeigneten Funktionsnetz (logarithmischen Papier z.B.) ermitteln (s. dazu
z.B. /7/). In den bisherigen Anwendungen des Modells in England waren
die Daten stets mit der Annahme von (eventuell verschobenen) Exponentialverteilungen verträglich.

Sind stark unterschiedliche Gruppen von Patienten involviert (z.B. nach Alter, Geschlecht oder sonstigen sog. prognostischen Faktoren differenziert),
wird man allerdings Mischverteilungen vorfinden und muß die zugehörigen Mi-
schungsparameter ebenfalls schätzen. Die Einführung von Mischverteilungen kann dazu dienen, ein anfänglich nicht validierbares Modell unter Beibehaltung etwa von Exponentialverteilungen doch noch anzupassen.*) Solche Mischungen
liefern erste Interpretationsmöglichkeiten.

---

*Dies ist zum Teil bei den in England durchgeführten Studien geschehen.

Alle auftretenden Parameter werden nach der Maximum-Likelihood-Methode geschätzt, wobei man allerdings in der Regel mit dem bekannten Problem zensierter Daten zu kämpfen hat (zum Beobachtungszeitpunkt t_o ist noch nicht für jeden Patienten bekannt, wann er den gerade innehabenden Zustand wieder verläßt).

Unter gewissen, den Zensurmechanismus betreffenden Voraussetzungen, gibt es hierzu für die gängigen Verweilzeitverteilungsklassen Lösungen in der einschlägigen Literatur (s.z.B. /7/).

Sind alle auftretenden Parameter (einschließlich der Anteilswerte und Mischungsverhältnisse) geschätzt, wird das Modell in der oben beschriebenen Weise angewendet, als wären mit den Schätzungen die wahren Werte gegeben. Es handelt sich damit um eine sog. Einsetztechnik (plug in version) die z.B. auch in der Diskriminanzanalyse gebräuchlich ist.

Zur Demonstration der aus dem Verfahren resultierenden Diagramme (Validierung und Therapievergleich) sei auf die Originalfiguren in /10/ verwiesen.

3. Vergleich mit anderen Prozeß-Ansätzen und kritische Anmerkungen

Bereits 1951 stellten Fix und Neyman in /6/ ein einfaches Modell für Genesung, Rückfall und Tod bei Krebspatienten vor, das die Wanderung eines Patienten über diese Zustände (im Verlauf der Zeit) durch eine homogene Markoffsche Kette beschrieb. Homogene Markoffsche Ketten mit diskreter oder stetiger Zeitmessung wurden auch in /2/,/13/und/17/für spezielle Fragestellungen und schließlich generell von Chiang (1968) in /4/ zur Modellierung eines allgemeinen Krankheits-Todes-Prozesses betrachtet.

Eine kritische Voraussetzung in solchen Modellen ist die (zeitliche) Homogenität, der zufolge die Wahrscheinlichkeit für den Übergang von einem Zustand i zu einem Zustand j($\neq$i) im Zeitintervall $[t_o,t_o+h]$ nur von der Länge h des Intervalls und (i,j) abhängt, nicht aber vom Zeitpunkt t_o (wobei die Zeit t in diesen Ansätzen in der Regel nicht mit der absoluten Zeit identisch ist, sondern patientenbezogen etwa das Alter oder die "vergangene Zeit seit Eintritt in die Studie" mißt). Auch sind bei homogenen Markoffschen Ketten die Verweilzeiten in den Zuständen notwendigerweise exponentialverteilt. (s.z.B. /5/).

Voraussetzungen dieser Art, die im diskutierten Kontext häufig realitätsfern erscheinen, finden sich im Patientenflußmodell (PFM) aus /10/

nicht. Hier wird die Wanderung eines Patienten über die Zustände vielmehr durch einen sog. Semi-Markoff-Prozeß beschrieben. Solche Prozesse
wurden 1954 von Lévi und Smith unabhängig voneinander eingeführt und
stellen eine fruchtbare Verallgemeinerung der homogenen Markoffschen
Prozesse sowohl mit diskreter als auch mit stetiger Zeitmessung dar, wobei (im wesentlichen) beliebige Verweilzeitverteilungen zugelassen sind,
die überdies sogar von dem Zustand abhängen dürfen, zu dem der Übergang
erfolgt.

Erstmalig konsequent im Kontext klinischer Versuche genutzt wurden Semi-
Markoff-Prozesse in /16/ von Weiss und Zelen (1965). Im ersten Teil von
/16/ werden die Wahrscheinlichkeiten $P_i(\tau)$ (definiert wie in Abschnitt 1),
die Verteilung der Zeit bis zum Eintritt in einen absorbierenden Zustand
und die Verteilungen der kumulierten Aufenthaltsdauern in den transienten
Zuständen für einen allgemeinen Semi-Markoff-Prozeß mit beliebig vielen
transienten und absorbierenden Zuständen berechnet, welcher das im ersten Abschnitt geschilderte Modell aus /10/ komplett umfaßt. In /16/
geben die Autoren dann im 2. Teil für ein konkretes Beispiel, bei dem
die Verweilzeiten durch Γ-Verteilungen beschrieben werden können, Maximum-Likelihood-Schätzungen der Modellparameter an. Das Problem zensierter Daten wird dabei durch die Voraussetzung, daß alle Patienten sich zum
Beobachtungszeitpunkt bereits in absorbierenden Zuständen befinden, um-
gangen. Die Herleitung einer nichtparametrischen Maximum-Likelihood-Schätzung des Semi-Markoff-Modells unter Berücksichtigung teilweise zensierter
Daten von Lagakos, Sommer und Zelen (1978) in /11/ runden die Theorie zum Zweck
der Anwendung auf klinische Daten bis zu einem gewissen Grade ab.

Was bisher anscheinend fehlt, ist ein multivariater Test (für alle Zustände simultan) zur statistischen Absicherung von augenfälligen Unterschieden, die sich beim graphischen Vergleich (z.B. auf der Basis ana-
loger kumulativer Ausfallsraten) von zwei empirisch gegebenen Markoff-,
Semi-Markoff- oder noch komplizierteren Modellen ergeben mögen. *) Wohl
aus diesem Grunde beschränken sich die Autoren der erwähnten Modellansätze darauf, Modellcharakteristika wie Aufenthaltswahrscheinlichkeiten

---

* Werden nur 2 Zustände betrachtet, so existieren eine Reihe parame-
trischer und auch nichtparametrischer Tests zum Vergleich von Ver-
weil- bzw. Überlebenszeiten, die den Besonderheiten unvollständi-
diger Daten Rechnung tragen (s.z.B. /7/). Eine sehr allgemeine
Klasse nichtparametrischer Tests ergibt sich für diesen Fall auch
im Rahmen der erst kürzlich von Aalen (1978) in / 1/ entwickelten
Theorie der Statistik von Zählprozessen.

aus den Übergangswahrscheinlichkeiten und ggf. den Verweilzeitverteilungen abzuleiten und eventuell noch die Eingangsparameter zu schätzen.
Zur weitergehenden Anwendung ihrer Modelle äußern sie sich jedoch -
wenn überhaupt - im Unterschied zu Jackson und Aspden sehr zurückhal-
tend.

Betrachtet man die (in Abschnitt 2 beschriebene) Nutzung des PFM' zur
Aufdeckung von Unterschieden zwischen zwei Patientengruppen - der eigentlich originelle und einzig kritisierte Teil des Ansatzes -,so lassen sich vor allem vier Besonderheiten erkennen:

(i) es fehlen direkte Angaben über die Variabilität der Figuren,
    die durch Schätzung der Modellparameter verursacht wird;

(ii) verwendet werden Patientenzahlen anstelle von mittleren Ver-
     weilzeiten oder kumulativen Ausfallsraten;

(iii) die beiden Patientengruppen (A und B) gehen unsymmetrisch in
      die Analyse ein;

(iv) Abhängigkeiten der Figuren in den verschiedenen Zuständen sind
     nicht formal erfaßt, sondern können nur durch konsistente In-
     terpretation berücksichtigt werden.

Die spezielle Validierung mit Hilfe der $[\overline{q}_\alpha, q_{1-\alpha}]$ - Quantilbänder
hat zusätzlich zum üblichen Zweck, die Güte des Modells (d.h. die
Stimmigkeit der Modellvoraussetzungen) zu überprüfen, noch die zentrale Aufgabe, eine gewisse Kompensation für (i) zu leisten. Man sollte allerdings in der Validierungsphase nicht die aktuellen Werte derjenigen A-Patienten verwenden, die schon zur Schätzung der Parameter
herangezogen worden sind, sondern die A-Gruppe nach einem Zufallsver-
fahren in zwei Teilgruppen aufspalten, die eine Hälfte zur Schätzung
und die andere zum Vergleich mit den Modellprädiktionen einsetzen
(sog.Jackknife-Technik; später wird man dann alle A-Patienten heranziehen, um die Schätzung zu verbessern).

Im weiteren führt die Basisidee, den Vergleich auf dem Anpassungskon-
zept aufzubauen (passen die B-Daten zu dem Modell, das zu den A-Daten
paßt?) ziemlich gradlinig zu den Eigenschaften (ii) und (iii). Zum Zwek-
ke von Prädiktion und Anpassung dürften die Patientenzahlen nämlich
die "natürlichen" Variablen darstellen. *) Es bleibt jedoch unklar,
ob nicht dadurch die Sensitivität zur Aufdeckung von Unterschieden

---

* So verwendet auch Alling in /2/ Anteilsziffern,um die Güte des gewählten stochastischen Modells zu beurteilen,und berechnen Schach,
  E. und S. in /15/ die asymptotische Verteilung des Zählprozesses
  zum Zweck der Prädiktion (allerdings auf dem hierzu naheliegenderen
  Gebiet der regionalen Gesundheitsplanung).

(gegenüber einem auf kumulativen Ausfallsraten beruhenden Ansatz etwa) vermindert wird, und ein möglicher Sensitivitätsgewinn, der durch die Zusammenschau mehrerer Zustände erzielt worden ist (sofern man die Einschränkung (iv) als Notbehelf akzeptiert), wieder verlorengeht.

Solche Argumente, die in einem Vergleich mit statistischen Verfahren wurzeln, sind jedoch nur legitim in Situationen, welche die Anwendung der letzteren zulassen, die also durch ein verhältnismäßig großes Maß an Kontrolle bzw. Planung bei der Datenerhebung ausgezeichnet sind.

Die Attraktivität des PFM-Ansatzes besteht neben der sicherlich grossen Akzeptanz der zum Einsatz kommenden Figuren (die für Interpretationszwecke leichter zugänglich sind als kumulative Ausfallsraten) - vor allem in seiner Flexibilität, d.h. relativen Unabhängigkeit von einschränkenden Voraussetzungen (z.B. Randomisation im Rahmen eines klinischen Versuches).

In Fällen mangelnder Kontrolle externer Einflußgrößen oder fehlenden a-priori Wissens über den Mechanismus der Patientenselektion bzw. -zuteilung, und wenn darüber hinaus nicht einmal die Möglichkeit besteht, Verzerrungseffekte nachträglich bei der Auswertung adäquat zu berücksichtigen, würden etwa Signifikanztests nur eine trügerische Sicherheit bezüglich der Kontrolle von Fehlerwahrscheinlichkeiten vermitteln und damit Schaden anrichten können. *) Ein korrekter Einsatz des PMF' dagegen zeichnet sich durch radikalen Rückzug auf eine Beratungsposition aus, welche die Verantwortung für eine Entscheidung dem Mediziner (zurück)gibt und nur Entscheidungshilfen auf dem Wege einer ansprechenden Datenverdichtung und -präsentation zur Verfügung stellen will. Solch vorsichtige Einstellung läuft infolge der umsichgreifenden Verselbständigung von statistischem Handwerkzeug in Form von leicht handhabbaren Programmpaketen immer mehr Gefahr, bei einer Mehrheit von ungenügend ausgebildeten Anwendern in Vergessenheit zu geraten und durch unkritische Signifikanzhörigkeit abgelöst zu werden. Das ist um so gefährlicher, als man sich immer mehr der Tatsache bewußt wird, daß eine Fülle von Daten außerhalb kontrollierter Versuche oder gut geplanter Beobachtungsstudien anfallen und gesammelt werden, auf deren Nutzung auch im Bereich der Gesundheitsfürsorge man nicht gänz-

---

* Umfassend diskutiert werden Wert und Unwert des Siknifikanztests in
  der Aufsatzsammlung /14/, allerdings mit dem Akzent auf Anwendung
  im Bereich der empirischen Sozialforschung.

lich verzichten kann. *)

Heute besteht daher ein vermehrtes Bedürfnis an einer Vielzahl unterschiedlicher Methoden und Denkansätze,   und man kann den PFM-Ansatz
als Baustein in einem Konzept betrachten, das sich weniger auf eine
einzelne Entscheidung stützt, sondern der Konsistenz von vorläufigen
Ergebnissen aus verschiedenen Studien mit unterschiedlichen Methoden
mehr Bedeutung zumißt.

Auch bei einer solchen Vorgehensweise gilt es, methodische Überlegungen aus dem Bereich des statistischen Schließens (soweit übertragbar)
zu beachten. So muß von einer sequentiellen Verwendung des PMF - wie
in /10/ empfohlen - dringend abgeraten werden, weil mangels formaler
Kontrolle hier der Gefahr von Fehlentscheidungen infolge "günstig"
gewählter Stopregeln nicht begegnet werden kann (hierauf hat besonders
Bithel / 3 / hingewiesen).

Offen bleibt ferner, über die weiter oben angesprochene Frage der Sensitivität gegenüber Unterschieden hinaus, in welchem Umfang sich pro-
gnostische Faktoren berücksichtigen lassen, und ob es gelingt, innerhalb festgestellter Unterschiede zwischen Patientengruppen Therapie-
oder Selektionseffekte zu separieren.

Hierauf wird eine Antwort nur durch den vorsichtigen probeweisen Einsatz der Methode zu erhalten sein.

---

*) So wurden z.B. auf der Konferenz über "Comparative Therapeutic
   Trials" in Paris 1978 durchaus gewichtige Argumente gegen den randomisierten klinischen Versuch (als hauptsächliche zu nutzende
   Datenquelle) vorgebracht und dessen Bedeutung und Stellenwert
   für die Zukunft sehr gemischt beurteilt (s. /12/).

Literatur

/1/ Aalen, O. (1978): Nonparametric inference for a family of count-
     ing processes. The Annals of Statistics, Vol.6 No.4, S. 701-726.
/2/ Alling, D. (1967): The after-history of pulmonary tuberculosis.
     Biometrics 14, S. 527-547.
/3/ Bithel, J.F. (1979): Persönliche Mitteilung (short course and work-
     shop on statistical analysis of survival data, Heidelberg).
/4/ Chiang, C.L. (1968): Introduction to stochastic processes in Bio-
     statistics. John Willy & Sons, New York.

/5/ Chung, K.L. (1967): Markov chains with stationary transition pro-
    babilities, S.187, Springer-Verlag, Berlin.
/6/ Fix, E. and Neyman, J. (1951): A simple stochastic model of reco-
    very, relapse, death and loss of patients. Hum. Biol.23, S. 205-
    241.
/7/ Gross, A.J. and Clark, V.A. (1975): Survival distributions - reli-
    ability applications in the biomedical science. John Wiley & Sons,
    New York.
/8/ Hinderer, K. (1972): Grundbegriffe der Wahrscheinlichkeitstheorie,
    §26, Springer-Verlag, Berlin.
/9/ - -, (1972): Grundbegriffe der Wahrscheinlichkeitstheorie §10. Sprin-
    ger, Berlin.
/10/ Jackson, R.R.P. and Aspden, P.(1979): Treatment evaluation - a mo-
    delling approach with application to acute myeloid leukaemia. J.Opl.
    Res. Soc. Vol.30, 1, S.11-22.
/11/ Lagakos, S.W., Sommer C.J., Zelen, M. (1978): Semi-Markov models
    for partially censored data. Biometrika 65,2, S. 311-317.
/12/ Lortat-Jacob, I.L., Mathé, G., Servier, J. (eds., 1978): Interna-
    tional meeting on comparative therapeutic trials, Biomedicine Spe-
    cial Issue, vol. 28.
/13/ Marshall, A.W. and Goldhammer,H.(1955):An application of Markov pro-
    cesses to the study of the epidemiology of mental disease. Jour.
    Am. Statist. Ass. 50, S.99-129.
/14/ Morrison, D.E. and Henkel, R.E. (ed., 1970): The significance
    test controvorcy- a reader Butterworth, London.
/15/ Schach,E.and Schach, S. (1972): A continuous time stochastic model
    for the utilization of Health services. Socio-Econ. Plan. Sci.Vol.6,
    S. 263-272.
/16/ Weiss, G.H. and Zelen, M (1965): A Semi-Markov model for clinical
    trials. Jour. App. Prob. 2, S.269 - 285.
/17/ Zahl, S.(1955): A Markov process model for follow-up studies. Hum.
    Biol.27, S.90-120.

Dr. Th. Schäfer
GSF-MEDIS-Institut ·
Arabellastr. 4/III
D-8000 München 81

APPLICATIONS OF NON-HOMOGENEOUS MARKOV CHAINS TO MEDICAL STUDIES
Nonparametric Analysis for Prospective and Retrospective Data

Ø. BORGAN

Institute of Mathematics

University of Oslo

SUMMARY

Recently, AALEN (1978) has shown how the modern theory of stochastic
processes may be a useful tool in developing nonparametric estimation
and testing procedures of interest in medicine and related fields. The
purpose of the present paper is to give a nontechnical review of his results and some extensions of these, and to discuss problems connected
with a nonparametric analysis of retrospective data.

1. INTRODUCTION AND EXAMPLES

In many medical investigations one observes certain (random) phenomena
(sickness, death, relapse after treatment, etc.) which have a time dimension. The statistical analysis of data collected in such investigations
may often be carried out within the framework of stochastic process theory. Models for such processes on the individual level will involve a set
of medical statuses (healthy, sick, dead, etc.) and the phenomena to be
investigated will consist of stays in these statuses and moves between
them.

The models may conveniently be illustrated by labeled boxes, corresponding to the health statuses, and arrows showing the possible direct transitions between the statuses. For example, the simple model underlying
the product-limit estimator for the survival distribution (KAPLAN and
MEIER, 1958) may be depicted as in Figure 1. At death, the individual
moves from state 0 to state 1 .

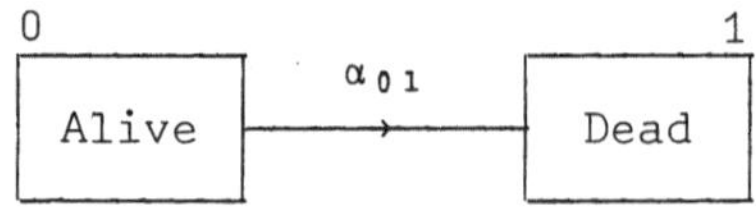

Figure 1. A simple mortality model

By introducing more than one state for "dead" in such a model, we are
led to the multiple decrement model, or equivalently to the model of competing risks. This model is shown in Figure 2. A third example of interest in medicine is the following. Assume that we want to analyse the
dependence of two events, A and B , say, in the life history of an individual.

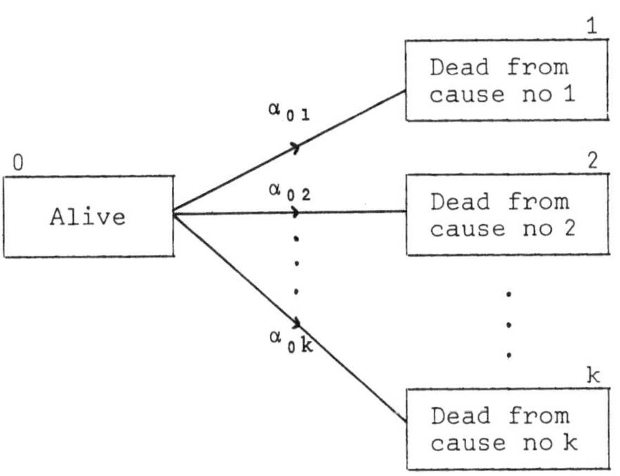

Figure 2. The multiple decrement model

A suitable model for such a study can be the one given in Figure 3.
This model is discussed in detail by AALEN et. al. (1980), who use a
slight extension of it to investigate the possible influence of menopausal hormonal changes on the outbreak of the chronical skin disease
pustulosis palmo-plantaris.

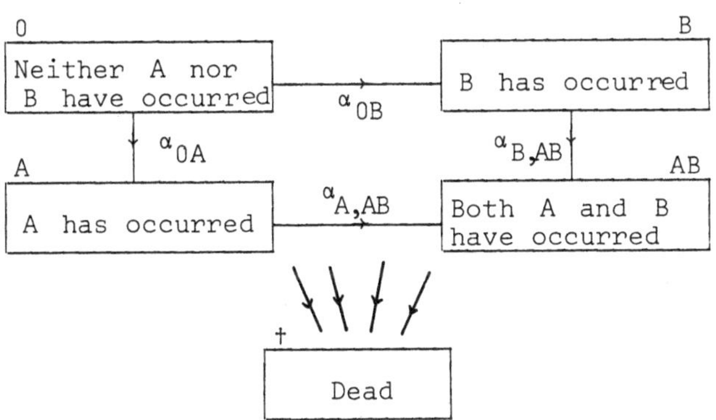

Figure 3. A model for the occurrence of
two separate life history events

For more examples, in medical as well as in other contexts, see HOEM
(1976, Section 2).

In general one may let the medical statuses correspond to the states i
of some state space J of a stochastic process $\{S(t):t\geq 0\}$. A sample
path is taken to represent a segment of the life history of an individual, and the time variable t may stand for the age of the individual,
for time elapsed since a given treatment, or some such quantity. For
most interesting applications in medicine the state space is finite, and
to avoid some technical difficulties we will assume that this is the case
throughout this paper. Furthermore, we will concentrate on the situation where $S(\cdot)$ is a Markov process. This is a limitation for some of
those medical applications where duration-dependence is important.

Let us assume that the transition probabilities

$$P_{ij}(s,t) = P\{S(t) = j \mid S(s) = i\}$$

are absolutely continuous in (s,t), and that the intensities, or forces
of transition, defined as

$$\alpha_{ij}(s) = \lim_{t\downarrow s} P_{ij}(s,t)/(t-s)$$

for $i,j \in J$, $i \neq j$, exist and are continuous. Finally, let us postulate
that only a finite number of transitions can occur almost surely in any
bounded time interval, i.e. there can be no "explosions".

The medical phenomena of interest may now be described by the transition
intensities. In the model of Figure 1 $\alpha_{01}(t)$ is the usual death risk
(force of mortality) at age t, while the α_{0j}s in Figure 2 are the
cause specific hazards or death intensities. In the model of Figure 3,
the question whether the occurrence of one of the life history events
influences the other, can be studied by comparing the intensities of the
Markov chain. For instance, the times of occurrence of A and B will
be independent if and only if $\alpha_{0A} \equiv \alpha_{B,AB}$ as well as $\alpha_{0B} \equiv \alpha_{A,AB}$. If,
say, $\alpha_{0B} \equiv \alpha_{A,AB}$ while α_{0A} and $\alpha_{B,AB}$ differ on some time interval,
this will indicate that B influences A but not the other way around.
In summary, the transition intensities are the important quantities of
the models, and one of the statistician's main interests in such studies
should be to estimate and test the relevant hypotheses concerning these
functions.

A number of techniques have been developed for these purposes. There

are the classical methods in demography and actuarial science based on
the well-known occurrence/exposure rates (HOEM, 1976). Another possibility, pioneered by GRENANDER (1956), is to assume that the intensities
are suitable parametric functions, i.e. $\alpha_{ij}(s) = f_{ij}(s;\underset{\sim}{\theta})$ for some
known functions f_{ij} which depend on an unknown parameter $\underset{\sim}{\theta} = (\theta_1,\ldots,\theta_p)$.
COX (1972) has suggested how one may include covariables (concomitant in-
formation) in survival analyses by a "semi-parametric" approach. It should
be possible to apply Cox's idea for more general Markov chain models as
well, although the present author has seen no such attempts in the lite-
rature so far. Finally, AALEN (1978) has recently exploited a nonparametric approach for Markov chains (and more general counting process models), on which the present paper will concentrate. This theory generalizes such well-known methods in biostatistics as the empirical cumula-
tive hazard plot (ALTSHULER, 1970) and the logrank test(PETO and PETO,
1972). The theory is based on the modern theory of time-continuous
martingales, stochastic integrals, and counting processes. We will re-
strict ourselves to a nontechnical review (Section 2).

In the final Section 3 below we consider problems connected with a nonparametric analysis of retrospectively collected data. Our treatment is
based on a paper by HOEM (1969), and it is closely related to the discussion by AALEN et. al. (1980).

2. NONPARAMETRIC INFERENCE METHODS. PROSPECTIVE OBSERVATIONAL PLANS

We will call an observational plan _prospective_ if the individuals studied
are sampled at random or by some initiating event (like a treatment for
a disease) _before_ the events of interest (relapse, death, etc.). The simplest example of such a prospective sampling scheme is the case where at
some time 0 one selects a random sample from a homogeneous group of individuals, which are then followed to death. However, the theory re-
viewed below also covers situations where the persons under observation
are followed over different periods of time, as long as the actual observational period for each individual case only depends on the past and on
outside random variation. In particular rather general censoring patterns
are allowed (AALEN and JOHANSEN, 1978, Section 2).

We now define nonparametric estimation and test procedures. Certain re-
gularity conditions are required in the theoretical derivation of their
properties, but the conditions are of a weak and general nature and we
need not state them explicitly here.

Let $Y_i(t)$, $i \in J$, be the number of individuals <u>observed</u> to be in state i just before time t, so that $Y_i(t)$ is <u>left</u> continuous, and let $T_{ij}^{(n)}$ be the time of the <u>n</u>th direct transition <u>observed</u> from state i to state j. Then an estimator of the integrated intensity

$$A_{ij}(s,t) = \int_s^t \alpha_{ij}(u)\,du$$

is given by

(2.1)
$$\hat{A}_{ij}(s,t) = \sum_{\{n:\, s < T_{ij}^{(n)} \leq t\}} \left[Y_i(T_{ij}^{(n)}) \right]^{-1} .$$

The estimator may be given the following heuristic justification (AALEN, 1976). We split the time interval from s to t by a partitioning $s = t_0 < t_1 < \cdots < t_K = t$ which is so fine that in each subinterval at most one jump occurs, and such that α_{ij} is (approximately) constant on each of the subintervals. Denote this constant value on $\langle t_k, t_{k+1}]$ by $\alpha_{ij}^{(k)}$ and let Δt_k be the length of this subinterval. Then the occurrence/exposure rate $\hat{\alpha}_{ij}^{(k)}$ for $\alpha_{ij}^{(k)}$ is given (almost) by $\left[Y_i(t_k)\Delta t_k \right]^{-1}$ if one observes a transition from i to j in the actual subinterval, and it is 0 if no such transition occurs. Consequently a natural estimator for $A_{ij}(s,t) \cong \sum_k \alpha_{ij}^{(k)} \Delta t_k$ is $\sum_k \hat{\alpha}_{ij}^{(k)} \Delta t_k$, which equals (2.1) approximately.

Using the modern theory of stochastic processes, AALEN (1978) proved that (2.1) is an almost unbiased estimator for $A_{ij}(s,t)$. (Strictly speaking, (2.1) is unbiased for the random process $\int_s^t \alpha_{ij}(u)\, I\{Y_i(u) \geq 1\}\,du$, where $I\{\cdot\}$ is the indicator function.) Furthermore, an estimator for its variance is given by

$$\sum_{\{n:\, s < T_{ij}^{(n)} \leq t\}} \left[Y_i(T_{ij}^{(n)}) \right]^{-2} .$$

As the population size increases, $\hat{A}_{ij}(s,t)$, properly normalized, will asymptotically be distributed as a normal process with independent increments.

Assume that we want to make an overall comparison of two or more intensities $\alpha_{i_r j_r}$, $r = 1,2,\ldots,R$ (where it is quite possible that $i_r = i_h$ or $j_r = j_h$ for some r and h), i.e. we want to test the hypothesis

$$H_0: \ \alpha_{i_1 j_1} \equiv \alpha_{i_2 j_2} \equiv \cdots \equiv \alpha_{i_R j_R} .$$

A test for H_0 may be given as follows. Define $\bar{Y}(t) = \sum_r Y_{i_r}(t)$, and let $N_{i_r j_r}$ be the observed number of transitions directly from state i_r to state j_r. Furthermore, denote the time of the nth of any one of these transitions by $U^{(n)}$ and define

$$(2.2) \qquad Z_r = N_{i_r j_r} - \sum_n \frac{Y_{i_r}(U^{(n)})}{\bar{Y}(U^{(n)})} ,$$

and

$$V_{rh} = \sum_n \frac{Y_{i_r}(U^{(n)})}{\bar{Y}(U^{(n)})} \left(\delta_{rh} - \frac{Y_{i_h}(U^{(n)})}{\bar{Y}(U^{(n)})} \right) .$$

Here δ_{rh} is a Kronecker delta. Note that (2.2) is of the form "observed minus expected", and that $\sum_r Z_r = 0$. Let $\underset{\sim}{V} = \{V_{rh}: r,h = 1,2,\ldots,R-1\}$, and

$$(2.3) \qquad \chi^2 = (Z_1,\ldots,Z_{R-1}) \underset{\sim}{V}^{-1} (Z_1,\ldots,Z_{R-1})' .$$

Then χ^2 is asymptotically chi-squared distributed with R-1 degrees of freedom under H_0 as the number of persons under observation increases to infinity.

This r-sample test generalizes the well-known log rank test for life testing models (PETO and PETO, 1972, PETO and PIKE, 1973; see also COX, 1972) to our more general setting. For the two-sample case the test statistic (2.3) was studied by AALEN (1978, Section 7). The test for more than two samples was introduced by AALEN et. al. (1980, Section 3) and a formal justification of our statement about its distributional properties will be given in a forthcoming paper (ANDERSEN, BORGAN, and KEIDING, 1980).

In some situations, one may be interested in comparing an intensity α_{ij} with a known function α_{ij}^0. A one-sample statistic for testing $\alpha_{ij} \equiv \alpha_{ij}^0$; asymptotically normally distributed with mean zero and unit variance under the hypothesis, is then given by

$$(2.4) \qquad S = \{N_{ij} - \int Y_i(u)\, \alpha_{ij}^0(u)\, du\} \{ \int Y_i(u)\, \alpha_{ij}^0(u)\, du\}^{-\frac{1}{2}} ,$$

where N_{ij} is the observed number of transitions directly from state i to state j in the studied time period. Note that the integral expresses the "expected" number of transitions from i to j under the hypothesis.

The statistic (2.4) is similar to a test given by BRESLOW (1975) for
the model of proportional hazards, and to a test studied by HYDE (1977).
In the present context it was introduced by AALEN et. al. (1980, Section
3), and its distributional properties will be proved by ANDERSEN et. al.
(1980).

3. RETROSPECTIVE OBSERVATIONAL PLANS

If the individuals are sampled <u>after</u> the events of interest, we have a
<u>retrospective</u> observational plan. In such cases the intensities must
in some sense, be conditional on the sampling criterion (which may be
survival, the arrival of a given disease, or some such phenomenon). In
the present paper, we will consider four different retrospective sampling schemes. In each case the time variable corresponds to a person's
age.

a. <u>Data collected from survivors only</u>

Suppose we have a Markov chain model with state space J , such that
$J = L \cup D$. (Here and in what follows we assume that all unions dis-
played are disjoint.) The states in L correspond to various health
statuses for live individuals, while the states in D correspond to
death states. Thus, for the three examples in Section 1 we have
$L = \{0\}$, $D = \{1\}$; $L = \{0\}$, $D = \{1,2,\ldots,k\}$; and
$L = \{0,A,B,AB\}$, $D = \{\dagger\}$; respectively.

If our sampling sheme is to draw all or a random sample of persons with
a given age ζ , who live in a restricted area, and collect a retrospective
account of their individual life histories, data will be missing for individuals who have died or outmigrated before the age ζ . Let us only
consider selection by survival. Even before any data are at hand, we then
know that all individuals in the sample will be in one of the states in
L at age ζ . Consequently, the observations are no longer from the
original Markov chain, but from a Markov chain obtained by conditioning
on beeing in L at time (age) ζ . (See HOEM, 1969, Section 5, for
details.) This Markov chain has transition probabilities

$$P^{L}_{ij}(s,t) = P\{S(t)=j \mid S(s)=i,\ S(\zeta)\in L\} = P_{ij}(s,t)\frac{P_{jL}(t,\zeta)}{P_{iL}(s,\zeta)}$$

for $i,j \in L$ and $s < t \leq \zeta$, where $P_{iL}(s,t) = \sum_{j \in L} P_{ij}(s,t)$.
The transition intensities of the chain are

$$\alpha_{ij}^{L}(s) = \lim_{t \downarrow s} P_{ij}^{L}(s,t)/(t-s)$$

(4.1)

$$= \alpha_{ij}(s)\frac{P_{jL}(s,\zeta)}{P_{iL}(s,\zeta)}$$

for $i,j \in L$, $i \neq j$, and $s < \zeta$.

By the inference procedures described in Section 2 it is possible to estimate the integrated intensities corresponding to the α_{ij}^{L}s and test hypotheses concerning them. In general, the α_{ij}^{L}s will be different from the α_{ij}s, however, which may mean that such inference may be of limited interest.

Define now $\alpha_{iD} = \sum_{j \in D} \alpha_{ij}$ and suppose that $\alpha_{iD} \equiv \mu$ independent of $i \in L$, which means that <u>mortality</u> <u>is</u> <u>non-differential</u>. Then (HOEM,1969)

(4.2) $$P_{iL}(s,t) = \exp\{-\int_{s}^{t}\mu(u)du\}$$

for all $i \in L$, and, consequently, $\alpha_{ij}^{L} \equiv \alpha_{ij}$ for all $i,j \in L$, $i \neq j$. Thus, for this situation no bias is introduced by the retrospective sampling scheme, and the analysis may be carried out exactly as described in Section 2. (In the present account, we choose to disregard all problems concerning the reliability of the information collected in retrospective studies.)

Normally, one will draw a sample of survivors of different ages, and then the arguments above are valid for each specific age-group. Consequently, if there is non-differential mortality, the analysis may be carried out as before if the age at interview is treated as a fixed censoring time.

b. <u>Data collected from those who have a disease at a given age.</u>

Suppose now that the set L of "live" states may be written as $L = H \cup I$, where a transition from a state in H to one in I corresponds to the occurrence of a particular chronic disease. Thus, we assume that $\alpha_{iH} \equiv 0$ for all $i \in I$. An example of this type of model is the one in Figure 3. If the event A is the occurrence of the chronic disease, we have $H = \{0,B\}$ and $I = \{A,AB\}$.

Let us assume that we draw a random sample of all persons of age ζ who suffer from the disease in question. Then the data will come from a Markov chain with intensities

110

$$(4.3) \qquad \alpha_{ij}^{I}(s) = \alpha_{ij}(s)\frac{P_{jI}(s,\zeta)}{P_{iI}(s,\zeta)}$$

for $i,j \in L$, $i \neq j$ and $s < \zeta$. Again the α_{ij}^{I}s will generally differ from the quantities of interest: viz. the α_{ij}s.

Suppose, however, that the disease considered is nonlethal and that there is <u>non-differential mortality</u>. Then

$$(4.4) \qquad P_{ij}(s,t) = \bar{P}_{ij}(s,t)\exp\{-\int_{s.}^{t}\mu(u)du\}$$

for $i,j \in L$, where $\bar{P}_{ij}(s,t)$ denote the transition probabilities of the <u>partial</u> Markov chain with state space $L = H \cup I$ obtained by substituting zero for α_{ij} for all (i,j) with $j \in D$ (HOEM, 1969). Hence, for this case (4.3) reduces to

$$(4.5) \qquad \alpha_{ij}^{I}(s) = \alpha_{ij}(s)\frac{\bar{P}_{jI}(s,\zeta)}{\bar{P}_{iI}(s,\zeta)} \ .$$

Clearly $\bar{P}_{iI}(\cdot,\zeta) \equiv 1$ for all $i \in I$, which means that α_{i_1,i_2} for $i_1,i_2 \in I$ may be estimated without bias from the retrospectively collected data. For the other intensities most attempts at nonparametric estimation lead to rather indirectly interpretable results. For the estimation problems, we refer to the discussion in AALEN et. al. (1980). Here we consider the problem of hypothesis testing.

For the model of Figure 3 it may be of interest to find out whether the occurrence of the event B changes the intensity of morbidity, i.e. one may want to test the hypothesis $\alpha_{0A} \equiv \alpha_{B,AB}$. In the general setup, the similar hypothesis of <u>non-differential morbidity</u> is

$$(4.6) \qquad H_0 : \alpha_{h_1 I} \equiv \alpha_{h_2 I} \equiv \cdots \equiv \alpha_{h_k I} \ ,$$

when $H = \{h_1,h_2,\cdots,h_k\}$.

Let $\theta(t)$ be the common value of the $\alpha_{hI}(t)$ in (4.6). As in (4.2) then $\bar{P}_{hH}(s,t) = \exp\{-\int_{s}^{t}\theta(u)du\}$, for all $h \in H$, from which it follows that $\bar{P}_{hI}(s,t) = 1 - \bar{P}_{hH}(s,t)$ is independent of $h \in H$. Thus by (4.5), if H_0 holds true, then

$$H_0' : \alpha_{h_1 I}^{I} \equiv \cdots \equiv \alpha_{h_k I}^{I}$$

also holds true. Therefore, if we assume non-differential <u>mortality</u>, the hypothesis of non-differential <u>morbidity</u> may be tested directly by use of the statistic in (2.3) on the retrospective data. The fact that H_0' may hold true even if H_0 does not, may reduce the power of the test. (Note that the hypothesis that only <u>some</u> α_{hI}, $h \in H$, are equal does not imply that the corresponding α_{hI}^{I}s are equal. The hypothesis must include α_{hI} for <u>all</u> $h \in H$ to get something like H_0'.)

Usually one will also be interested in assessing the influence of the disease on some other phenomena. For instance in the model of Figure 3, one may be interested in testing the hypothesis. $\alpha_{OB} \equiv \alpha_{A,AB}$. In the general situation one may want to test

$$(4.7) \qquad\qquad \alpha_{h_1,h_2} \equiv \alpha_{i_1,i_2}$$

for $h_1,h_2 \in H$, and $i_1,i_2 \in I$, or some other such hypothesis. Hypotheses of this kind cannot be tested directly from the retrospective data without some additional assumptions. In particular, on the assumption that H_0 in (4.6) is valid we have by (4.5) that $\alpha_{h_1,h_2}^{I} \equiv \alpha_{h_1,h_2}$, $h_1,h_2 \in H$ and it follows that hypotheses like (4.7) may be tested directly under the present observational plan, since $\alpha_{i_1,i_2}^{I} \equiv \alpha_{i_1,i_2}$ by the resoning below (4.5). Thus, we are led to a stepwise procedure. First one tests H_0 in (4.6). If this hypothesis is rejected one cannot test hypotheses like (4.7). If H_0 is not rejected one may take the point of view to assume that it holds true and test hypotheses concerning intensities for transitions within H against corresponding intensities within I, like (4.7), in the usual way.

This stepwise procedure may be avoided if it is possible to get information regarding α_{h_1,h_2}, $h_1,h_2 \in H$, from other data sources. In such cases this value of the intensity may be tested directly against $\alpha_{i_1,i_2}^{I} \equiv \alpha_{i_1,i_2}$, $i_1,i_2 \in I$, using the two-sample or one-sample test (depending on the type of information one has about α_{h_1,h_2}) described in Section 2.

It should be noted that the arguments in this subsection cannot easily be extended to the situation where one has a sample of diseased individuals of different ages, cf. (4.5).

c. <u>Sampling among all diseased</u>

Assume now that the set D of death states may be written as $D = D_H \cup D_I$, where D_H contains the death states for people who have never had the chronic disease, and D_I contains the death states for the diseased individuals. One example of such a model is the extension of the model of Figure 3 shown in Figure 4. Here $D_H = \{\dagger_H\}, D_I = \{\dagger_I\}$,

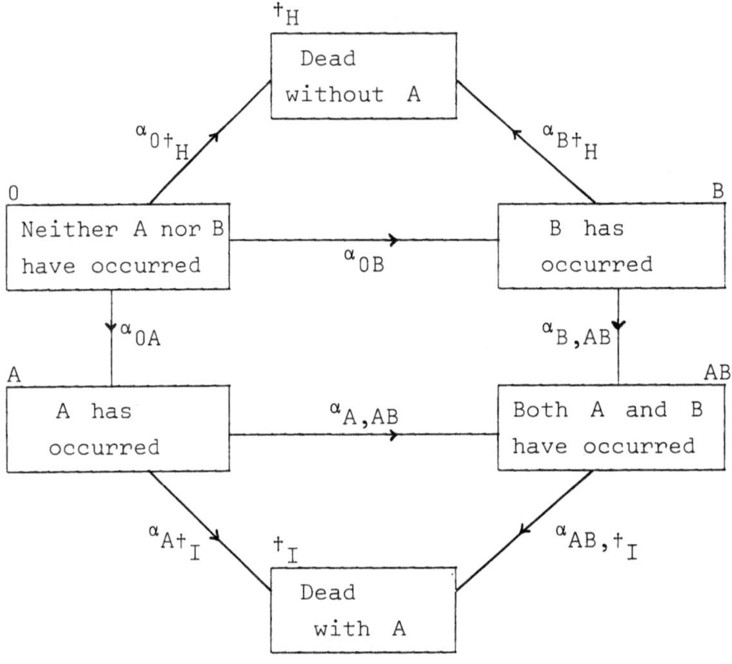

Figure 4. The Markov model of Figure 3,
extended with two death states.

$H = \{0,B\}$, and $I = \{A,AB\}$. In general, $\alpha_{hD_I} \equiv 0$ for $h \in H$ and
$\alpha_{iD_H} \equiv 0$ for $i \in I$.

The observational plan considered in this subsection, consists in col-
lecting a random sample of people who get the chronic disease sooner
or later. This may be the case e.g. for national cancer registers, or
for data collected at a given hospital on <u>new</u> cases of the disease in
<u>question</u>. With this sampling scheme all the individuals under consider-
ation will end up in one of the states in D_I no later than at the
highest possible live age ω . Hence, our observations are from a
Markov chain with intensities

$$(4.8) \qquad \overset{\cdot}{\alpha}{}^{D}_{ij}(s) = \alpha_{ij}(s)\frac{P_{jD_I}(s,\omega)}{P_{iD_I}(s,\omega)} .$$

It is obvious (by definition of ω) that $P_{iD_I}(\cdot,\omega) \equiv 1$ for $i \in I$.
Moreover, if we assume <u>non-differential</u> <u>mortality</u> for <u>healthy</u> individuals,

i.e. $\alpha_{hD_H} \equiv \mu$ for all $h \in H$, then

$$(4.9) \qquad P_{hD_I}(s,\omega) = \int_s^\omega \bar{P}_{hI}(s,u)\, e^{-\int_s^u \mu(v)dv}\, \mu(u)du$$

for $h \in H$, where $\bar{P}_{ij}(s,t)$ still denote the transition probabilities of the partial Markov chain with state space $L = H \cup I$ (see Subsection 3.b). A formal proof of (4.9) is given in the appendix. By (4.9) and the result stated just below (4.6), H_0 in (4.6) implies that $P_{hD_I}(s,\omega)$ is independent of $h \in H$ in the present situation. By (4.8), therefore, (4.6) entails the hypothesis

$$H_0'' : \alpha_{h_1 I}^D \equiv \cdots \equiv \alpha_{h_k I}^D .$$

The discussion in Subsection 3.b was based on an implication similar to this one. Consequently, if there is non-differential mortality for healthy individuals (alone), the analysis from that subsection is valid here as well. Notice that this result is true under weaker assumptions than before, since we had to assume identical mortality in <u>all</u> "live" states in Subsection 3.b.

d. A process of data selection from the population of diseased

The final sampling scheme we will consider is the one where any given individual has a fixed intensity of being sampled as long as this person has a particular disease and is still alive. For this case it is obvious that patients with long disease histories will have a higher probability of getting sampled, cf. the "waiting time paradox" (FELLER, 1966, Section I. 4). Neither of the sampling schemes discussed above will be adequate.

It is, however, shown by AALEN et. al. (1980) how it for this sampling scheme is possible to model the combined biological and sampling process, and how the analysis may be carried out quite analoguously to that in Subsections 3.b and c of this paper. Moreover, in AALEN et. al. (1980, Section 3) the theory is illustrated by a study concerning the possible influence of menopausal hormonal changes on the intensity of the outbreak of a particular chronical skin disease. The reader who wants to see how the methods in the present paper work in practice, should consult the discussion by AALEN et. al. (1980).

APPENDIX - Proof of (4.9)

It is well-known that $\bar{P}_{ij}(s,t)$ and $P_{ij}(s,t)$ for $i,j \in H$ are the solutions of the Kolmogorov forward differential equations

$$\frac{\partial}{\partial t}\bar{P}_{ij}(s,t) = -\bar{P}_{ij}(s,t)\alpha_j(t) + \sum_{k \in H-j} \bar{P}_{ik}(s,t)\alpha_{kj}(t)$$

and

$$\frac{\partial}{\partial t}P_{ij}(s,t) = -P_{ij}(s,t)(\alpha_j(t)+\mu(t)) + \sum_{k \in H-j} \bar{P}_{ik}(s,t)\alpha_{kj}(t) \ ,$$

respectively, where $\alpha_j \equiv \sum_{k \in L-j} \alpha_{jk}$. It follows that

$$(A.1) \qquad P_{ij}(s,t) = \bar{P}_{ij}(s,t) \exp\{-\int_s^t \mu(u)du\}$$

for $i,j \in H$. Next we will prove that

$$(A.2) \qquad P_{hD_H}(s,t) = \int_s^t \bar{P}_{hH}(s,u) \exp\{-\int_s^u \mu(v)dv\}\mu(u)du$$

for $h \in H$. From this (4.9) will follow since $P_{hD_I}(s,\omega) = 1-P_{hD_H}(s,\omega)$ by definition of ω . To prove (A.2) note that

$$P_{hD_H}(s,t+\Delta t) = P_{hD_H}(s,t) + \sum_{k \in H} P_{hk}(s,t)P_{kD_H}(t,t+\Delta t) \ .$$

Dividing by Δt and letting it approach zero one gets

$$\frac{\partial}{\partial t}P_{hD_H}(s,t) = \sum_{k \in H} P_{hk}(s,t)\alpha_{kD_H}(t) = P_{hH}(s,t)\mu(t) \ ,$$

since H is finite. From this and (A.1), (A.2) follows, and the proof is complete.

REFERENCES

AALEN, O.O., 1976: Nonparametric inference in connection with multiple decrement models. Scand. J. Statist. 3, 15-27.

AALEN, O.O., 1978: Nonparametric inference for a family of counting processes. Ann. Statist. 6, 701-726.

AALEN, O.O., JOHANSEN, S., 1978: An empirical transition matrix for non-homogeneous Markov chains based on censored observations. Scand. J. Statist. 5, 141-150.

AALEN, O.O., BORGAN, Ø., KEIDING, N., THORMANN, J., 1980: Interaction between life history events. Nonparametric analysis for prospective and retrospective data in the presence of censoring. Scand. J. Statist., to appear.

ALTSHULER, B., 1970: Theory for the measurement of competing risks in animal experiments. Math. Biosc. 6, 1-11.

ANDERSEN, P.K., BORGAN, Ø., KEIDING, N., 1980: Nonparametric tests for comparisons of counting processes. Research Report, Statistical Research Unit, Copenhagen to appear.

BRESLOW, N.E., 1975: Analysis of survival data under the proportional hazards model. Int. Stat. Rev. 43, 45-58.

COX, D.R., 1972: Regression models and life-tables. (With discussion) J. R. Statist. Soc. B 34, 187-220.

FELLER, W., 1966: An introduction to probability theory and its applications II. Wiley, N.Y.

GRENANDER, U., 1956: On the theory of mortality measurements. Skand. Aktuar. Tidskr. 39, 70-96 and 125-153.

HOEM, J.M., 1969: Purged and partial Markov chains. Skand. Aktuar. Tidskr. 52, 147-155.

HOEM, J.M., 1976: The statistical theory of demographic rates. A review of current developments. (With discussion) Scand. J. Statist. 3, 169-185.

HYDE, J., 1977: Testing survival under right censoring and left truncation. Biometrika 64, 225-230.

KAPLAN, E.L., MEIER, P., 1958: Nonparametric estimation from incomplete observations. J. Am. Statist. Ass., 53, 457-481.

PETO, R., PETO, J., 1972: Asymptotically efficient rank invariant test procedures. (With discussion) J. Roy. Statist. Soc. A 135, 185-206.

PETO, R., PIKE, M.C., 1973: Conservatism of the approximation $\Sigma(O-E)^2/E$ in the log rank test for survival or tumor incidence data. Biometrics 29, 579-584.

Ø. Borgan
Institute of Mathematics
University of Oslo
Oslo 3
Norway

AUSWERTUNGSKONZEPTE FÜR EMPIRISCHE STUDIEN[1]

N. VICTOR, E.P. BROSZIO und K. NAUMANN

Abteilung für Biomathematik
Universität Gießen

Zusammenfassung

Die Arbeitsschritte bei der Auswertung empirischer Studien werden in ihrem logischen
Ablauf dargestellt, wobei die zentrale Stellung und Bedeutung der explorativen Datenanalyse (EDA) im Auswertungskonzept deutlich werden. Die Notwendigkeit, bei der Auswertung einer Studie sowohl konfirmatorisch als auch explorativ vorzugehen, wird besonders hervorgehoben.

Als Beispiel für exploratives Vorgehen wird ein Verfahren zur Assoziationsstrukturanalyse für qualitative Variable vorgestellt. Zur Handhabung der üblicherweise großen
Variablenzahl wird ein zweistufiges Verfahren vorgeschlagen: In einem ersten Schritt
werden mit Hilfe graphentheoretischer Ansätze solche Variablengruppen extrahiert, die
durch eine hohe Anzahl marginaler Bindungen untersuchenswerte Assoziationsstrukturen
innerhalb der Gruppe vermuten lassen. In einem zweiten Schritt wird mit Hilfe von
Modellsuchverfahren die Assoziationsstruktur näher spezifiziert. Das Ergebnis sind
Hypothesen über multivariate Zusammenhänge, die anschließend inferenzstatistisch zu
überprüfen sind.

Summary

The process of the analysis of empirical studies is explained in its logical sequen-
ces. The central status and importance of the exploratory Data analysis (EDA) in the
concept of analysis are made plain. The necessity of working as well confirmatory as
exploratory at the analysis of a study is dealt with emphasis.

A method for the analysis of association structures of qualitative variables is presented as an example of an exploratory procedure. To enable the handling of the usually big number of variables a two-step-procedure is proposed: In a first step by
aid of graphtheoretical methods,groups of variables are extracted, which can be expected to have interesting association structures, because of their number of marginal linkings. The second step is to specify the association structure with the help
of model search methods. The results are hypotheses concerning multivariate relation-
ships which are to be verified in a following step by inferential methods.

---

[1] Mit Unterstützung des BMFT (DVM 310)

1. Einleitung

Wir stellen an den Beginn unseres Referates die Feststellung, daß zur Erkenntnisgewinnung neben dem geplanten Experiment zur Prüfung einer vorgegebenen Hypothese auch
empirische Studien zur Gewinnung von Hinweisen auf Zusammenhänge (Strukturen) und
zur teilweisen (evtl. vollständigen) Klärung komplexer Fragestellungen nötig sind.
Zur Begründung verweisen wir auf das einleitende Referat des ersten Autors und auf
die Feststellung von ZENTGRAF und NOWAK [1980], daß der Wissensstand eines Forschers
über sein Problem häufig weit unter dem Niveau liegt, auf dem sich Hypothesen formulieren lassen. Empirische Studien werden dann zur Verbesserung eines Kenntnisstandes,
der ein konfirmatorisches Experiment nicht erlaubt, durchgeführt. Die Voraussetzungen
der testenden Statistik sind dann nicht gegeben, und man muß wenigstens in der ersten
Phase einer solchen Studie Methoden der explorativen Datenanalyse (EDA) einsetzen.
Wir unterstreichen nochmals die im einleitenden Referat formulierte Ansicht, daß der
angewandte Statistiker auch bei explorativen Studien dem Forscher behilflich sein
sollte; anders ausgedrückt: Wir glauben, daß auch Hypothesenformulierung und Modellsuche in den Zuständigkeitsbereich des Statistikers gehören. In der Schlußphase einer
wissenschaftlichen Untersuchung kann man allerdings auf die konfirmatorische Analyse
(evtl. in einem Folgeexperiment) nicht verzichten; vgl. auch dazu die Ausführungen
von ZENTGRAF und NOWAK [1980]. Bevor wir daher ein Auswertungskonzept für die explorative Phase einer empirischen Studie vorstellen, wollen wir kurz auf die Möglichkeit eingehen, explorative und konfirmatorische Analysen in einer Studie zu verbinden.

2. Durchführung von explorativer und konfirmatorischer Analyse in der gleichen Studie

Das Schema der testenden Statistik (Hypothese →Experiment→ Test ‖ Ergebnis: Aussage) sagt nichts über das Zustandekommen der Hypothesen. Der testende Statistiker
nimmt dieses Vorwissen als gegeben und hinreichend präzise an, etwa aus Modellvorstellungen, die durch Erkenntnisse in einem Grundlagenfach (z.B. der Chemie) nahegelegt werden. Tatsächlich ist dieses Vorwissen jedoch häufig zu unpräzise und die
Lücke bis zur Hypothesenformulierung muß durch explorative Studien geschlossen werden. Das Schema des explorativen Vorgehens ist: (Vorwissen →Abgrenzung des Frage-
komplexes →empirische Studie →EDA ‖ Ergebnis: Hypothese). Mit dem Ergebnis dieser Untersuchung kann man nun in ein konfirmatorisches Experiment eintreten.

Selbstverständlich ist man bestrebt, diese beiden Schritte innerhalb einer empirischen Studie durchzuführen, wie ja auch die gemeinsame Durchführung konfirmatorischer
und explorativer Analyse in (erweiterten) konfirmatorischen Experimenten durchaus
üblich ist. Dort sucht man nach Prüfung der Haupthypothese häufig nach zusätzlichen
Auffälligkeiten, um Anstöße für weitere Forschungen (mit Hilfe eines neuen konfirmatorischen Experiments) zu erhalten. Der umgekehrte Weg - in eine explorative Studie
ein konfirmatorisches Experiment einzubetten - ist schwieriger, da die konfirmatorische Analyse endgültige Aussagen liefert und daher Fehler, im Gegensatz zu unnötig

erzeugten Hinweisen, irreparabel sind. Durch geeignete Versuchsplanung (z.B. das in
Abb. 2 dargestellte Datasplitting) kann allerdings wenigstens für die wichtigsten
der gefundenen Hypothesen die Überprüfung innerhalb der gleichen Studie ermöglicht
werden. Empirische Studien sind also im allgemeinen Mischformen rein explorativer
und rein konfirmatorischer Studien und ihre Auswertung wird sowohl aus einem explorativen als auch einem konfirmatorischen Teil bestehen. Beide Auswertungsteile haben
ihre eigene Bedeutung, haben verschiedene Ziele, müssen getrennt durchgeführt sowie
getrennt und unterschiedlich interpretiert werden. Wichtig ist, daß in der Ergebnis-
darstellung die Resultate beider Analysen nicht vermischt werden. Bei Berücksichtigung dieser Vorsichtsmaßnahmen ist unseres Erachtens eine gleichzeitige Durchführung
beider Analysearten innerhalb einer Studie durchaus legitim. Die Notwendigkeit, einen
Großteil der gefundenen Hypothesen durch ein neues konfirmatorisches Experiment zu
überprüfen, wird jedoch die Regel bleiben. Dazu erscheint der Hinweis angebracht, daß
Nicht-Durchführbarkeit eines Tests _nicht_ gleichbedeutend ist mit der Unmöglichkeit,
Entscheidungen zu treffen. Es ist z.B. in Therapiestudien durchaus sinnvoll bei explorativ gefundenen massiven Hinweisen auf eine Nebenwirkung, die Liste der Gegen-
indikationen ohne die Absicherung durch ein konfirmatorisches Experiment entsprechend
zu erweitern.

3. _Ablauf der Auswertung einer empirischen Studie_

Der Auswertungsablauf ist in Abb. 1 dargestellt. Am Beginn jeder empirischen Studie
steht die _Studienplanung_. Sie schafft die Voraussetzung für die Auswertbarkeit und
entscheidet mit über den Erfolg einer Studie. Die Beschränkung einer Studie auf explorative Analysen befreit nicht von der Pflicht einer sorgfältigen Versuchsplanung.
Zur Studienplanung gehören: Festlegung der Ein- und Ausschlußkriterien (Grundgesamtheit), Aufstellung sämtlicher potentieller Einflußgrößen und zu untersuchender Zielgrößen, Variablendefinition (Meßvorschrift, Skalenniveau, Wertebereich) sowie der
Auswertungsplan. Ergebnis ist das Studienprotokoll.

Die _Datenerhebung_ läßt sich in Erfassung vor Ort, Speicherung in eine Datenbank,
Prüfung auf Korrektheit und Vollständigkeit, Anmahnung fehlerhafter und fehlender
Daten sowie Korrektur gliedern. Das Ergebnis dieses Arbeitsganges sind auskunftsbe-
reite Dateien.

Zur _Datenaufbereitung_ gehört die Datenbeschreibung und die Datenmanipulation. Zu
letzterer sind zu zählen: Transformieren, Gruppieren, Auszählen, Extrahieren von
Gruppen, Ziehen von Teilstichproben u.ä. Das Ergebnis dieses Arbeitsschrittes ist
eine (hauptsächlich univariate) Übersicht über die Daten und verarbeitungsbereite
Datenfiles.

Ziel der _explorativen Analyse_ ist das Erkennen von Strukturen und Auffälligkeiten in
den Daten; ihr Ergebnis sind Hypothesen, die anschließend zu überprüfen sind. Der
Weg zu diesen Hypothesen kann von vielfältiger Gestalt sein und ist, wie wir im fol-

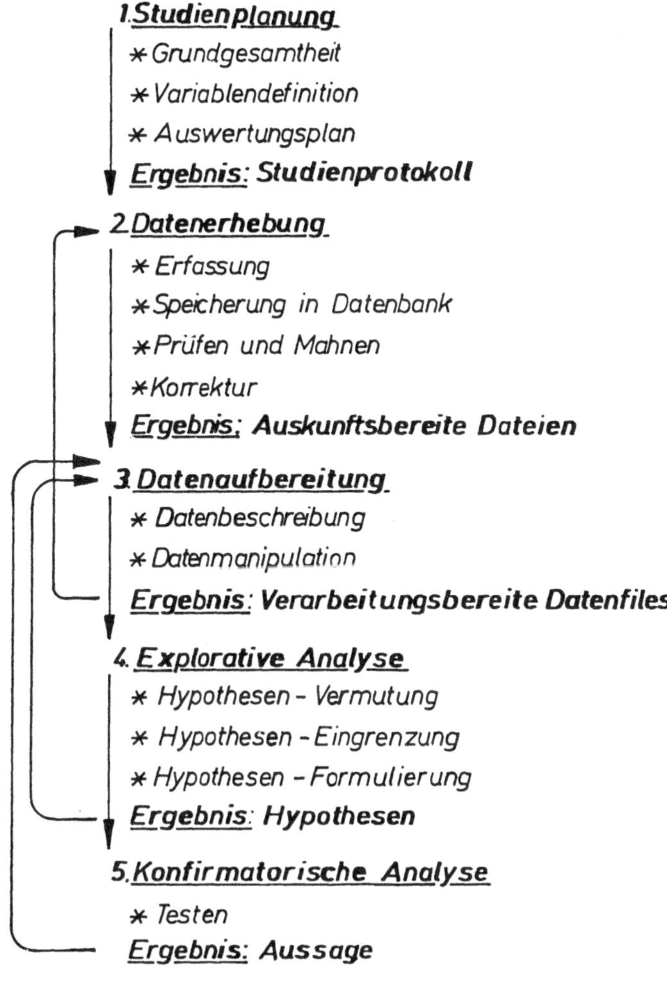

Abb. 1: Arbeitsschritte bei der Auswertung empirischer Studien

genden sehen werden, nicht in einem Schritt vollziehbar. Zwar kann mit Ausnahme der konfirmatorischen Analyse, die auf eine Folgestudie verlagert werden kann, keiner der genannten Arbeitsschritte entfallen, jedoch kommt der explorativen Analyse eine besondere Bedeutung zu, da sie die eigentlichen Ergebnisse der Studie liefert und die vorausgehenden Schritte auf diese Analyse zugeschnitten sein müssen. Auch falls eine konfirmatorische Analyse angeschlossen wird, wird der Hauptteil der Ergebnisse in diesem Schritt erzielt werden. Alle weiteren Abschnitte dieses Aufsatzes sind daher diesem wichtigen Teilbereich der Auswertung empirischer Studien gewidmet.

Der fünfte und letzte Arbeitsbereich ist die konfirmatorische Analyse, die im wesentlichen aus dem Testen vorgegebener bzw. (bei entsprechendem Datensplitting) im vierten Schritt formulierter Hypothesen besteht. Ihr Ergebnis sind Aussagen.

Die Reihenfolge der Schritte gibt nur den prinzipiellen zeitlichen Ablauf einer Auswertung an. Selbstverständlich treten zeitliche Verschiebungen und Interferenzen bei Beschränkung der Arbeitsgänge auf Teilkollektive auf; z.B. werden üblicherweise Vorauswertungen bereits durchgeführt, während die Datensammlung noch läuft. Rückweisende Pfeile in Abb. 1 deuten an, daß Arbeitsgänge nicht auf einmal komplett abgeschlossen werden können, sondern im Wechsel mit anderen wiederholt werden müssen; z.B. machen neue Schritte der explorativen und konfirmatorischen Analyse neue Datenaufbereitungsläufe nötig, und bei der Datenaufbereitung aufgedeckte Fehler erfordern zur nötigen Korrektur einen Wiedereintritt in den Arbeitsgang der Datenerhebung und eventuell eine Rückverfolgung des Fehlers bis auf den Urbeleg.

4. Strategie beim Hypothesengenerieren

Vorab wollen wir betonen, daß wir bei diesem Vorgang die Intuition des Auswerters und sein Vorwissen nicht ausschließen wollen. Eine vollautomatische Hypothesengenerierung erscheint nicht sinnvoll, und die vorgeschlagenen Verfahren sind lediglich als Hilfsmittel bei der Formulierung der Hypothesen anzusehen. Ziel der explorativen Analyse darf keinesfalls die vollständige Mechanisierung des induktiven Schließens sein.

Der Weg zur Formulierung einer Hypothese wird im allgemeinen in mehreren Schritten entsprechend dem Kenntnisstand des Forschers vollzogen. Empirische Studien, die möglichst viele potentielle Einflußgrößen berücksichtigen, und explorative Verfahren sollen ihm helfen, auf diesem Weg Zeit und Aufwand zu sparen. Die große Zahl möglicher Einflußgrößen und die Unsicherheit, ob es sich um tatsächliche Einflußgrößen handelt, schließt ihre gesamthafte Ausschaltung durch Berücksichtigung im Versuchsplan aus; diese Tatsache ist ein Charakteristikum empirischer Studien. Die Forderung nach gleichzeitiger Betrachtung einer sehr großen Anzahl von Variablen macht jedoch auch für das automatische explorative Vorgehen zweistufige Verfahren nötig. Suchverfahren, die alle Strukturen einer wünschenswert umfassenden Modellklasse überprüfen, erlauben nämlich maximal zehn Variablen; realistisch betrachtet muß man sogar kleinere Zahlen (≈ 5) voraussetzen. Wir gehen jedoch von einer wesentlich größeren Anzahl problemrelevanter, d.h. in die Untersuchung einzubeziehender, Variablen aus. In einem ersten Schritt ist es daher nötig, Verfahren einzusetzen, die die Suche auf eine reduzierte Modellklasse beschränken; d.h. man muß sich vorerst mit einer gröberen Betrachtungsweise zufriedengeben und nach dem Erkennen einer nicht-trivialen Struktur im vergröberten Raster in der dann vorliegenden kleineren Variablenmenge diese Struktur näher untersuchen.

Es ergeben sich demnach bis zur Hypothesenformulierung die in Abb. 2 dargestellten drei Schritte: Hypothesenvermutung, Hypotheseneingrenzung und Hypothesenformulierung. Im Rahmen der Modellentwicklung entspricht dies der schrittweisen Einschränkung der Modellklasse bis zur Spezifikation des zu überprüfenden Modells (schrittweise Modellvereinfachung). Handelt es sich um Probleme der Aufdeckung multipler Zusammenhänge (Assoziationsstrukturanalyse), so sind die Aufgaben auf diesen drei Stufen:

(1) Vorgabe einer Variablenmenge, innerhalb der aufgedeckte Assoziationen eine problembezogene Relevanz haben (Variablenvorgabe).

(2) Bildung von Variablengruppen, innerhalb derer nicht-triviale Strukturen existieren (Variablenauswahl).

(3) Präzisierung der Struktur durch ein die multiple Assoziation beschreibendes Modell (Modellsuche).

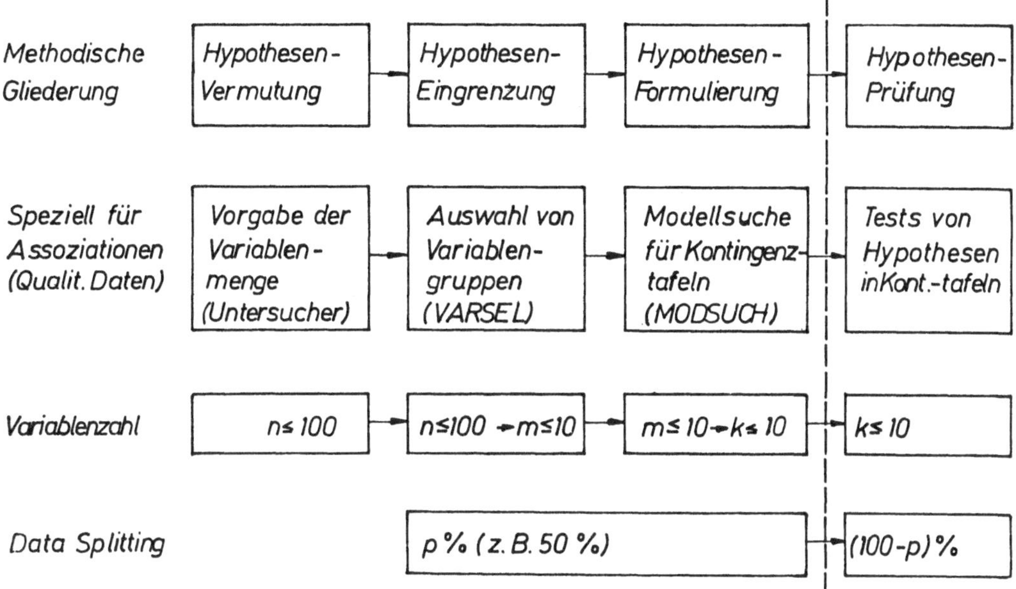

Abb. 2: Vorgehen bei der Hypothesengenerierung

In den Kapiteln 5 und 6 dieser Arbeit stellen wir speziell für die Generierung von Hypothesen über Zusammenhänge zwischen qualitativen Variablen Verfahren zur Unterstützung des Forschers während der Schritte (2) und (3) dar. Diese Beschränkung ist sinnvoll, da das Skalenniveau in empirischen Studien häufig niedrig (Nominalskalen) ist und Fragestellungen der Art: Erkennen aller Risikofaktoren, Erkennen aller wichtigen Nebenwirkungen, Aufdecken aller bestehenden Zusammenhänge in einem Variablenkomplex etc. in der Medizin häufig und für empirische Studien typisch sind. Die Erweiterung der vorgestellten Verfahren auf quantitative Daten ist evident und bietet keine prinzipiellen Schwierigkeiten.

Betrachten wir kurz die in Abb. 2 dargestellten Stufen des Vorgehens. Erster Schritt ist die Vorgabe der zu untersuchenden Variablenmenge und Festlegung der Variablenart (Einflußgröße, Zielgröße, ungerichtet). Dieser Schritt - die Hypothesenvermutung - muß vom Auswerter durchgeführt und vertreten werden.

Den zweiten Schritt haben wir Hypotheseneingrenzung genannt. Die auf dieser Stufe eingesetzten Algorithmen sollen die große Zahl der vorgegebenen Variablen auf eine handhabbare Menge reduzieren. Handhabbar bedeutet hier (neben der rechentechnischen Durchführbarkeit): Der vorliegende Stichprobenumfang muß stabile Schätzungen aller

Modellparameter der im folgenden Schritt zu betrachtenden Modellklasse ermöglichen.

Im dritten Schritt erfolgt - mit einer stark reduzierten Variablenzahl - die systematische Suche in einer möglichst umfassenden Modellklasse. Für diese Aufgabe kann auf zahlreiche bekannte Verfahren zurückgegriffen werden, z.B. KFA (Lehmacher [1980]), GUHA-Methode (Havranek [1980]), Suchverfahren für LANCASTER- oder log-lineare Modelle (vgl. Kap. 6). Das Ergebnis dieses Schrittes ist die Spezifikation eines Assoziationsmodells, dessen Gelten als Hypothese formuliert werden kann. Wir haben diesen zielführenden Schritt der explorativen Phase daher Hypothesenformulierung genannt.

In einem anschließenden, konfirmatorischen Schritt kann das so gefundene Assoziationsmodell auf seine Gültigkeit hin überprüft werden. Ist eine konfirmatorische Analyse beabsichtigt, so muß dies bereits beim Auswertungsplan berücksichtigt werden. Die Daten sind dazu in zwei Teilstichproben 'aufzusplitten', so daß mit dem einen Teil die Hypothese erzeugt und mit dem zweiten überprüft werden kann. Dieses 'Data-Splitting' bietet sich als natürliches   Vorgehen an, jedoch sind in diesem Zusammenhang noch viele theoretische Fragen zu klären (Frage der Abhängigkeit, optimale Aufteilung der Stichprobe etc.), so daß man vorerst nur von einem heuristischen Vorgehen sprechen kann.

Betrachtet man das dreistufige Vorgehen im Hinblick auf die Variablenzahl, so entspricht es einer schrittweisen Einschränkung der betrachteten Variablenmenge: Der Untersucher wählt aus allen erhobenen Variablen die für seinen Fragekomplex interessierende Variablenmenge aus; hier haben wir 100 als obere Schranke für die Variablenzahl angenommen, in der Hoffnung, daß diese nur durch den Rechenaufwand festzulegende Grenze nicht unnötig ausgenutzt wird. Auf der Stufe der Hypotheseneingrenzung werden solange nur schwach zusammenhängende Variable eliminiert, bis eine analysierbare Menge verbleibt ($m \le 10$, besser $m \approx 5$). Bei der Modellsuche fallen durch Aufdecken von Scheinassoziationen evtl. weitere Variable weg.

Man erkennt als kritischen Punkt des Vorgehens den zweiten Schritt, der die Lücke zwischen dem Präzisierungsgrad den der Auswerter vorgeben kann, und der Präzision, die Modellsuchverfahren voraussetzen, schließen muß. Der Einsatz von Verfahren geringeren Auflösungsvermögens auf dieser Ebene ist nicht zu umgehen. Es ist fast überflüssig zu erwähnen, daß bei ausreichend präziser Vorgabe der Fragestellung der zweite Schritt entfallen kann. Wir betonen insbesondere, daß die Einbeziehung des Auswerters sich nicht auf den ersten Schritt beschränken darf, sondern auf allen weiteren Stufen eine Korrektur der automatisch ermittelten Ergebnisse möglich sein muß.

5. Bildung von Variablengruppen

Das Ziel dieser Auswahlverfahren, die den Schritt 2 auf dem Weg zur Hypothesenformulierung bilden, ist die Zerlegung einer gegebenen Variablenmenge V in mehrere (disjunkte) Teilmengen, von denen keine mehr als 10 Variable umfassen sollte, wobei das Bindungsmaß zwischen den beteiligten Variablen innerhalb der Gruppe groß, das Bindungsmaß zu den Variablen außerhalb der Gruppe klein sein sollte.

Wir beschränken uns in dieser Verfahrensstufe - in Anlehnung an die klassischen Verfahren der multivariaten Statistik - auf Zusammenhangsstrukturen, die durch paarweise marginale Wechselwirkungen allein beschreibbar sind; bei kleinerer Variablenzahl ist die Erweiterung auf trivariate marginale Wechselwirkungen möglich, jedoch sind die benötigten Verfahren noch nicht realisiert. Für die angestrebte Variablenzahl und das zweistufige Verfahren (Variablenauswahl → Modellsuche) erscheint uns dies das optimal Erreichbare, denn die Wahrscheinlichkeit des Vorhandenseins höherdimensionaler Assoziationen ist erhöht, wenn marginale Assoziationen vorliegen. Man darf erwarten, daß höherdimensionale Wechselwirkungen innerhalb von Variablengruppen auch bei Projektionen auf bivariate oder trivariate Marginalen erhalten bleiben, obwohl natürlich nicht vollständig auszuschließen ist, daß solche höherdimensionalen Strukturen in der Projektion verschwinden und somit bei dem gewählten Vorgehen übersehen werden. In den Marginalen vorgetäuschte Assoziationen (Scheinassoziationen) werden dagegen im folgenden Verfahrensschritt (Modellsuche) aufgedeckt.

Wir unterscheiden in den Verfahren prinzipiell die Zusammenhänge nach ihrer Art: ungerichtete Zusammenhänge, Einflüsse einer Variablengruppe auf eine (bzw. mehrere) vorgegebene Zielgröße(n) und Beeinflussungen einer Variablengruppe durch eine (bzw. mehrere) vorgegebene Einflußgröße(n). Diese Unterscheidungen werden aber im folgenden nicht weiter explizit angegeben; für die vorgestellten Verfahren bedeutet dies lediglich die Beachtung der Nebenbedingungen, daß bestimmte Variable in den auszuwählenden Gruppen enthalten sein müssen.

Bei Erfüllung der Voraussetzungen sind prinzipiell alle clusteranalytischen Verfahren für Variable anwendbar (siehe auch BOCK [1980]). Wir haben uns bisher auf die Realisierung von Verfahren zur Bildung von K-Clustern und K-Cliquen beschränkt. Unter K-Clustern versteht man Gruppen von mehr als K Variablen, in denen alle beteiligten Variablen mindestens K Bindungen innerhalb der Gruppe besitzen. Unter K-Cliquen verstehen wir Gruppen von (K+1) Variablen, in denen alle Variablen paarweise untereinander gebunden sind.

Als Bindungsmaß in den gebildeten S-variaten Marginalen (S = 2,3) kann der Anwender einen der üblichen Kontingenzkoeffizienten verwenden. Für N-Variable und S-variate Marginalen ergeben sich $\binom{N}{S}$ Werte für den gewählten Kontingenzkoeffizienten; im bivariaten Fall kann man die $N(N-1)/2$ Werte in einer symmetrischen $N \times N$ Matrix oder als bewerteten ungerichteten Graph darstellen. Diese Matrix, die sogenannte (marginale) Assoziationsmatrix $A(V)$, entspricht der Kovarianzmatrix bei quantitativen Variablen; sie hängt selbstverständlich vom gewählten Maß ab. Die Anordnung der Variablen in Zeilen und Spalten ist zunächst willkürlich und beeinflußt das Ergebnis des folgenden Suchverfahrens nicht.

Das von uns realisierte Verfahren zur Zerlegung einer solchen Assoziationsmatrix in disjunkte K-Cluster soll nur kurz dargestellt werden, da dessen Einzelheiten in

RECHENBERG [1979] näher beschrieben wurden. Aus den N! Anordnungsmöglichkeiten für die Variablen wird eine Anordnung gesucht, so daß die zu einem K-Cluster gehörenden Variablen nebeneinander zu stehen kommen.

Dazu führt dieses Verfahren im wesentlichen folgende Schritte durch:

(1) Bildung einer Booleschen Matrix B(V) aus A(V) durch Dichotomisierung der Koeffizienten anhand einer Schranke C, wobei C so zu wählen ist, daß die sich ergebende Variablenmenge durch die folgenden Schritte des Verfahrens in Gruppen mit etwa 5 bis 10 Variablen zerfällt. Es gibt mehrere Möglichkeiten zur Festlegung der Schranke C:

- Angabe einer Überschreitungswahrscheinlichkeit

- Angabe eines festen Wertes als Schranke für Assoziationsmaße.

(2) Rekursive Anwendung eines Algorithmus, der sukzessive die entstandenen Gruppen an ihrer schwächsten Stelle aufbricht und zerlegt.

(3) Ergebnisaufbereitung durch Umordnung der Matrix, wobei in der umgeordneten Matrix die zu einer Gruppe gehörenden Variablen neben- und untereinander zu stehen kommen.

(4) Optionale Anwendung eines Cliquensuchverfahrens auf die entstandenen K-Cluster, da L-Cliquen (L $\geq$ K) Untermengen von K-Clustern sind. Dabei wird ein Algorithmus angewandt, der durch wechselweise Elimination von Variablen und Überprüfung der Cliqueneigenschaft alle L-Cliquen ermittelt.

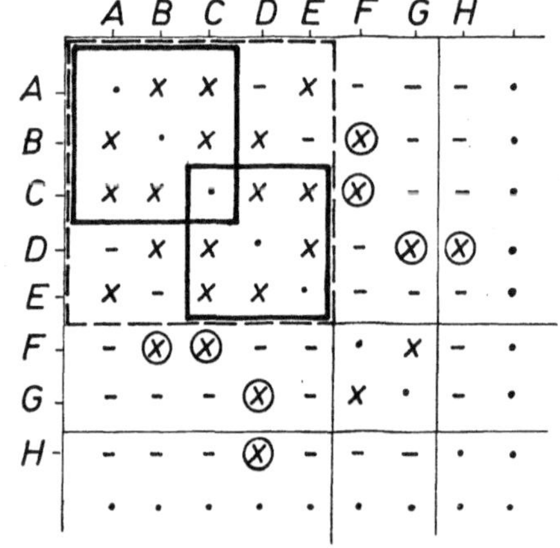

Abb. 3: Ergebnis der Variablenauswahl

Abb. 3 zeigt ein mögliches Ergebnis dieses Verfahrens.

Nach Ablauf dieses automatischen Verfahrens erhält der Anwender Eingriffsmöglichkeiten, um die entstandenen Gruppen zu erweitern. Eine solche Erweiterungsmöglichkeit ist notwendig, da unter Umständen durch das automatische Verfahren Variablen aus der Gruppe genommen wurden, die aufgrund des Benutzervorwissens im folgenden Schritt (Modellsuche) mit analysiert werden sollen. Der Computer unterstützt den

Benutzer bei der Entscheidung durch Darstellung der Restassoziationen.

Da z.B. ein geeigneter Wert für die Schranke C durch Experimentieren ermittelt werden muß und um weitere Eingriffsmöglichkeiten zu bieten, wurde das vorgestellte Verfahren in interaktiver Form realisiert, um dem Anwender die Wiederholung des gesamten Verfahrens oder Teilen davon in einfacher Weise zu ermöglichen.

6. Vorgehen bei der Modellsuche

6.1 Prinzipielles Vorgehen

Zur Durchführung einer Modellspezifizierung, dem dritten Schritt bei der Hypothesengenerierung, ist zuerst die Festlegung einer geeigneten Modellklasse nötig. Wegen
unserer Beschränkung auf Assoziationsstrukturanalysen und aus Gründen der Praktika-
bilität und Interpretierbarkeit schlagen wir als Modellklasse die hierarchischen log-
linearen Modelle (BIRCH [1963], BISHOP et al. [1975]) vor. Bei der Darstellung der
Verfahren beschränken wir uns auf ungerichtete Abhängigkeiten; für die Behandlung gerichteter Zusammenhänge werden jeweils verfahrensspezifische Modifikationen notwendig. Ferner wären hier die Verfahren des GSK-Ansatzes in Erwägung zu ziehen (GRIZZLE
et al. [1969]). Durch die Festlegung auf log-lineare Modelle ist zwar die Art der
darstellbaren Strukturen eingeschränkt (z.B. keine marginalen Assoziationen), dennoch sind bereits für vier (drei) Variable 166 (19) hierarchische log-lineare Modelle
möglich. Die Zahl der möglichen Modelle nimmt mit der Variablenzahl exponentiell zu.
Eine Überprüfung sämtlicher möglichen Modelle der Klasse ist i.a. wegen des hohen
Rechenaufwandes nicht möglich, so daß der Einsatz von zeitgünstigeren Suchverfahren
notwendig wird. Hierfür gebräuchliche Methoden und dabei auftretende Probleme der
Inferenz behandelt BOCK [1980] anhand des Regressionsmodells. Bei der Entscheidung,
ob ein Modell die Daten hinreichend erklärt, ist ein Kompromiß zwischen der Kom-
plexität, d.h. der Zahl der Parameter, des Modells und der Güte der Anpassung zu
schließen. Die Entscheidung über die "Richtung" des Kompromisses muß dem Untersucher
überlassen bleiben, jedoch sollten für die Modellbewertung in erster Linie Kriterien
verwendet werden, die sowohl die Anpassung als auch die Parameterzahl (z.B. als Freiheitsgrade) berücksichtigen. Bei den später folgenden Verfahren werden für diesen
Zweck P-Werte benutzt, die nach der Berechnung von LQ-Statistiken für bestimmte Modelle oder Modelleffekte anhand der χ^2-Verteilung bestimmt werden.

Für eine zeitgünstige Modellsuche bieten sich ausgehend von einem Ausgangsmodell der
Aufbau oder Abbau des Modells in Schritten bestimmter Art und Größe an. Hierbei kommen als Ausgangsmodell insbesondere das saturierte Modell, das sämtliche Effekte enthält, oder das Nullmodell in Betracht. Die hier vorzuschlagenden Verfahren können in
sog. "Grobsuchverfahren" und "Feinsuchverfahren" eingeteilt werden. Zur "Grobsuche"
werden die Verfahren gezählt, die nicht sämtliche hierarchische Modelle erreichen
können oder als Ergebnis ein verfeinerungsbedürftiges Modell erwarten lassen, weil
das Verfahren nichtiterativ abläuft. Bei der Feinsuche sind prinzipiell sämtliche

Modelle der Klasse erreichbar, Einschränkungen ergeben sich jedoch durch die Wahl des Ausgangsmodells. Da die "Feinsuche" i.d.R. aufwendiger ist als die "Grobsuche", liegt es nahe, das Ausgangsmodell für die "Feinsuche" mit einem geeigneten Grobsuchverfahren zu erzeugen.

6.2 Ablauf der Modellsuche

Nehmen wir an, daß die Variablenauswahl Gruppen mit drei bis zehn Variablen ergeben hat, dann ist pro Gruppe die entsprechende Kontingenztafel zu bilden, die alle Ausgangsdaten für die Modellsuche enthält. Im Rahmen der Modellsuche können dann verschiedene Verfahren nacheinander bzw. "aufeinander" eingesetzt werden, bis der Anwender ein Modell gefunden hat, das für ihn eine sinnvolle Hypothese darstellt. Abgesehen von der Verfügbarkeit der Verfahren hängt die Einsatzart der Verfahren im wesentlichen vom Benutzer und den von ihm einsetzbaren Ressourcen ab. Wie erwähnt ist der vorgeschaltete Einsatz von Grobsuchverfahren empfehlenswert, weil dadurch mit wenig Aufwand ein verbessertes Ausgangsmodell gefunden werden kann. Die Eignung eines solchen Ausgangsmodells ist allerdings i.d.R. erst nach der Feinsuche beurteilbar. Abb. 4 zeigt schematisch einen derartigen Ablauf: Zuerst wird das Modell stufenweise bis zur Stufe 6 aufgebaut (Grobsuche) und dann schrittweise (Feinsuche) abgebaut. Der Aufbau um eine Stufe ergänzt das Modell um sämtliche Terme der nächsthöheren Ordnung, während ein abbauender Schritt jeweils einen Einzelterm umfaßt.

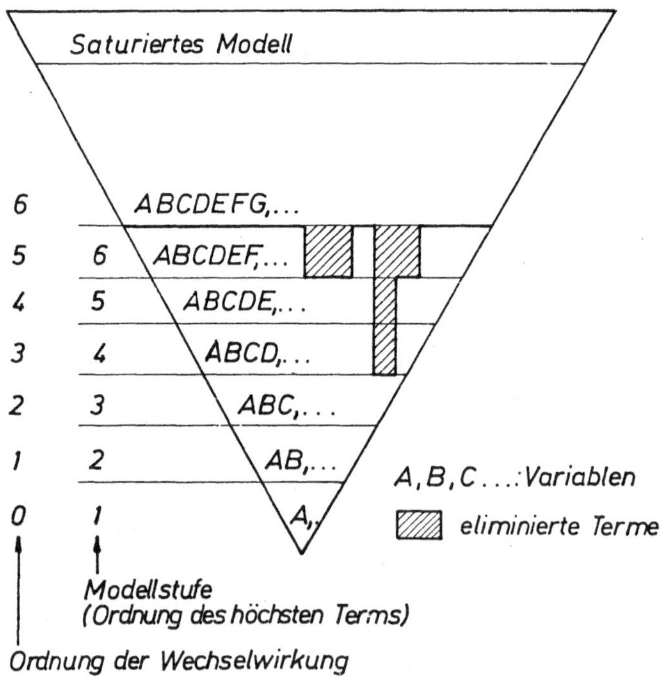

Abb. 4: Schema einer Modellsuche

Im folgenden sollen die in Betracht gezogenen, bzw. realisierten Modellsuchverfahren kurz dargestellt werden.

<u>Grobsuche</u>

(1) Stufenweiser Aufbau bzw. Abbau (GOODMAN [1971])

Es werden nur volle Modelle, d.h. Modelle mit sämtlichen Effekten bis zu einer bestimmten Ordnung, auf den entsprechenden Stufen geprüft. Das Anfangsmodell ist das Nullmodell bzw. das saturierte Modell. Der Abbruch des Verfahrens erfolgt bei der Stufe, die gerade die geforderte Güte der Anpassung des Modells erfüllt.

(2) Suche in multiplikativen Modellen (WERMUTH [1976])

Die multiplikativen Modelle bilden eine Teilmenge der hierarchischen log-linearen Modelle. Das Verfahren baut das saturierte Modell durch die Elimination der jeweils kleinsten bivariaten partiellen Assoziation ab, die zu einem multiplikativen Modell führt. Das Verfahren bricht bei mangelnder Güte der Anpassung für das Modell ab.

(3) Modellspezifizierung über Direktschätzung der Parameter des saturierten Modells (GOODMAN [1971])

Die Parameter für das saturierte Modell werden aus den beobachteten Häufigkeiten bestimmt. Der Verbleib oder Wegfall eines Effektes wird über den maximalen Absolutwert der zu dem Effekt gehörenden Parameter gesteuert. Die Problematik dieses Vorgehens liegt darin, daß das Wegfallen eines Effektes das Modell verändert, ohne daß diese Änderung bei der Entscheidung über die Herausnahme weiterer Effekte berücksichtigt wird. Ebenso findet keine Beachtung, daß nach der Herausnahme weiterer Effekte die Wiederaufnahme früherer Effekte geboten sein kann. Für die Erzeugung von hierarchischen Modellen müssen Nebenbedingungen eingeführt werden.

(4) Prüfung der marginalen und partialen Assoziationen für die Effekte des saturierten Modells (BROWN [1976])

Für jeden Effekt werden marginale und partiale Assoziationsterme geschätzt und anhand der P-Werte für die entsprechenden LQ-Statistiken ihrer Wichtigkeit nach beurteilt. Sind beide P-Werte eines Effekts kleiner/gleich einem vorgegebenen Niveau, dann soll der Effekt im Modell enthalten sein. Die Bildung hierarchischer Modelle muß wie bei Verfahren (3) durch Nebenbedingungen sichergestellt werden. Die dort erwähnte Problematik der Modellveränderung gilt hier auch.

<u>Feinsuche</u>

(5) Schrittweiser Aufbau bzw. Abbau (forward selection resp. backward elimination GOODMAN [1971])

Ist das Ausgangsmodell gut angepaßt, dann wird i.a. der schrittweise Abbau gewählt, andernfalls der schrittweise Aufbau. Für das jeweilige Ausgangsmodell werden (bei schrittweisem Aufbau) sämtliche hierarchisch möglichen (Aufbau-)

Einzelschritte überprüft. Für den Effekt, mit dem das erweitere Modell die beste
Anpassung erreicht, wird der P-Wert der zugehörigen LQ-Statistik für die Beurteilung der Verbesserung berechnet. Überschreitet der P-Wert ein vorgegebenes Niveau,
dann wird der aktuelle Schritt nicht ausgeführt und das Verfahren beendet. Der
schrittweise Abbau erfolgt analog.

(6) Schritte in wechselnder Richtung ("stepwise in the usual sense" GOODMAN [1971])
Das Verfahren besteht aus einer abwechselnden Anwendung des schrittweisen Auf-
baus bzw. Abbaus, d.h. nach jedem erfolgreich durchgeführten oder wegen Nichter-
füllung des Kriteriums unterlassenen Schritt wird die Richtung gewechselt. Die
Richtung des ersten Schrittes wählt der Anwender. Das Verfahren bricht ab, wenn
zwei aufeinanderfolgende Schritte nicht durchgeführt wurden.

(7) Ergänzungsverfahren
Die Grobverfahren (3) und (4) liefern nach einer Modifizierung außer der Menge
der sicher benötigten Effekte zusätzlich eine Menge von Effekten, deren Wichtigkeit für das Modell noch ungewiß ist, so daß eine weitere Prüfung erfolgen muß.
Diese kann nach Ordnung der Effekte als quasischrittweises Aufbauverfahren erfolgen.

7. Schlußbemerkung

Die vorgestellten Verfahren wurden im wesentlichen bereits an anderen Stellen vorgeschlagen, jedoch mangelt es bisher an ihrer angemessenen Einbindung in Auswertungskonzepte. Die bekannten Statistik-Pakete betonen die konfirmatorischen Aspekte der
Auswertung, auch wenn prinzipiell eine Methodengleichheit zur explorativen Analyse
besteht. Insbesondere fehlen die Verfahren zur Variablenauswahl für polychotome Merkmale und - mit Ausnahme von BMDP (DIXON and BROWN [1979]) - Verfahren zur Analyse
mehrdimensionaler Kontingenztafeln. Wir halten daher das Anbieten dieser Verfahren
in geschlossener Form für bedeutsam, wobei es uns sowohl auf die Verbindung von Variablenauswahl und Modellsuche als auch auf die Schaffung interaktiver Einsatzmöglich-
keiten ankommt. Die entsprechende Software befindet sich bei uns in Entwicklung, wobei aus Gründen des im 3. Kapitel dargestellten umfassenden Auswertungskonzeptes
eine Anbindung dieser Software an das Statistik-Paket BMDP erfolgt. Softwaretech-
nische Angaben sind bei BROSZIO und NAUMANN [1979] enthalten; eine detaillierte Beschreibung ist für einen zukünftigen Bericht vorgesehen.

Literatur

BIRCH, M.W. [1963]: Maximum Likelihood in Three-Way Contingency Tables. J. Roy.
    Statist. Soc. B 25 (1963) 220-233.
BISHOP, Y.M.M., FIENBERG, S.E., HOLLAND, P.W. [1975]: Discrete Multivariate Analysis
    - Theory and Practice. Cambridge, Mass.: MIT Press, 1975.
BOCK, H.H. [1980]: Explorative Datenanalyse (in diesem Band).

BROSZIO, E.P. und NAUMANN, K. [1979]: Ein Programmsystem für die Analyse von Assoziationsstrukturen. In: BARBER et al. (ed.): Medical Informatics Berlin 1979,
Proceedings.Berlin : Springer-Verlag, 1979.

BROWN, M.B. [1976]: Screening Effects in Multidimensional Contingency Tables. Applied
Statistics 25 (1976) 37-46.

DIXON, W.J. and BROWN, M.B.(eds.) [1979]: BMDP-79: Biomedical Computer Programs,
P-Series. Berkely: UCLA Press, 1979.

GOODMAN, L.A. [1971]: The Analysis of Multidimensional Contingency Tables. Stepwise
Procedures and Direct Estimation Methods for Building Models for Multiple Classifications. Technometrics 13 (1971) 33-61.

GRIZZLE, J.E., STARMER, C.F., KOCH, G.G. [1969]: Analysis of Categorical Data by
Linear Models. Biometrics 25 (1969) 489-504.

HAVRANEK, T. [1980]: Some Comments on the GUHA Procedures (in diesem Band).

LEHMACHER, W. [1980]: Die Konfigurationsfrequenzanalyse qualitativer Daten als explorative Methode (in diesem Band)

RECHENBERG, H.v. [1979]: Erkennung von Einflußfaktoren durch Kontingenztafelanalysen
bei Früherkennungsuntersuchungen. In: EIMEREN, NEISS (Hrsg.): Probleme einer
systematischen Früherkennung. Berlin: Springer, 1979.

VICTOR, N. [1980]: Stellung der explorativen Datenanalyse (EDA) im Rahmen der Statistik (in diesem Band).

WERMUTH, N. [1976]: Model Search Among Multiplicative Models. Biometrics 32 (1976)
253-263.

ZENTGRAF, R., NOWAK, H. [1980]: Voraussetzungen und Grenzen der explorativen Datenanalyse (in diesem Band).

N. VICTOR,
E.P. BROSZIO,
K. NAUMANN
Abteilung Biomathematik
FB 18 / Universität Gießen
Heinrich-Buff-Ring 44
D-6300 Gießen

AUFGABEN DER EXPLORATIVEN DATENANALYSE IN DER MEDIZINISCHEN QUALITÄTSSICHERUNG*

H.K. SELBMANN und W. WARNCKE

Institut für Medizinische Informationsverarbeitung, Statistik und Biomathematik
Universität München

ZUSAMMENFASSUNG

Anhand des Bi-Cycle-Modells der Qualitätssicherung ärztlichen Handelns
von C.R. Brown lassen sich die Anwendungsfelder der explorativen Datenanalyse beschreiben. Dazu gehören die Entwicklung von Qualitätsmaßen,
das Erkennen von auffälligen Verhaltensweisen in den Kliniken, die
Unterstützung der Kausalanalysen der erkannten und verifizierten Probleme, die Messung der Effektivität von Interventionsmaßnahmen und die
epidemiologische Analyse des ärztlichen Handelns zu Fortbildungszwecken.
An dem Beispiel der Therapie vorzeitiger Wehen werden die Schwierigkeiten aufgezeigt, die bei der Definition von Standards, bei der Beschreibung von Therapiestrategien, bei der Entwicklung von Qualitätsmaßen und bei internen und externen Klinikvergleichen vorhanden sind.

Die Möglichkeiten komplexer Analysenmethoden wie Clusteranalysen,
loglineare oder logistische Modelle sollten in der Qualitätssicherung
ärztlichen Handelns nicht überschätzt werden.

*) gefördert von der Robert-Bosch-Stifung

Einleitung

Explorative Datenanalyse wurde von Andrews (1) definiert als 'manipu-
lation, summarization, and display of data to make them more compre-
hensible to human minds, thus uncovering underlying structures in the
data and detecting important departures from that structure'. Besonders
das 'Aufdecken wichtiger Unterschiede in den beobachteten Strukturen'
und das 'Zugänglichmachen für den menschlichen Verstand' lassen die
explorativen Verfahren als geeignete Datenanalyseinstrumente in der
medizinischen Qualitätssicherung erscheinen.

Unter medizinischer Qualitätssicherung sei hier die Sicherung der
Qualität ärztlichen Handelns und weniger die Qualitätskontrolle medizi-
nisch-technischer Geräte verstanden, wohl wissend, daß das Funktionie-
ren der Qualitätskontrolle im technischen Bereich (Labor, Röntgendia-
gnostik etc.) eine wesentliche Voraussetzung für eine gute Qualität
ärztlichen Handelns ist. Der medizin-technische Bereich ist als ein
Sonderproblem der Qualitätssicherung ärztlichen Handelns anzusehen. Die
Abgrenzungen sind jedoch unscharf, wie z.B. die Sicherung der Befun-
dungsqualität in der Pathologie zeigt, wo ohne medizinische und für das
ärztliche Handeln relevante Informationen eine sinnvolle Qualitätssicherung kaum betrieben werden kann.

Anwendungsfelder

Das Bi-Cycle-Modell von
Brown (2) beschreibt die
einzelnen Schritte, die
im Rahmen einer routine-
mäßigen Qualitätssiche-
rung ärztlichen Handelns
durchlaufen werden müssen
(Abb. 1).
Nach der Zieldefiniton,
die global oder bereits
problemorientiert sein
kann, und der Festlegung
von Kriterien und Stan-
dards folgt das Beobach-
ten des ärztlichen Han-
delns. Daran schließt

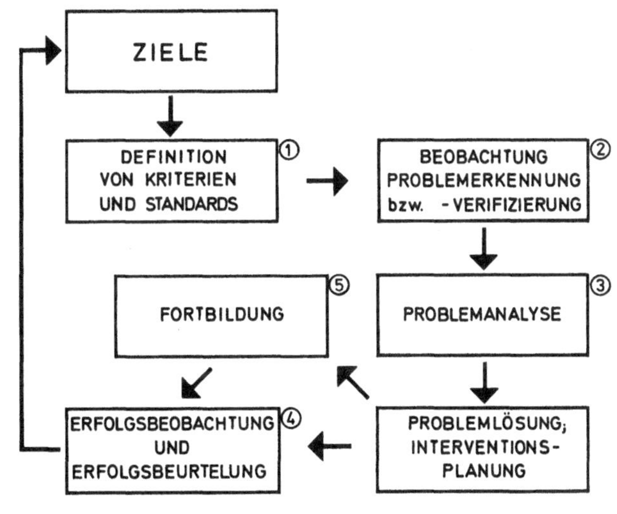

Abb. 1: Modifiziertes Bi-Cycle-Modell der Qualitäts = sicherung nach C. R. Brown

sich die Problemerkennung bzw. -verifizierung und dessen Analyse an. Im
Anschluß an die Problemlösung und die evtl. notwendige Intervention
sollte dann eine Effektivitätsanalyse erfolgen, bevor man sich wieder
neuen Zielen widmet.

Komaroff (6) sagte 1978 sinngemäß: "Die Ärzte sind zur Qualitätssicherung aufgefordert, bevor sie wissen, wie sie es anstellen sollen".
Dies kennzeichnet in der Tat die Situation der Qualitätssicherung
ärztlichen Handelns auch 1980, gleichzeitig aber auch die Erwartungs-
haltung der Ärzte an die explorative Datenanalyse. Sie soll (vgl.
Ziffern in Abb.1):

1. Qualitätsmaße entwickeln helfen,
2. Abweichungen von akademischen oder statistischen Standards
   aufdecken und Signale zum Handeln setzen,
3. die Kausalanalysen der erkannten Probleme unterstützen,
4. zur Interventionsmessung und Effektivitätsanalyse beitragen und
5. epidemiologische Informationen über das ärztliche Handeln
   wie Verhaltensmuster, Kennziffern und dergleichen für
   Fortbildungszwecke liefern.

Im Vertrauen auf die Leistungsfähigkeit der explorativen Datenanalyse
werden zur Zeit Beobachtungsstudien durchgeführt, begonnen oder geplant, in denen Extrakte über den Behandlungsprozeß aus Krankenge-
schichten gezogen oder von Ärzten simultan erfaßt werden, in der
Hoffnung, die gesammelten Daten würden, richtig analysiert eine Aussage zur Qualität erlauben. Ausgangspunkt ist dabei i.a. ein Erhebungs-
bogen, der möglichst nur die vermeintlich wichtigsten qualitätsrele-
vanten Fragen enthält - eine Domäne der Itemanalysen also. Jedoch hier
beginnt bereits das Problem. Was ist qualitätsrelevant? Ein Beispiel
mag die Schwierigkeiten verdeutlichen.

Verhaltensmuster

Eines der Hauptprobleme in der Perinatologie sind Wehen vor der 37. Woche, die oft zu Frühgeburten mit erhöhter Morbidität und Mortalität
führen. In vereinfachter Form läßt sich die Behandlungsstrategie für
vorzeitige Wehen wie in Abb.2 darstellen.

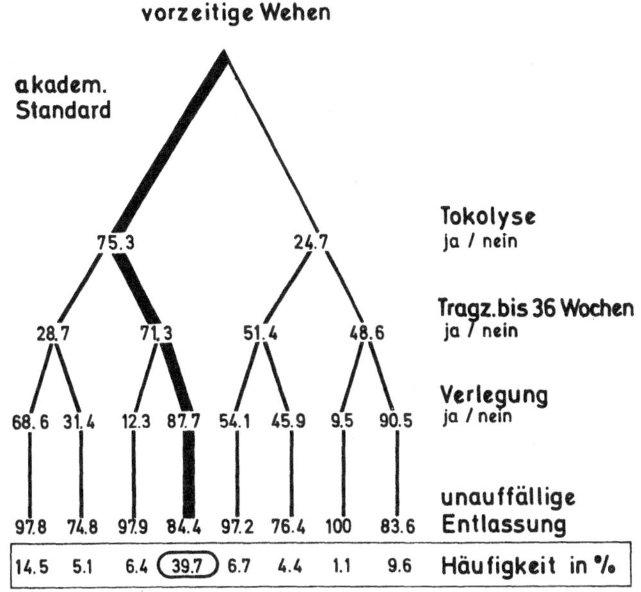

Abb. 2: Vereinfachte Behandlungsstrategie für vorzeitige Wehen (MPS 1978, N = 2109)

Gegen vorzeitige Wehen wird mit Wehenhemmern angegangen, wobei die Geburt soweit hinausgezögert wird, bis das Ungeborene über eine ausreichende Reife verfügt. Im allgemeinen ist dies nach der 36. Woche der Fall. Frühgeburtlichkeit ist wiederum eine Indikation für die Verlegung in die Kinderklinik, aus der die Kinder möglichst unauffällig entlassen werden sollten.

Die eben beschriebene Strategie entspricht einem vereinfachten akademischen Standard, von dem, wie die Daten der Münchner Perinatalstudie (8) zeigen, oft abgewichen wird. Nur 39,7% aller Schwangerschaften mit vorzeitigen Wehen endeten sozusagen nach Plan. Die Diskrepanz zwischen akademischem Standard und der Realität kann zwei Ursachen haben: entweder entspricht die Praxis nicht der idealen Behandlungsstrategie und ist verbesserungswürdig, d.h. Abweichungen sind qualitätsrelevant, oder der akademische Standard enthält nicht alle Eventualitäten, die in der Praxis auftreten können. Das Behandlungsmodell läßt sich sicher durch die Berücksichtigung von Zweitsymptomen, Kontraindikationen oder Begleittherapien vervollkommen, wobei die explorative Datenanalyse bei der Modellsuche wesentliche Dienste leisten kann. Zielkriterium ist

dabei eine Minimierung des Unterschieds zwischen akademischem Standard
und Realität. Eine deterministische und allgemein gültige Behandlungsstrategie ist jedoch nicht zu erwarten. Greenfield hat dennoch für ca.
50 Gesundheitsprobleme wesentlich detailliertere Verhaltensmuster erstellt (z.B. 3, 4, 5).

Zwei weitere Besonderheiten zeichnen die Suche nach Verhaltensmustern
aus: die zeitliche Abfolge und die unterschiedliche Wertigkeit und Bedeutung der Items. Items, die den Prozeß beschreiben, wechseln sich
mit solchen ab, die eine Aussage zum Ergebnis, dem Outcome, machen. Bei
den Prozeßdaten handelt es sich i.a. um harte Daten, die jedoch einer
Indikationsvariabilität unterliegen, während outcomebezogene Daten oft
weich bzw. unscharf und unvollständig sind. Beispielsweise beschreibt
die Tragzeit nur unvollkommen den Reifegrad eines Neugeborenen und auch
die auffällige Entlassung bedarf einer genauen Definition. Auf die Entwicklung von Gesundheitsindizes und die dazu notwendigen explorativen
Datenanalysen sei hier nur am Rande hingewiesen.

Qualitätsmaße

Der nächste Schritt nach dem Erkennen von Verhaltensmustern ist deren
Vermessen mit dem Ziel, die Verhaltensweisen und Ergebnisse verschiedener Kliniken miteinander vergleichen zu können. In Abb. 3 sind die Be-
handlungsstrategien von 2 verschiedenen Kliniken bei vorzeitigen Wehen
widergegeben.

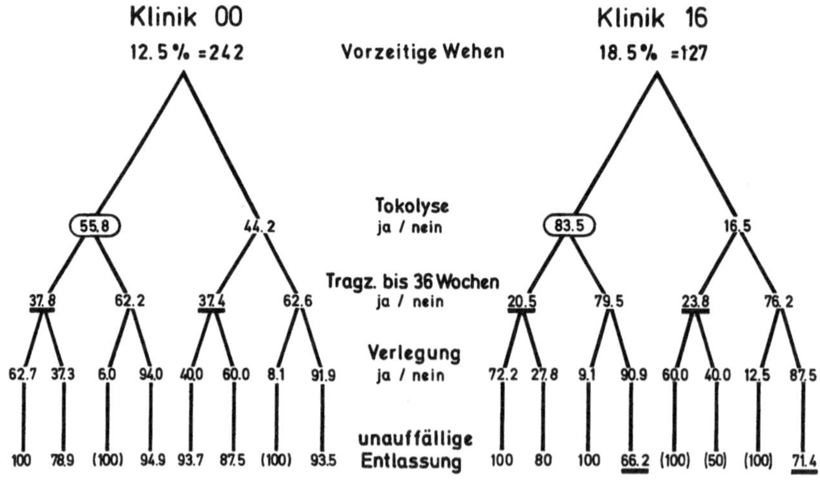

Abb. 3: Verhaltensmuster bei vorzeitigen Wehen in 2 Kliniken (MPS 1978)

Es fällt auf, daß in der einen Klinik nur 55,8%, in der anderen Klinik
aber 83,5% Tokolysen nach vorzeitigen Wehen durchgeführt werden. Auch
die Therapieergebnisse scheinen unterschiedlich zu sein. Der subjektiv
erkennbare Unterschied zwischen den beiden Kliniken sollte durch Qualitätsmaße quantifiziert werden. Dies ist umso wichtiger, je differen-
zierter die Verhaltensmuster sind. Im vorliegenden einfachen Beispiel
könnte man sich noch mit Verteilungsvergleichen behelfen.

In der Literatur über die Qualitätssicherung haben sich eine Reihe von
Verfahren zur Qualitätsmessung eingebürgert, von denen die Abbildung 4
eine Auswahl zeigt.

PROZESS-SCORE (0 - 2):

    DURCHSCHNITTLICHE ANZAHL VON TOKOLYSEN NACH VORZEITIGEN
    WEHEN UND VERLEGUNGEN NACH FRÜHGEBURTLICHKEIT

OUTCOME-SCORE (0 - 2):

    DURCHSCHNITTLICHE ANZAHL REIFGEBORENER KINDER NACH
    VORZEITIGEN WEHEN UND UNAUFFÄLLIG ENTLASSENER KINDER

OUTCOME-QUALITÄT (%):

    RATE UNAUFFÄLLIG ENTLASSENER KINDER

OUTCOME-QUALITÄT (%):

    RATE UNAUFFÄLLIG ENTLASSENER KINDER NACH AKADEMISCHEM
    STANDARD

OUTCOME-QUALITÄT (%):

    INDIREKT STANDARDISIERTE RATE UNAUFFÄLLIG ENTLASSENER
    KINDER

ABB.4: BEISPIELE KLINIKBEZOGENER QUALITÄTSMASSE

Die Konstruktion der Qualitätsmaße erfolgt i.a. empirisch, Validierungs-
studien werden selten durchgeführt. Das Ergebnis ist oftmals die für
die Autoren frustrierende Aussage: Prozeß- und Outcome-Score sind nicht
korreliert. Auch die von uns beispielhaft konstruierten Prozeß- und
Outcome-Scores zeigen keinen auffälligen Zusammenhang der beiden Maße.

Die Abbildung 5 vermittelt einen Eindruck von der Variationsbreite
der Kliniken und erste Anhaltspunkte über Extrempositionen.

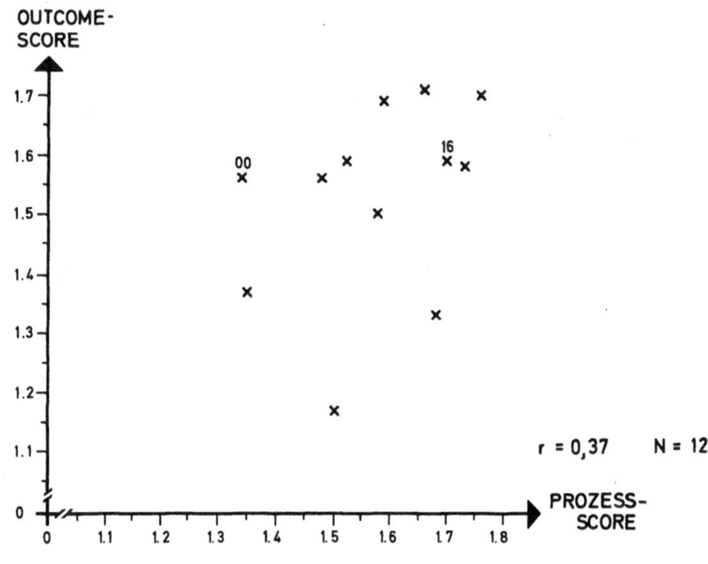

Abb. 5: **Zusammenhang zwischen Prozeß- und Outcome-Score
(MPS 1978, Kliniken über 800 Geburten)**

Zur Konstruktion valider auch mehrdimensionaler Qualitätsmaße sind spezielle Studien notwendig, bei denen die Qualität bei jedem einzelnen
Fall z.B. durch Experten beurteilt wird. Mit Regressionsanalysen,
logistischen Modellen oder auch Diskriminanzanalysen können dann meist
lineare Modelle zur expliziten Qualitätsbeurteilung entwickelt werden.
Auf diesem Gebiet ist in nächster Zeit noch einige Arbeit zu investieren.

Monitoring

Etwas lösen von der kausalen Betrachtungsweise der Qualität kann man
sich bei der routinemäßigen Beobachtung der Kliniken und dem Erkennen
von auffälligen Verhaltensweisen oder Ergebnissen. Hier gilt es, ähnlich wie in der Laboratoriumsdiagnostik, ein Alarmsystem zu schaffen,
das mit möglichst hoher Sensitivität auf Abweichungen von statistischen oder akademischen Normen hinweist. Eine Aussage über die Güte
der Qualität muß damit nicht unbedingt verbunden sein. Diese Alarm-
systeme können auf verschiedenen Aggregationsebenen wirken. Sie können
z.B. alle Diagnosen einer Klinik, einzelne Krankheitsbilder oder nur
Symptome betreffen.

Klinikvergleiche leiden unter 2 Schwierigkeiten: der unterschiedlichen
Fallzahl pro Klinik - Kliniken mit wenigen Fällen entziehen sich z.B.
einer statistischen Beurteilung - und der Heterogenität des Patienten-
gutes. Durch Absenken des Aggregationslevels und Einengung des Patien-
tengutes wird die Homogenität sicher verbessert. Aber dennoch bleiben
im allgemeinen Restheterogenitäten erhalten - siehe das Beispiel der
vorzeitigen Wehen -, die durch statistische Verfahren korrigiert werden
müssen.

In der Onkologie ist ein Staging der Tumoren üblich, bei dem die Patienten unterschiedlichen prognostischen Schweregraden zugeteilt werden.
Dies läßt sich z.B. auch auf die Qualitätssicherung übertragen, wobei
anstelle des Prognosemaßes ein Qualitätsmaß tritt. In verschiedenen
amerikanischen Studien wird für eine solche Gruppenbildung ein spezielles Clusteranalyseverfahren (7) eingesetzt, das nach Angabe möglicher
die Heterogenität verursachender Faktoren homogene Gruppen bezüglich
des Qualitätsmaßes bildet. Bei den vorzeitigen Wehen könnten solche
Einflußgrößen etwa der Zeitpunkt der ersten Wehen oder Begleitsymptome
sein.

Nebenbei bemerkt haben Mills und Mitarbeiter mit diesem Verfahren in
einer Mammutanalyse bei 66.000 Patienten die Einzeldiagnosen des ICD
in 330 bezüglich der Kosten homogene Diagnosegruppen zerlegt, die erst
dann zur Grundlage vieler Aktivitäten im Rahmen der Qualitätssicherung
wurden, nachdem, wie die Autoren schreiben, der medizinische Sinn der
neuen Gruppendefinitionen untersucht worden war. Uns scheint dieses
Verfahren ebenso heuristisch und nur mit Vorsicht genießbar zu sein
wie etwa das AID-Verfahren von Sonquist (9).

Das Staging bietet auf der einen Seite also die Möglichkeit, die Klinikvergleiche auf homogenere Untergruppen zu beschränken und hierfür
differenzierte akademische Standards zu entwickeln, auf der anderen
Seite kann durch indirekte Standardisierung die unterschiedliche Be-
setzungshäufigkeit der einzelnen Klassen zwischen den Kliniken ausgeglichen werden.

Bei kleinen Patientenzahlen und mehreren zu berücksichtigenden Faktoren
ist ein Regressionsmodell der indirekten Standardisierung überlegen.
Die Abweichung des beobachteten Qualitätsmaßes der Klinik von dem durch
die Modelle geschätzten Maß läßt sich jedoch bei beiden Verfahren zur

Beurteilung der Auffälligkeit heranziehen. Hierzu sind im Einzelfall
Vertrauensbereiche oder besser Auffälligkeitsbereiche zu konstruieren.
Williams (10) analysierte in einem weiteren Schritt diese Abweichungen,
indem er auf der aggregierten Klinikebene unter den klinikspezifischen
Struktur- und Prozeßmerkmalen mit Hilfe der linearen Regression nach
Ursachen für die Variabilität der Abweichungen suchte.

Intraindividuelle Vergleiche

Eine andere Möglichkeit zur Aufdeckung von Abweichungen sind intra-
individuelle Klinikvergleiche, wenn die Kliniken längere Zeit beobachtet
wurden. Die Modellierung der zeitlichen Veränderungen erfolgt i.a. mit
Regressionsmodellen. Solche Klinikverlaufsanalysen sind notwendig, um
den Effekt der Interventionen zur Qualitätsverbesserung abzuschätzen.
Gerade in Bereichen, in denen ein säkularer Trend herrscht, ist es un-
erläßlich, bei den Interventionsanalysen diese von den Interventions-
effekten abzugrenzen. Bei dem Bemühen, kausal interpretierbare Modelle
anzupassen, sollte man jedoch nicht die Möglichkeiten von erweiterten
stochastischen Modellen außer Acht lassen. Seltene Ereignisse wie peri-
natale Todesfälle treten in den Augen der Kliniken oftmals geklumpt
auf, was dann schnell mit qualitativ schlechter medizinischer Versorgung
gleichgesetzt wird. Poisson oder Bernoulli-Prozesse bieten eine Möglichkeit, diese Klumpung zu untersuchen.

Auf den Einsatz von explorativen Datenanalysen bei der Problemana-
lyse braucht nicht besonders hingewiesen zu werden. Anwendungsfelder
und Verfahren unterscheiden sich hier nicht wesentlich von denen
in anderen Teilgebieten der medizinischen Statistik. Auch die hier
häufig eingesetzte Paarbildung für Fall-Kontroll-Studien und deren
Analyse gehören zu den Aufgaben der explorativen Datenanalyse.

Schlußbemerkung

Die mit Sicherheit unvollständige Übersicht über Anwendungsfelder der
explorativen Datenanalyse in der Qualitätssicherung ärztlichen Handelns
zeigt, daß hier besondere Anforderungen an sie gestellt werden.

Wie kaum in einem anderen Teilgebiet der medizinischen Statistik muß
die explorative Datenanalyse hier durch medizinisches Wissen gesteuert
werden. Ob eine Algorithmisierung dieser Steuerung gelingt, ist aber
zu bezweifeln. Immerhin könnte man sich vorstellen, daß denkbare oder

bekannte Assoziationen in einer Faktenbank gespeichert werden, die
ihrerseits in explorativen Datenanalysen die Modellentwicklung beeinflußt. In gewissem Sinn könnte man sich sogar lernende Datenanalysen
vorstellen.

Als zweite Anforderung ergibt sich die routinemäßige Anwendbarkeit.
Das gilt sowohl für das Betreiben eines Alarmsystems, dessen Ziel-
kriterien und Algorithmen periodisch modifiziert und auf den neue-
sten Stand gebracht werden müssen, als auch für die Problemanalysen,
die von klinischen Epidemiologen regelmäßig zu unterschiedlichen
Fragestellungen durchgeführt werden müssen.
Als dritte Besonderheit ist der Zwang zur Lieferung handlungsrele-
vanter Ergebnisse zu nennen, die zumindest die Kausalanalyse durch
den Mediziner unterstützen sollten.
Und schließlich ist da noch die Forderung nach Durchschaubarkeit
der Analyseschritte. Die Verwendung komplizierter Analysenmethoden
erhöht in der Qualitätssicherung nicht unbedingt die Akzeptanz der
Ergebnisse durch den Arzt, wenn er die Analysen nicht nachvoll-
ziehen bzw. die Ergebnisse nicht interpretieren kann.

Die Möglichkeiten komplexer Analysenmethoden wie Clusteranalysen,
loglineare Modelle etc. in der Qualitätssicherung ärztlichen
Handelns sollten daher nicht überschätzt werden. Erst das richtige
Zusammenwirken zwischen dem methodischen Können und dem fachlichen
Wissen wird hier Erfolge zeigen.

Literatur:

(1) Andrews, D.F.: Data Analysis, Exploratory:
     In: Kruskal, H.W.; Tanur, J.M.: International
     Encyclopedia of Statistics. Bd. 1, The Free Press,
     New York.

(2) Brown, C.R.; McConkey, R.: The quality assurance system:
     In: Ertel, P.Y.; Aldridge, M.G.: Medical Peer Review.
     The C.V. Mosby Company, Saint Louis, 1977.

(3) Greenfield, S.; et al.: Peer Review by Criteria Mapping:
     Criteria for Diabetes Mellitus.
     Ann. Inter. Med., 83(1975), 761-770.

(4) Greenfield, S.; et al.: The Clinical Investigation and
     Management of Chest Pain in an Emergency Department.
     Medical Care 15(1977), 898-905.

(5) Greenfield, S.; et al.: Development of Outcome Criteria
     and Standards to Assess the Quality of Care for Patients
     with Osteoarthrosis.
     J. Chron. Dis., 31(1978), 375-388.

(6) Komaroff, A.L.: The PSRO, Quality Assurance Blues.
     New Engl. J. Med, 298(1978), 1194-1196.

(7) Mills, R.; et al.: AUTOGRP: An Interactive Computer
     System for the Analysis of Health Care Data.
     Medical Care, 14(1976), 603-615.

(8) Selbmann, H.-K.; et al.: Münchner Perinatal-Studie 1975-1977.
     Schriftenreihe des Zentralinstituts für die kassenärzt-
     liche Versorgung in der Bundesrepublik Deutschland,
     Bd. 17, Deutscher Ärzte-Verlag GmbH, 1980.

(9) Sonquist, J.A.: Multivariate Model Building - The
     Validation of a Search Strategy.
     Survey Research Center of the Institute of Social Research.
     The University of Michigan, Ann Arbor, 1975.

(10) Williams, R.L.: Measuring the Effectiveness of Perinatal Care.
     Community and Organization Research Institute,
     University of California, Santa Barbara, 1977.

PD Dr. H.-K. Selbmann
Dipl.-Math. W. Warncke
Inst. f. Med. Informationsverarbeitung,
Statistik und Biomathematik
Marchioninistr. 15

D - 8000 München 70

WELCHES MODELL PASST ZU DEN DATEN ?

A. NEISS
Institut für Medizinische Statistik und Epidemiologie
Technische Universität München

Einleitung

Das Thema "Daten und Modelle" begegnet dem beratenden Statistiker in
verschiedenen Variationen.

1. Daten aber keine Modelle:
   Der Anwender bringt zur Beratung Daten mit und möchte vom
   Statistiker gern ein Modell haben, das zu diesen Daten paßt.
   Beispiel: Nach oraler Gabe eines Medikaments wird zu verschiedenen
   Zeitpunkten der Wirkstoffgehalt im Blut bestimmt. Gesucht ist ein
   pharmakokinetisches Modell für die Höhe des Blutspiegels in Ab-
   hängigkeit von der Zeit.

2. Daten und verschiedene Modelle:
   Neben den Daten liegen auch (z.B. aufgrund von Vorwissen) alterna-
   tive Modelle vor, und der Statistiker soll die adäquate Alterna-
   tive auswählen.
   Beispiel: Neben den Blutspiegelwerten wie unter 1. liefert der
   Anwender noch zwei Modellvorschläge: 2-Compartment-Modell (Magen-
   Darm-Trakt und Blut) bzw. 3-Compartment-Modell (Magen-Darm-Trakt,
   Blut und "tiefes" Compartment).

3. Verschiedene Modelle aber keine Daten:
   In dieser Situation soll der Statistiker einen (in einem bestimmten Sinne optimalen) Versuchsplan zur Gewinnung von Daten liefern,
   mit denen man unter den konkurrierenden Modellen das adäquate auswählen kann.
   Beispiel: Der Anwender hat, wie unter 2., zwei Modellvorstellungen
   und möchte vom Statistiker wissen, zu welchen Zeitpunkten er die
   Blutspiegelwerte bestimmen soll, um sich für eines der Modelle entscheiden zu können.

4. Weder Daten noch Modelle:
   Hier möchte der Anwender vom Statistiker wissen, welche Daten er
   sammeln soll, um bestimmte Eigenschaften des Modells, das er nicht
   kennt und an dem er primär auch nicht interessiert ist, aufzu-

decken.
Beispiel: Gesucht ist der Zeitpunkt, zu dem der Wirkstoffgehalt
im Blut am höchsten ist. Wann sollen Blutproben entnommen werden,
um diesen Zeitpunkt möglichst ökonomisch zu bestimmen?

Im folgenden werden an einem einfachen Beispiel die Probleme aufgezeigt, mit denen sich der Statistiker auseinandersetzen muß, wenn er
zu vorgegebenen Daten ein passendes Modell vorschlagen soll. Zur Be-
arbeitung der Punkte 2. und 3. sei auf die Bibliografie von Basilio
de B. PEREIRA (1977) verwiesen. Die in Punkt 4. angesprochenen Probleme können z.B. mit Verfahren der stochastischen Approximation angegangen werden. Ein interessanter Ansatz für diese Fragen findet sich
auch in einer Arbeit von G.E.P. BOX und J.S. HUNTER (1957).

<u>Beispiel:</u>

In der folgenden Tabelle sind die Ergebnisse eines Experiments mit
Bienen zusammengestellt[*].

Dosis D	Anzahl der behandelten Bienen	Anzahl der gestorbenen Bienen	Anteil der gestorbenen Bienen [in %] W
30	200	1	0.5
40	220	6	2.7
50	220	9	4.1
60	250	42	16.8
70	230	67	29.1

Bienen einer bestimmten Art wurden verschiedenen Dosen eines Pflanzenschutzmittels ausgesetzt. Nach einer bestimmten Zeit wurde gezählt,
wie viele Bienen gestorben waren. Der Experimentator ist nun an einem
Modell interessiert, das zu den gewonnenen Daten am besten paßt.
Bevor man diese Aufgabe lösen kann, muß man festlegen, was man unter
einem Modell verstehen will. Im folgenden soll ein Modell eine mathe-
matische Funktion sein, die den Zusammenhang zwischen Dosis und Wir-

---

[*] Für die Überlassung der Daten danke ich Herrn K. Ulm und
Herrn K. Wahl.

kung beschreibt. Je nachdem, welche Forderungen man an das Modell
stellt, wird man unterschiedliche Funktionen erhalten. Die Forderungen hängen davon ab, welche Kenntnisse über das den Daten zugrunde
liegende biologische Phänomen vorliegen. Hat man überhaupt keine Informationen über das Sachproblem, so kann man nur nach kosmetischen
und nach praktischen Gesichtspunkten vorgehen. So könnte man als Modell ein Polynom 4. Grades

$$(M\ 1) \qquad W = \sum_{i=o}^{4} \alpha_i D^i$$

vorschlagen. Diese Funktion hat den Vorteil, daß sie, wenn man will,
durch alle Beobachtungspunkte geht, und daß man die Koeffizienten
α_i leicht (mit der Lagrangeschen Interpolationsformel) aus den Daten bestimmen kann. Das Differenzieren und Integrieren von Polynomen macht
bekanntlich ebenfalls keine Schwierigkeiten.
Ist bekannt, daß die Daten aus einem Experiment mit biologischen Ver-
suchseinheiten stammen, so weiß der erfahrene Statistiker, daß die
Meßwerte streuen können und wird deshalb eine Funktion vorschlagen,
die nicht durch jeden Beobachtungspunkt zu gehen braucht. So könnte
man hier als Modell ein Polynom 2. Grades

$$(M\ 2) \qquad W = \beta_o + \beta_1 D + \beta_2 D^2$$

diskutieren. Die Koeffizienten β_o, β_1 und β_2 kann man leicht mit Hilfe
der Methode der kleinsten Quadrate bestimmen.
M 2 hat zwar, wie auch M 1, als Polynom eine Reihe angenehmer Eigen-
schaften, aber auch eine sehr störende: Da Polynome bekanntlich keine
Asymptosen haben, kann für bestimmte Dosisbereiche die Wirkung nega-
tiv werden oder über 100% ansteigen. Auch kann es bei Verwendung von
Polynomen vorkommen, daß mit wachsender Dosis die Wirkung erst zu-
und dann wieder abnimmt. Um diese Effekte zu vermeiden, wird man als
Modell eine zwischen O und 1 monoton wachsende Funktion wählen. Eine
Funktion mit diesen Eigenschaften ist das logistische Modell

$$(M\ 3) \qquad W = [1+\exp(-\gamma_o-\gamma_1 D)]^{-1}.$$

Die Koeffizienten γ_o und γ_1 kann man mit der Maximum-Likelihood-
Methode bestimmen. Man hat dazu ein nichtlineares Gleichungssystem
zu lösen. D.h. man muß hier zwar mehr Rechenaufwand investieren, hat

aber dafür ein Modell, das besser das biologische Phänomen beschreibt
als die beiden anderen Vorschläge.

Den 3 Modellen M 1, M 2 und M 3 ist gemeinsam, daß sie beschreibende
und keine erklärende Modelle sind. Man kann zwar die Modellparameter
aus den Daten berechnen, man kann sie aber ohne weiteres Eindringen
in die biologische Problematik nicht biologisch interpretieren.
Der Statistiker sollte immer versuchen, dem Anwender ein Modell mit
biologisch interpretierbaren Parametern anzubieten. Dazu ist natürlich auch die Mitarbeit des Anwenders erforderlich.

Im folgenden soll nun gezeigt werden, wie man für das vorliegende Problem der Beschreibung des Dosis-Wirkungs-Zusammenhanges ein Modell
konstruieren kann, dessen Parameter biologisch gedeutet werden können.
Die Idee für diese Herleitung stammt von DRUCKREY. Man geht dabei von
der Vorstellung aus, daß die Moleküle des Pflanzenschutzmittels im
Körper der Bienen sog. Rezeptoren besetzen und die körpereigene Ab-
wehr versucht, dies zu verhindern. Die erzielte Wirkung soll dann dem
Anteil der besetzten Rezeptoren entsprechen.
R bzw. R_o soll die Anzahl der besetzten bzw. der insgesamt vorhandenen
Rezeptoren bezeichnen, c/R_o die relative molare Konzentration des
Giftes und n die Anzahl der Giftmoleküle, die zur Besetzung eines
Rezeptors erforderlich sind. Für die vom Gift verursachte Veränderung
von R soll

$$\frac{dR}{dt} = \tau (R_o - R) \left(\frac{c}{R_o}\right)^n$$

gelten. Der von der körpereigenen Abwehr bewirkte Effekt soll durch

$$\frac{dR}{dt} = -\tau' R$$

ausgedrückt werden können (τ und τ' sind Proportionalitätskonstante).
Sind beide Prozesse im Gleichgewicht, so gilt

$$\tau (R_o - R) \left(\frac{c}{R_o}\right)^n - \tau' R = o.$$

Setzt man $D := c/R_o$ und $W := R/R_o$, so erhält man als Dosis-Wirkungs-
beziehung

$$W = [1 + \exp(-\ln \tau / \tau' - n \cdot \ln D)]^{-1}.$$

D.h. die logistische Funktion beschreibt bei diesem Ansatz den
Zusammenhang zwischen dem Logarithmus der Dosis und der Wirkung.

Schlußbemerkung

Wenn auch der Anwender häufig den Statistiker fragt, welches Modell
zu seinen Daten paßt, so will er doch meistens etwas anderes wissen.
Er möchte nämlich ein Modell geliefert bekommen, das die Verhältnisse
in der Grundgesamtheit, aus der die Daten stammen, adäquat beschreibt.
Der Statistiker kann diesen Aspekt z.B. dadurch berücksichtigen, daß
er für die Modellparameter einen gemeinsamen Konfidenzbereich be-
stimmt und daraus die möglichen Kurvenverläufe herleitet.
Dem Anwender ist zu empfehlen, daß er das vom Statistiker gelieferte
Modell durch neue Untersuchungen erprobt. Ein Gütekriterium für das
Modell ist z.B. die Vorhersagbarkeit neuer   Beobachtungen bzw. die
Konsistenz mit Modellen aus Datensätzen, die aus ähnlichen Unter-
suchungen stammen.

Literatur

BOX, G.E.P., and HUNTER, J.S. (1957):
   Multifactor experimental designs for exploring response surfaces
   Ann.Math.Stat.28, 195-241

PEREIRA, B. de B. (1977):
   Discriminating among Seperate Models: a Bibliography,
   International Statistical Review 45, 163-172

Prof. Dr. Dr. A. Neiß
Institut für Medizinische Statistik
und Epidemiologie der
Technischen Universität München
Sternwartstr. 2
D - 8000 München 80

KAPITEL 3

METHODISCHE ANSÄTZE

DIE KONFIGURATIONSFREQUENZANALYSE QUALITATIVER DATEN ALS EXPLORATIVE METHODE

W. LEHMACHER

Institut für Medizinische Informatik und Systemforschung

Gesellschaft für Strahlen- und Umweltforschung

München

ZUSAMMENFASSUNG

Die Konfigurationsfrequenzanalyse (KFA) nach KRAUTH und LIENERT als
eine Methode zur Auffindung von über- bzw. unterfrequentierten Zellen (Typen bzw. Antitypen) in multivariaten Kontingenztafeln wird
in ihren Grundprinzipien und wichtigsten Anwendungen vorgestellt,
Anschließend werden Ergänzungen dazu, die einen wesentlich effizienteren Typennachweis ermöglichen, aufgezeigt. Dann wird darauf
hingewiesen, daß die KFA zwar eine andere Intention verfolgt, aber
formal ein Spezialfall der Residualanalyse nach HABERMAN ist;
dadurch werden sofort natürliche Verallgemeinerungen der KFA er-
sichtlich, die es gestatten, über- bzw. unterfrequentierte Zellen
in allgemeineren Abhängigkeitsmodellen (und nicht nur im Modell der
totalen Unabhängigkeit aller Variablen, wie in der ursprünglichen
KFA) zu suchen. Dabei wird auf den allgemeinen Zusammenhang mit dem
log-linearen Modell hingewiesen und gezeigt, wie die beiden Analy-
se-Methoden sich ergänzen.

1. EINFÜHRUNG

Ein <u>Syndrom</u> ist ein Symptomenkomplex, d. h. eine Gruppe von gleichzeitig auftretenden Krankheitszeichen. Aus der Sicht des Statistikers stellt sich hierbei die Frage, ob die Einzelsymptome korreliert sein müssen, wenn sie ein statistisch relevantes Syndrom definieren sollen. Von LANGE und VOGEL (1965) wurde dies bejaht; sie
verlangten, daß die Syndrom-definierenden Einzelsymptome überzu-
fällig auftreten müssen. In der gleichen Arbeit wurde allerdings
auch darauf hingewiesen, daß die Umkehrung, nämlich daß ein über-
zufälliges Auftreten stets ein Syndrom impliziere, nicht gilt.

Von KRAUTH und LIENERT (1973) wurde dann die Konfigurationsfrequenzanalyse (KFA) als eine Methode entwickelt, die systematisch
in multivariaten Kontingenztafeln über- bzw. unterzufällig (bezo-
gen auf die Nullhypothese der totalen Unabhängigkeit aller Variablen) frequentierte Zellen bzw. die ihnen entsprechenden Merkmals-
Konfigurationen sucht. Zwar behaupten sie, überfrequentierte Zellen
seien stets als Syndrom zu interpretieren, was jedoch in den Arbeiten von LANGE und VOGEL (1965) und WERMUTH (1976) bezweifelt wird;
dennoch sind die damit aufgefundenen über- bzw. unterfrequentierten
Zellen unabhängig von der Problematik einer exakten oder angemessenen statistischen Definition des Syndrombegriffs als <u>Typen</u> bzw.
<u>Anti-Typen</u> substanzwissenschaftlich stets von großem Interesse.

Im folgenden wird die Methodik der KFA nach KRAUTH und LIENERT
(1973) kurz vorgestellt; bzgl. der Zitate der Originalarbeiten sei
ebenfalls auf diese Monographie und auf LIENERT (1978) verwiesen.

2. DAS GRUNDPRINZIP DER KFA

Der übersichtlicheren Schreibweise wegen wird im weiteren die KFA
nur für den drei-dimensionalen Fall beschrieben; die Herleitungen
für den allgemeinen Fall laufen jedoch analog:

Wir betrachten eine IxJxK - Kontingenztafel; N_{ijk} bezeichne die
beobachtete Frequenz in der Zelle (i,j,k), i=1,...,I , j=1,...,J ,
k=1,...,K . Die entsprechenden Randfrequenzen seien dann in der
üblichen Notation mit $N_{ij.}$, $N_{i.k}$, $N_{.jk}$, $N_{i..}$, $N_{.j.}$
und $N_{..k}$ bezeichnet; der Gesamtstichprobenumfang wird wie üblich
mit $N := N_{...}$ geschrieben. Die entsprechenden Zell- und
Randwahrscheinlichkeiten seien mit p_{ijk} , $p_{ij.}$, $p_{i.k}$,
$p_{.jk}$, $p_{i..}$, $p_{.j.}$ und $p_{..k}$ bezeichnet. Die Nullhypothese
der totalen Unabhängigkeit der drei Variablen ist dann definiert
durch:

(2.1) $H_o : p_{ijk} = p_{i..}p_{.j.}p_{..k}$ für alle (i,j,k) .

Der ML-Schätzer $\hat{p}_{ijk}$ für p_{ijk} unter H_o ist dann gegeben durch

(2.2) $\hat{p}_{ijk} := N_{i..}N_{.j.}N_{..k}/N^3$.

Eine bekannte Prüfgröße für H_O ist die PEARSON-Statistik

$$(2.3) \qquad X^2 := \sum_{ijk} \frac{(N_{ijk} - e_{ijk})^2}{e_{ijk}} \,, \qquad \text{mit}$$

$$(2.4) \qquad e_{ijk} := N \hat{p}_{ijk} \,,$$

welche unter H_O asymptotisch χ^2 - verteilt ist mit d = IJK - I - J - K + 2 Freiheitsgraden. Ein entsprechender finiter (bedingter) Test kann nach dem FREEMAN-HALTON-Prinzip hergeleitet werden oder, was eine leichte Modifikation und asymptotisch äquivalent dazu ist, indem die exakte (bedingte) Verteilung von X^2 berechnet wird. Diese Tests sind jedoch globale, multivariate Tests, die es nicht gestatten, diejenigen Zellen zu identifizieren, die die Nullhypothese verletzen.

Dazu machten KRAUTH und LIENERT (1973) folgenden Vorschlag: Sie führen für jede Zelle (i,j,k) einen Anpassungstest (Binomialtest) durch für die Nullhypothese

$$(2.4) \qquad \hat{H}_O : p_{ijk} = \hat{p}_{ijk} \,.$$

In der asymptotischen Version dieses Binomialtests verwenden sie die Teststatistik

$$(2.5) \qquad Y := \frac{(N_{ijk} - e_{ijk})}{\sqrt{e_{ijk}(1 - \hat{p}_{ijk})}} = \frac{N_{ijk} - N\hat{p}_{ijk}}{\sqrt{N\hat{p}_{ijk}(1 - \hat{p}_{ijk})}} \,,$$

die gemäß der Standard-Normalverteilung beurteilt wird. Diese Tests sind jedoch (als Tests für die eigentliche Nullhypothese H_O) <u>konservativ</u>, da das faktische Niveau α' stets kleiner als das nominelle Niveau α ist. - Um hierbei das Gesamtniveau α bei diesen T = IJK simultan durchgeführten Binomialtests unter Kontrolle zu halten, wird jeder Einzeltest gemäß der BONFERRONI-Ungleichung zum Niveau $\alpha * = \alpha /T$ durchgeführt.

Der häufigste und wohl auch wichtigste Spezialfall ist der zweidimensionale; besonders gilt dies für die sogenannte <u>Prädiktions-</u>KFA, bei der untersucht wird, welche Ausprägungskombinationen der ersten (L-1) Variablen die Ausprägungen einer L-ten Variablen, der sogenannten Zielvariablen, bestimmen. Siehe dazu etwa LIENERT und WOLFRUM (1979).

Es hat sich an vielen empirisch untersuchten Beispielen gezeigt, daß die KFA trotz ihrer Einfachheit anderen simultanen Verfahren, wie etwa den GABRIEL-Prozeduren, meist überlegen ist.

Aufbauend auf dieses Grundprinzip, kann die KFA nicht nur auf eine ursprüngliche L-dimensionale Kontingenztafel angewandt werden, sondern auch auf sämtliche geringer dimensionale Teiltafeln, die man durch Weglassen einer oder mehrerer Variablen aus dieser Originaltafel erzeugen kann. Ein systematisches Anwenden der KFA auf alle solche Teiltafeln nennt man die hierarchische KFA.

In der Monographie von KRAUTH und LIENERT (1973) sowie in LIENERT (1978) sind noch weitere Analysemethoden vorgestellt, die die oben vorgestellte KFA (im engeren Sinne) ergänzen oder auf Spezialfälle anwenden. Medizinische Anwendungen der KFA und ihrer Modellvarianten finden sich dort ebenfalls. Darauf soll aber hier nicht mehr eingegangen werden.

Die KFA ist eine explorative Methode, die deskriptiv und hypothesengenerierend eingesetzt werden kann, wenn man die obigen Signifikanztests nicht inferentiell anwendet, sondern nur formaliter durchführt, und als Typ jede Zelle definiert, bei der der entsprechende Binomialtest zu einem bestimmten α-Niveau "signifikant" ist. Die entdeckten Typen (bzw. Antitypen) sind in vielen substanzwissenschaftlichen Fragestellungen hilfreiche Hinweise zur Veranschaulichung der Zusammenhangsstruktur eines vorliegenden Datenkörpers. Der Typusbegriff ist auch für den statistisch weniger bewanderten Wissenschaftler leicht interpretierbar. - Andererseits ist die KFA durch die konsequente Anwendung der BONFERRONI-Methode prinzipiell auch als inferentielle Methode einsetzbar; dies wird allerdings in den meisten Anwendungsfällen wegen der dazu notwendigen α-Adjustierung zu keinen brauchbaren Ergebnissen führen. In der Regel dürfte eine Testprozedur nur dann erfolgreich sein, wenn sie hybrid durchgeführt wird: An einem ersten Datensatz generiert man sich seine (Arbeits-)Hypothesen; nach diesem explorativen Schritt führt man an einem zweiten, unabhängigen Datensatz dann wenige, gezielte Signifikanztests gegen eben diese Arbeitshypothesen, die natürlich im statistischen Sinne Alternativen sind, durch. Eben darin liegt ein Vorteil in dieser Analysemethode, daß explorativ gefundene Zusammenhänge auch inferentiell überprüfbar sind.

3. EFFIZIENTERE TESTMETHODEN

Die Binomialtests der KFA nach KRAUTH und LIENERT (1973) sind konservativ. Diesen Nachteil kann man umgehen und zu effizienteren, nicht-konservativen Tests gelangen, indem man sie durch Tests ersetzt, die aus der tatsächlichen (verallgemeinert - hypergeometrischen) Verteilung der Zellfrequenzen abgeleitet werden. Diese Verfahren sollen hier nur kurz skizziert werden; bezüglich der Einzelheiten sei auf LEHMACHER (1980) hingewiesen.

a. <u>Finite Tests</u>

Im bivariaten Fall ist eine Zellfrequenz unter H_o hypergeometrisch und nicht binomial verteilt. Der aus diesem Verteilungsmodell hergeleitete Test, der FISCHER-YATES-Test, ist hierbei gleichmäßig bester unverfälschter Test und dem Binomialtest überlegen: Die kleinere Streuung der hypergeometrischen Verteilung ermöglicht trennschärfere Tests.

Analog kann man auch im allgemeinen Fall vorgehen durch eine einfache Modifikation des FREEMAN-HALTON-Prinzips: die exakte (bedingte) Verteilung der Zellfrequenzen unter H_o ist bekannt. Dann kann man auf folgende Art einen finiten (bedingten) Test herleiten, der dagegen prüft, ob eine bestimmte Zelle (i,j,k) überfrequentiert ist: Man erzeugt alle, bei gegebenen eindimensionalen Randfrequenzen möglichen Zellenbesetzungen, für die gilt, daß N_{ijk} größer als die tatsächlich beobachtete Zellfrequenz ist und berechnet die entsprechenden "Punkt-"Wahrscheinlichkeiten. Bezeichnet α' die Summe all dieser Punktwahrscheinlichkeiten, dann lehnt man H_o (für die Zelle (i,j,k)) zum Niveau α ab, wenn $\alpha' \leq \alpha$. Analog konstruiert man Tests gegen Unterfrequentiertheit einer Zelle bzw. zweiseitige Tests. Diese Einzeltests kombiniert man dann wieder gemäß der BONFERRONI-Ungleichung.

Eine weitere Möglichkeit, eine finite Testprozedur zu konstruieren, besteht darin, sich das exakte $(1-\alpha)$-Quantil der (bedingten) Verteilung der Prüfgröße S_{ijk}, die folgendermaßen als das Supremum der normierten Residuen definiert ist,

$$(3.1) \qquad S_{ijk} := \sup_{ijk} \frac{N_{ijk} - e_{ijk}}{\sqrt{\mathrm{Var}\,(N_{ijk} - e_{ijk})}} \quad ,$$

zu berechnen. Dann kann man alle Zellen zum Gesamtniveau α als überfrequentiert ansehen, deren normierte Residuen dieses Quantil überschreiten. Bei dieser simultanen Prozedur entfällt die bei der BONFERRONI-Methode notwendige α-Adjustierung.

b. <u>Asymptotische Tests</u>

Nach HABERMAN (1974) gilt unter H_o

$$(3.2) \qquad \frac{N_{ijk} - e_{ijk}}{\sqrt{e_{ijk}}} \rightsquigarrow \mathcal{N}(0, \sigma'^2_{ijk}) \quad \text{mit } \sigma'^2_{ijk} < 1 \quad .$$

Für die Prüfgröße des Binomialtests von KRAUTH und LIENERT (1973) gilt ebenfalls unter H_o

$$(3.3) \qquad \frac{N_{ijk} - e_{ijk}}{\sqrt{e_{ijk}\,(1-\hat{p}_{ijk})}} \rightsquigarrow \mathcal{N}(0, \sigma''^2_{ijk}) \quad \text{mit } \sigma''^2_{ijk} < 1 \quad .$$

Wegen $\sigma''^2_{ijk} > \sigma'^2_{ijk}$ ist der entsprechende (asymptotische) Binomialtest also schon weniger konservativ. In LEHMACHER (1980) wird die exakte Varianz σ^2_{ijk} des Residuums $(N_{ijk} - e_{ijk})$ angegeben, für die dann gilt

$$(3.4) \qquad \frac{N_{ijk} - e_{ijk}}{\sigma_{ijk}} \rightsquigarrow \mathcal{N}(0,1) \quad \text{mit}$$

$$\sigma^2_{ijk} := N\,[\hat{p}(1-\hat{p}) + (N-1)(\hat{p}\tilde{p}-\hat{p}^2) \quad ,$$

$$\tilde{p} := (N_{i..}-1)(N_{.j.}-1)(N_{..k}-1)/(N-1)^3 \quad .$$

(Für den zweidimensionalen Fall siehe auch HABERMAN (1973).) Damit lassen sich dann (asymptotische) Tests herleiten, die stets schärfer sind als die konservativen (asymptotischen) Binomialtests nach KRAUTH und LIENERT (1973). Zwar ist der Wert der Prüfgröße (3.4) nur geringfügig größer als derjenige der Prüfgrößen (3.3) oder (3.2), jedoch ist insbesondere bei großen Werten der Prüfgrößen die entsprechende Überschreitungswahrscheinlichkeit drastisch kleiner, was sich dann bei der BONFERRONI-Methode sehr günstig auswirkt, wie in einem Beispiel in LEHMACHER (1980) gezeigt wird.

4. ZUSAMMENHANG MIT DEM LOG-LINEAREN MODELL UND DER RESIDUALANALYSE

Das log-lineare Modell ist eine bekannte Methode zur Analyse von multivariaten Kontingenztafeln (siehe etwa BISHOP, FIENBERG und HOLLAND (1973) oder HABERMAN (1974, 1978, 1979)), die hier nicht weiter erläutert werden soll. Die (Logarithmen der) Zellwahrschein-lichkeiten werden hierbei parametrisiert in Summen von Haupt- und Wechselwirkungen. Neben dem direkten Schätzen und Testen dieser Parameter des log-linearen Modells kann die Methode des Modellan-passens angewandt werden: Wenn bestimmte Parameter des log-linea-ren Modells gleich Null gesetzt werden - was dann bestimmten spe-ziellen Abhängigkeitsmodellen entspricht - , werden die ML-Schätzer e_{ijk} für die Zellerwartungswerte unter diesem Modell berechnet; ob dieses Modell dann die Zusammenhangsstruktur der Daten gut er-klärt, wird dann mit der PEARSON-Statistik

$$(4.1) \qquad X^2 := \sum_{ijk} \frac{(N_{ijk} - e_{ijk})^2}{e_{ijk}}$$

überprüft. Unter der Hypothese des jeweiligen Modells ist X^2 asymptotisch χ^2 - verteilt.

Diese Methode der Anpassung eines log-linearen Modells erlaubt nur zu untersuchen, ob das Modell global die Zusammenhangsstruktur er-klärt. Aus substanzwissenschaftlichen Gründen interessieren aber - auch dann, wenn das Modell ansonsten "gut" ist - besonders die Zellen, deren Frequenz N_{ijk} mit dem ML-Schätzer e_{ijk} nur schlecht übereinstimmt. In der Residualanalyse untersucht HABERMAN (1973, 1974, 1978, 1979) die asymptotische Verteilung der "stan-dardisierten Residuen"; er hat gezeigt, daß für jedes Modell die Beziehung (3.2) gilt:

$$(4.2) \qquad \frac{N_{ijk} - e_{ijk}}{\sqrt{e_{ijk}}} \rightsquigarrow \mathcal{N}(0, \sigma'^2_{ijk}) \quad \text{mit} \quad \sigma'^2_{ijk} < 1.$$

Somit sind stets (asymptotische) konservative Tests zur Untersu-chung der Residuen möglich. Er gibt auch die genauen Varianzen der Residuen an, jedoch sind diese oft nur sehr schwierig aus seiner allgemeinen Formel ableitbar.

Die Methode des Modell-Anpassens im log-linearen Modell und die
Residualanalyse ergänzen sich zu einer wirkungsvollen Datenanalyse,
bei der die globale Anpassung des Gesamtmodells ebenso wie die individuelle Anpassung einer einzelnen Zelle überprüft wird.

In diesen Zusammenhang bettet sich die KFA nun als Spezialfall ein:
Die KFA-spezifische Nullhypothese der totalen Unabhängigkeit aller
Variablen entspricht dem log-linearen Modell, in dem nur Haupt- und
keine Wechselwirkungen enthalten sind. Somit ist die KFA nach
KRAUTH und LIENERT (1973) formal eine spezielle Residualanalyse
nach HABERMAN. Man kann die KFA jedoch effizienter als in ihrer
Originalversion durchführen, indem man die exakten Varianzen verwendet, die man aus der allgemeinen Formel von HABERMAN (1974) ab-
leitet oder wie in LEHMACHER (1980) direkt herleitet.

Neben dieser formalen Analogie bestehen allerdings Unterschiede
zwischen der Residualanalyse des log-linearen Modells und der KFA
in der verschiedenen Intention dieser beiden Methoden: Während man
einerseits ein "vernünftiges" log-lineares Modell finden und anpas-
sen will, und in der anschließenden Residualanalyse nur noch sehen
will, in welchen Zellen sich die schlechtesten Anpassungen befinden, beschränkt sich die KFA von vorneherein auf das "einfachste"
oder "gröbste" Unabhängigkeitsmodell, nämlich das Modell der totalen Unabhängigkeiten aller Variablen. Deshalb ist die KFA auch die
"gröbste" Residualanalyse. So verstanden, sind Teile der oft zu
hörenden Diskussion über Vor- und Nachteile der KFA im Vergleich
zur Methode des log-linearen Modells gegenstandslos: Die KFA zielt
nur darauf ab, Typen, d.h. interessierende Einzelzellen zu finden,
und erhebt nicht den Anspruch des log-linearen Modells, etwas über
die komplexe gesamte Abhängigkeitsstruktur in der mehrdimensionalen
Kontingenztafel auszusagen. Die KFA ist also "Zellen-orientiert",
während die Analyse mit dem log-linearen Modell "Zusammenhangs-
struktur-orientiert" ist. Wenn in der KFA also Typen gefunden werden, ist zwar über die Art der Abhängigkeitsstruktur noch nichts
gesagt; dazu muß dann eine andere Analyse etwa mit dem log-linearen
Modell oder mit der GUHA-Methode (siehe dazu etwa HAVRÁNEK (1980))
folgen. Wenn aber andererseits Zellen in der KFA nicht auffallen,
wenn also die totale Unabhängigkeit aller Variablen nicht verletzt
zu sein scheint, dann sind diese Zellen auch für weitere Untersuchungen uninteressant, da sie in anderen Abhängigkeitsmodellen auch
nicht auffallen werden. In diesem Zusammenhang wäre es allerdings

wünschenswert, daß im Rahmen der KFA Folgestrategien entwickelt würden, die nicht die Zusammenhangsstruktur der gesamten Kontingenztafel, sondern der in der KFA aufgefallenen Einzelzellen weiter untersuchen würden.

LITERATUR

BISHOP, Y. M., FIENBERG, S. E., HOLLAND, P. W., 1975: Discrete Multivariate Analysis: Theory and Practice. MIT Press, Cambridge, Ma.
HABERMAN, S. J., 1973: The Analysis of Residuals in Cross-Classified Tables. Biometrics 29, 205-220.
HABERMAN, S. J., 1974: The Analysis of Frequency Data. Univ. of Chicago Press, Chicago, Ill.
HABERMAN, S. J., 1978: Analysis of Qualitative Data. Vol. 1. Introductory Topics. Academic Press, New York.
HABERMAN, S. J., 1979: Analysis of Qualitative Data. Vol. 2. New Developments. Academic Press, New York.
HAVRÁNEK, T., 1980: Some Comments on the GUHA Procedures. In diesen Proceedings.
KRAUTH, J., LIENERT, G. A., 1973: Die Konfigurationsfrequenzanalyse und ihre Anwendung in Psychologie und Medizin. Alber, Freiburg.
LANGE, H.-J., VOGEL, T., 1965: Statistische Analyse von Symptomenkorrelationen bei Syndromen. Meth. Inf. Med. 4, 83-89.
LIENERT, G. A., 1978: Verteilungsfreie Methoden in der Biostatistik. Bd. 2. Hain, Meisenheim.
LIENERT, G. A., WOLFRUM, C., 1979: Die Konfigurationsfrequenzanalyse. X. Therapiebeurteilung mittels Prädiktions-KFA. Z. f. Klin. Psych. Psychother. 27, 309-316.
LEHMACHER, W., 1980: A More Powerful Simultaneous Test Procedure in the Configural Frequency Analysis. Erscheint in Biom. J.
WERMUTH, N., 1976: Anmerkungen zur Konfigurationsfrequenzanalyse. Z. f. Klin. Psych. Psychother. 24, 5-21.

Dr. W. Lehmacher
GSF-MEDIS-Institut
Arabellastr. 4
D-8000 München 81

SOME COMMENTS ON THE GUHA PROCEDURES

T. HAVRÁNEK

Center of Biomathematics
Czechoslovak Academy of Sciences
Prague

ABSTRACT

The GUHA procedures are procedures of exploratory data analysis joined
by a philosophy of direct interpretability of results and exhaustive
search in a defined set of possible statements about data. The appropriate mathematical theory uses means of computer science and mathematical logic. Computer implemented GUHA procedures work mainly with
categorical data, but this restriction is not theoretically substantial.
In the present paper the philosophy of GUHA procedures is illustrated
by a particular GUHA procedure COLLAPS for identifying sources of
dependence in two-way frequency tables. Some statistical aspects of
this procedure are discussed.

1. INTRODUCTION

GUHA is a method of exploratory data analysis.The first computer procedure based on a general principle of the GUHA method was developed by
HÁJEK,HAVEL and CHYTIL (1966). The GUHA principle as stated by the
above authors is to find all interesting statements about a given set
of data. This principle is inherent, mutatis mutandis, in many other
procedures. For the GUHA method the way of its realisation is typical.

First,statements are identified with sentences of some formal language evaluable in data.Second,means of mathematical logic are used to
find a representation of the set of statements (true sentences)
concerning the given data.Often,sentences of the above mentioned formal language are statistically motivated and hence have some theoreti-

cal (probabilistic) counterparts concerning the universe from which data are considered to be a sample.Moreover two additional aspects of the GUHA method are to be mentioned here:first,the use logical means for effective computing and second,the demand for <u>direct</u> <u>interpretabi-lity</u> of results in terms of observed quantities (variables). The first aspect is due to the necessity to solve very complex computer tasks in reasonable computer space and time, the second is due to communicability of results to "clients".

Particular programs and/or algorithms constructed by the GUHA group in the spirit of the above principle are called GUHA procedures.All these procedures are,in a great extent, joined by anunderlying mathe-matical theory described systematically in HÁJEK and HAVRÁNEK (1978a). In the next two paragraphs we shall present some simplified examples of GUHA procedures to show the way how the above principles are rea-lized.Both examplesconcern methods for the analysis of contingency tables.Procedures of this type are of special interest for two reasons. First,the link to logical theory is here quite obvious and,second, the statistical theory gives here no unified approach to complex problems (e.g. concerning highly multidimensional tables) and hence there is here a space for more or less nontraditional approaches even with only intuitive background. The rest of the paper is devoted to discussion of statistical properties of a GUHA procedure to show problems which are to be solved in this direction of development.

2. GUHA PROCEDURES ASSOC AND IMPL

These procedures are constructed to realize systematic search for associations between composed quantities (ASSOC) or high conditional probabilities of composed quantities (qualities) conditioned by some other ones.In the simplest case data are a matrix resulting by obser-ving input quantities, say $Q_1,\ldots,Q_n$ on m objects under independent multinomial sampling supposing that quantities are two-valued,i.e. they are qualities. Such data defines a 2 X 2 X ... X 2 frequency table. Clearly such data for high n are not physically represented in a computer as a 2^n array but rather as the above input matrix using some bit string representation.Think of tens of qualities and thou-sands of observed objects. Composed quantities, or (as usual in GUHA terminology) derived quantities,are in the present case formed by means of usual logical connectives & (et), v (vel,or) and - (negation).

I.e. Q_i & Q_j means a new quantity having value 1 (true) on an observed object if both Q_i and Q_j have the value 1 on this object.Similarly Q_i v Q_j has value 1 on an object if Q_i or Q_j have the value 1 on this object. Moreover, - Q_i has value 1 for an object if Q_i has value 0 (false) for this object.

Derived quantities (qualities) considered in the procedures are of two particular types, namely: (i) $e_{i_1} Q_{i_1}$ & ... & $e_{i_k} Q_{i_k}$, where $i_1,...,i_k$ are distinct indices and $e_{i_1},...,e_{i_k}$ are empty symbols or negations. Such quantities are called <u>elementary conjunctions</u>.
(ii) $e_{i_1} Q_{i_1}$ v ... v $e_{i_k} Q_{i_k}$, where indices are again distinct and $e_{i_1},...,e_{i_k}$ have the same meaning as above.Such quantities are called <u>elementary disjunctions</u>.The result of evaluating a pair of such derived quantities containing no common input quantity in given input data is a 2 X 2 frequency table. If F and G are the derived quantities the table can be written as

	G	- G
F	a	b
- F	c	d

with m = a + b + c + d the number of observed objects.

Now we can examine (a) positive associations between F and G by means of some usual test statistics or point estimators as (ad-bc)/(ad+bc), or (b) the conditional probability of G conditioned by F.The question is whether (a) there is a positive association between F and G or (b) $P(G/F) \geq p$, where p is a given number. For both questions anybody knows many ways how to construct a yes-no (true-false) answer.

We can at present formulate what means to find all interesting statements in the sense of the procedure ASSOC: Input of the procedure consists of data and control statements defining

    (i) a set of pairs of derived quantities (elementary conjunctions)
       to be examined,

    (ii) the function evaluating 2 X 2 tables and

    (iii) the method of compression of results.

Sentences of the formal language to be examined are of the form F~G, where F and G are derived quantities and ~ is a symbol for positive association with the meaning defined by (ii). Result of the procedure is a representation of true sentences with some additional information. True means true in given input data. In the simplest case all true sentences are printed. For example: all pairs (from the set defined

in (i)) of derived quantities for which the Fisher exact test gives
a value less than or equal to 0.005 (no compression of results).

Let us mention three facts: first,the set in (i) is defined by some
simple syntactical rules,second, the function (ii) must have particular (but very general) properties to satisfy conditions needed for
effective use of (iii). Third,the compression is based on the fact that
on the base of truthfulness of some sentences, truthfulness of many
other true sentences can be seen at glance without examining data.
Hence it is reasonable to print only some true sentences, powerful
in logical sense, from that truthfulness of other true sentences can
be easily seen. The reader may consult HÁJEK and HAVRÁNEK (1978a),
(1978b) for ways of nontrivial compression of results in ASSOC.

The procedure IMPL has similar form, but   pairs of derived quantities consist always of one elementary conjuction (say F) and elementary disjunction (say G), and the function in (ii) concerns conditional
probability $P(G/F)$.

Clearly,the above description is very sketchy.An introductory description can be found in HÁJEK and HAVRÁNEK (1978b) with many other
information concerning GUHA procedures contained in the same issue
of the INTERNATIONAL JOURNAL OF MAN–MACHINE STUDIES. Full mathematical
treatment is in HÁJEK and HAVRÁNEK (1978a). Procedures work with tens
of input quantities and thousands of objects hence it can bee seen that
their computer realisation is by no means trivial.References concerning this problem can be found in HÁJEK and HAVRÁNEK (1978b).

For contingency tables of moderate dimensions (say 7 to 10) quantities
there are deeper data analytic methods,but for tables of higher dimensions the only practically tractable way is to examine some marginal
tables.The above procedures work in this direction with exactly defined (and restricted) aims and with concern to maximal compression
of printed results and saving of computer time. Results of the form
e.g. $Q_1 \& -Q_3 \& Q_4 \Rightarrow_{p,\alpha} Q_{31} \vee Q_{32}$ ($Q_1 \& -Q_3 \& Q_4$ quasi-implies
$Q_{31} \vee Q_{32}$, the probability of the second derived quantity conditioned
by the first one is significantly greater than p) are of directly interpretable form. Think Q_1, Q_3, Q_4 as anamnestic qualities and Q_{31} and
Q_{32} as illnesses. Due to the simplest compression method, all
sentences of the form $Q_1 \& -Q_3 \& Q_4 \Rightarrow_{p,\alpha} Q_{31} \vee Q_{32} \vee G'$,where G' is
any elementary disjunction, are not printed due to the fact that they are
logical consequences of the above printed sentence true in data.

3. THE PROCEDURE COLLAPS

a. The Non-hierarchical Case

The definition of derived quantities can be generalized (see e.g.
HÁJEK and HAVRÁNEK (1978a) and HÁJEK (1973),(1974)). One way is to admit
input quantities to be multinomial. Let Q be such a quantity, than
$(X)Q$, where X is a subset of values of Q, is a two valued quantity
having value 1 on an object if the value of Q on this object is an
element of X. The procedures ASSOC and IMPL can be easily generalized
for quantities of this type. But we shall discuss here another procedure called COLLAPS (see POKORNY (1978),HAVRÁNEK and POKORNY (1978),
POKORNY and HAVRÁNEK (1978) and HAVRÁNEK (1979)).Let F,G be two
quantities with ranges $\overline{R} = \{ 1,...,R \}$ and $\overline{C} = \{1,...,C\}$ respectively.
The result of their observation on m objects is a R X C frequency tab-
le $\{ a_{ij} \}$. If now $\emptyset \neq X \subset \overline{R}$, $X \neq \overline{R}$, and $\emptyset \neq Y \subset \overline{C}$, $Y \neq \overline{C}$,then
the pair $(X)F,(Y)G$ of derived quantities defines a collapsed 2 X 2
table with frequencies $a = \sum_{i \in X, j \in Y} a_{ij}$, $b = \sum_{i \in X, j \in \overline{C}-Y} a_{ij}$,
$c = \sum_{i \in \overline{R}-Y, j \in Y} a_{ij}$ and $d = \sum_{i \in \overline{R}-X, j \in \overline{C}-Y} a_{ij}$ .Consider now
the statistic $Z(X,Y) = (ad-bc)\sqrt{m}/(a+b)(a+c)(b+d)(c+d)$.

Now the aim of the procedure can be defined as follows: Order all pairs
 from the set $\{ <X,Y> \mid \emptyset \neq X \subset \overline{R}, X \neq \overline{R} , \emptyset \neq Y \subset \overline{C}, Y \neq \overline{C}\}$ with respect
to decreasing value of $Z(X,Y)$ and print initial segment of this orde-
ring.Initial segment is defined by means of "significance" and the maximal length of the printed segment. E.g. first N pairs are printed to-
gether some additional information including Z-values if their Z-value
is greater than or equal to some critical level. This is a brief description of one-step (non-hierarchical) procedure COLLAPS.(We omit here
problems concerning an effective algorithm for realizing this task -
see POKORNY and HAVRÁNEK (1978)).

b. An Example. Hierarchical Procedure

Consider now an example (Snee's eye-hair color data, see SNEE (1974)
and BOARDMAN (1977)).This example was very briefly presented in

HAVRÁNEK (1979),but here will be presented many additional features of
it.Cf.also czech manual HÁJEK,HAVRÁNEK and CHYTIL (1980). Data:

		Black	Brunette	Red	Blonde
			Hair Color:		
	Brown	68	119	26	7
Eye	Green	5	29	14	16
Color	Blue	20	84	17	94
	Hazel	15	54	14	10

We can find the first pair X,Y in the ordering. This pair is
X = { Green,Blue }, Y = {Blonde} . Hence Green and Blue color of eyes
is positively associated with Blonde color of hairs. This is equivalent
  with positive association of $\overline{R}$-X = { Brown,Hazel } and $\overline{C}$-Y =
{ Black,Brunette,Red } . The corresponding 2 X 2 table is

	Blonde	Black,Red,Brunette
Green,Blue	110	169
Brown,Hazel	17	296

with $\chi^2 = Z^2(X,Y)$ statistic equal to 101.17.

Now we can analyse the subtable

	Black	Brunette	Red
Brown	68	119	26
Hazel	15	54	14

Similarly as above, we find the first pair X',Y', namely X' = {Brown}
and Y' = {Black}   applying our procedure COLLAPS on the subtable.

The hierarchical procedure COLLAPS works exactly in the way presented
in the example. Results are presented graphically in addition to printing the first pair (or an initial segment) for each analysed subtable:

	Blonde	Black	Brunette	Red
Blue	43.7	9.3	39.1	7.9
Green	25.0	7.8	45.3	21.9
Brown	3.2	30.9	54.1	11.8
Hazel	10.8	16.1	58.1	15.1

(in the output table row/column percents,residuals,adjusted residuals
etc. can be optionally printed). In the present example both the usual
Pearson χ^2 statistics for independency in the whole table and analysed
subtable are significant (0.05).

Let us summarize that hierarchical procedure COLLAPS finds"first" pairs
of set of values (and the following initial segments),defines subtables
to be analysed in the next step and analyses these subtables in a recursive way. For a further discussion of the procedure COLLAPS see
Chapter 5. of this paper.

4. A SYSTEM OF GUHA PROCEDURES

GUHA procedures are not realized by isolated computer programs but form
a relatively integrated system of computer programs containing some core programs realizing GUHA procedures and some utilities.There are
three utilities:INPUT,TRANSF and REPORT for data input including reading BMDP files and creating own GUHA files (with bit string compression), data transformation and some optional ways of printing results.
Core programs are ASSOC,IMPL,COLLAPS,CORREL and DIST. First three are
in a simplified form mentioned above, CORREL (see HAVRÁNEK (1978)
and HAVRÁNEK and VOSAHLO(1978)) realizes search for high conditioned
rank correlations between real valued quantities conditioned by
derived qualities (defining subset of data) and DIST (now under implementation) is intended for searching of groups of objects definable
by some derived qualities and distant mutually in the sense of some
rank measure of location distance(see HAVRÁNEK (1978).The system is
developed to be complementary to the BMDP system (DIXON and BROWN
(1977)) and hence contains only nontraditional procedures.Some other
procedures will be joined to the system as e.g. TASEL developed by
WERMUTH,WEHNER and GONNER (1976) as working on the similar kind of
data as GUHA procedures and having exploratory character.

BMDP like input of control statements of all programs is now under
development. The system is running on IBM 370/135 under os/VS1 and
compatible machines. Is written in FORTRAN IV(G),PL/1 and ASSEMBLER,
which mirrors its way of development which was not always straightforward.

5. A STATISTICAL THEORY FOR THE PROCEDURE COLLAPS

Consider first the non-hierarchical case i.e. analysis of an R X C contingency table obtained by multinomial independent sampling with all non-zero probabilities.The intention is to print an initial segment of $M = \{\langle X,Y\rangle \mid \emptyset \neq X \subset \overline{R}, X \neq \overline{R}, \emptyset \neq Y \subset \overline{C}, Y \neq \overline{C}\}$ in ordering with respect to decreasing values of the Z-statistic.

a. <u>Simultaneous Inference</u>

We can work with the procedure COLLAPS as an exploratory procedure without any care concerning simultaneous inference (cf.LEHMACHER (1980) and - in the context of suggesting of hypotheses HÁJEK and HAVRÁNEK (1978)). But due to the fact that we are interested in the first "hypothesis" only (or in the initial segment) we can successfully apply here some results of simultaneous inference theory.We shall now discuss the probability of the global error of the first kind,i.e. the probability of printing a pair X,Y (i.e. accepting the alternative hypothesis of positive dependence of (X)F and (Y)G) under hypothesis of indedependence of F and G. For similarity, we shall consider the two sided case, i.e. both alternatives of positive dependence of (X)F and (Y)G or $(\overline{R}-X)F$ and (Y)G (in the procedure COLLAPS the hypothesis of independence is successively tested against both alternatives).

Further we shall proceed more formally.Let H_o be the hypothesis of independence of F and G and H(X,Y) the hypothesis of independence of (X)F and (Y)G (in the collapsed probability table).In particular, H(i,j) is hypothesis of independence of $(\{i\})F$ and $(\{j\})G$. Note that

$$(5.1) \qquad\qquad H_o \;=\; \bigcap_{i \in \overline{R}, j \in \overline{C}} H(i,j)$$

For a given number $C(\alpha)$ we reject H(X,Y) if $Z^2(X,Y) \geq C(\alpha)$. The probability under consideration is

$$(5.2) \qquad p \;=\; P\left(\bigcup_{\langle X,Y\rangle \in M} |Z(X,Y)| \geq \sqrt{C(\alpha)} \;\mid\; H_o \right).$$

Denote $Z^2_{max} = \max\{Z^2(X,Y) \mid \langle X,Y\rangle \in M\}$ and χ^2 the usual Pearson

χ^2 statistic for independency in R X C table.

a.1.   If we use the fact that $Z^2_{max} \leq \chi^2$, we can construct a conservative test for H(X,Y) putting $c(\alpha) = \chi^2_{\alpha}((R-1)(C-1))$ - the 1- α quantile of the χ^2 distribution with $(R-1)(C-1)$ degrees of freedom. The overall hypothesis H_o is to be rejected if $Z^2_{max} \geq C(\alpha)$. The constructed procedure is a coherent and consonant simultaneous test procedure in the sense of GABRIEL (1969).I.e.no particular hypothesis H(X,Y) can be rejected without rejecting the intersection hypothesis H_o and rejecting H_o implies rejecting of an H(X,Y). On the other hand the real simultaneous test procedure level $\alpha_o = p$ is less than α .

a.2.   To obtain a simultaneous test procedure with asymptotical STP level α_o equal to α, we need to know asymptotic distribution of Z^2_{max} .Theoretically critical values of such distribution can be computed using the fact that under H_o the joint distribution of { Z(X,Y) |<X,Y> ϵ M } is multinormal with zero means and covariance matrix

$$(5.3) \qquad \sigma_{\langle X_1,Y_1\rangle \langle X_2,Y_2\rangle} = \sigma_{\langle X_1,Y_1\rangle} \sigma_{\langle X_2,Y_2\rangle} \qquad \text{where}$$

$$(5.4) \quad \sigma_{\langle X_1,Y_1\rangle} = (D(X_1)D(X_2)(1-D(X_1)(1-D(X_2)))^{-1/2}(D(X_1 \cap X_2)-D(X_1)D(X_2))$$

with $D(A) = \sum_{i \epsilon A} a_{i.}/m$. Similarly for $\sigma_{\langle Y_1,Y_2\rangle}$.

The above expression is a generalization of the result of SUGUIRA and OTAKE (1973) for particular cases of X an Y in 2 X C tables. A proof can be found in HAVRÁNEK (1979) using methods of HABERMAN (1974).But to find critical levels for Z^2_{max} means to evaluate integrals of $(2^R-2)(2^C-2)$ dimensional normal distribution which is practically impossible.Let us mention if we use $Z^2_{max} = \{ Z(i,j) \mid$ i = 1,...,R-1 , j = 1,...,C-1 } only, the asymptotic distribution is (R-1)(C-1) dimensional and the computation of critical levels should be tractable.

a.3.   Compare the conservative procedure a.1.with the usual Bonferroni procedure based on using α/N significance critical levels for particular test, where N is the number of hypotheses tested and hence here N = $(2^R-2)(2^C-2)$. As a base of comparison we consider for a given α and K = (R-1)(C-1) the value α' defined by the equation

$$(5.5) \qquad \chi^2_{\alpha'}(1) \; = \; \chi^2_{\alpha}(K) \quad .$$

The value α' determines which quantile of the χ^2 distribution with one degree of freedom is to be used to obtain the same critical value as for α and K . So we have to solve the normal integral

$$(5.6) \qquad \alpha'/2 \; = \; 1/\sqrt{2\pi} \int_{\chi^2(K)}^{\infty} e^{-x^2/2} \, dx$$

In the following table we present some results:

$\alpha = 0.05$

R=C	3	4	5	6	7	8
K	4	9	16	25	36 ,	49
N	476	65468	$3.4 \; 10^7$	$7 \; 10^{10}$	$6 \; 10^{14}$	$2 \; 10^{19}$
$\sqrt{\chi^2_{\alpha}(K)}$	3.080	4.113	5.128	6.136	7.141	8.145
α'	0.00207	$3.9 \; 10^{-5}$	$2.9 \; 10^{-7}$	$9 \; 10^{-10}$	10^{-12}	10^{-16}
$\alpha_o = \alpha/N$	0.000105	$7.6 \; 10^{-7}$	$1.5 \; 10^{-9}$	$7 \; 10^{-13}$	$8 \; 10^{-17}$	$2.5 \; 10^{-21}$
α'/α_o	19.7	51.3	197.2	1260	12000	40000
α/α'	24.1	1280	172413	$5.5 \; 10^7$	$5 \; 10^{10}$	$5 \; 10^{14}$

The ratio α/α_o shows deficiency of the Bonferroni procedure to our suggested conservative procedure.Moreover,the Bonferroni bounds can hardly be used. The ratio α/α' defines something like "reduced number of hypotheses tested" corresponding to the use of (K) as critical level for $Z^2(X,Y)$.

a.4. The above table shows that the conservative procedure is much better (e.g. more powerful) than the Bonferroni one.On the other hand, its power (e.g. for rejecting H_o) is less than the power of the overall χ^2 test for H_o in R X C table. The loss of the power can be in a sense measured by the ratio of α and p (i.e. by the ratio of significance levels under H_o).We try now to obtain some upper bound for α/p. We try to use the lower Bonferroni bound

$$(5.7) \quad p \geq \sum_{<X,Y> \in M} P(\; Z^2(X,Y) \geq C \;) \; - \; 1/2 \sum P(\; Z^2(X,Y) \geq C \cap Z^2(X',Y') \geq C \;)$$
$$<X,Y>,<X',Y'> \neq <X,Y>$$

Consider now a 2 X C table. Then

$$(5.8) \quad p \geq P(\; \cap_{j=1,\ldots,C} Z^2(1,j) \geq C \;) \; \geq \; C\alpha' - \binom{C}{2}(\alpha')^2$$

due to the negative covariance of $Z(1,i)$ and $Z(1,j)$ for $i \neq j$ (5.4).
For example, for a 2 X 10 table we obtain $C = \chi^2_{0.05}(9) = 16.919$ and
$\alpha' = 0.00003906$. Approximate upper bound for α/p is 125. Real probability of the global error of the first kind is a number from the interval
$<0.0004, 0.05>$.

Results of particular examples of the analysis of R X C tables show
that the loss of power (again expressed in terms of attained significance levels as measures of distance from H_o) can be much smaller. See
results of eye-hair color data and other tables considered in the present paper:

	e/h	T	T_1	T_2	T_{21}	T_{22}	A	B
d.f.	9	88	12	22	2	4	30	30
z^2_{max}	101.17	92.73	4.78	19.97	3.04	10.93	76.42	764.29
sign.	0.0000	0.3444	0.9649	0.5849	0.2187	0.0274	0.0000	0.0000
χ^2	132.29	269.35	9.26	45.21	3.10	11.98	106.26	880.25
sign.	0.0000	0.0000	0.6805	0.0025	0.2122	0.0175	0.0000	0-0000

A is a table with small marginal frequencies,B is a table with great
marginal frequencies and similar dependency structure.We can see that
the pattern of differences is very scattered.Some computer simulations
are indispensable.

a.5. One can suggest a compromise procedure particularly useful in
hierarchical COLLAPS, where we need at least one "significant" $Z(X,Y)$
for further splitting (see subdivision b. below).The procedure can be
described as follows:

(i)   If $z^2_{max} \geq C = \chi^2_\alpha((R-1)(C-1))$ reject H_o and all $H(X,Y)$ for which
        $z^2(X,Y) \geq C$.

(ii)   If $z^2_{max} < C$ and overall $\chi^2 \geq C$,then reject H_o and $H(X,Y)$
        with greatest $z^2(X,Y)$.

(iii)   If $\chi^2 < C$ do not reject H_o.

Clearly here $p = \alpha$ (asymptotically) and the power w.r.t. rejecting
H_o is the same as the power of χ^2. In the case of rejecting H_o some
alternatives determined by great value of the point estimate of

$$(5.8) \qquad \psi(X,Y) = \frac{P(X,Y)P(\overline{R}-X,\overline{C}-Y) - P(\overline{R}-X,Y)P(X,\overline{C}-Y)}{\sqrt{P(X,.)P(\overline{R}-X,.)P(.,Y)P(.,\overline{C}-Y)}}$$

are accepted. Here $P(X,Y) = \sum_{i\varepsilon X, j\varepsilon Y} p_{ij}$, where p_{ij} are underlying
probabilities in the multinomial sampling model for the table. If we
declare the aim of the COLLAPS procedure to find at least the best
"significant" alternative $P(X,Y) \geq P(X,.)P(.,Y)$ the above procedure
is quite satisfactory.

b. <u>Comparison of Alternatives</u>

Our second aim concerns the comparison of $Z = Z(X,Y)$ and $Z' = Z(X',Y')$
namely whether Z is "significantly" greater than Z'. It means formally
to test a hypothesis concerning underlying measures of association:
$\Psi = \psi(X,Y) = \psi(X',Y') = \Psi'$. We can consider both one-sided and
two-sided alternatives. Clearly such test plays a role if we wish to
decide whether the first printed pair X,Y can be distinguished from
the second pair X',Y' as concerns intensity of the corresponding
positive association in 2×2 collapsed tables.

b.1. We can find asymptotic variances and covariance of Ψ and Ψ'
by means of the delta method (see BISHOP, FIENBERG and HOLLAND (1975)).
The underlying model is multinomial with probabilities $P(v\cap x, w\cap y) =$
$\sum_{i\varepsilon v\ x, j\varepsilon w\ y} p_{ij}$, where $v\varepsilon\{X,\overline{R}-X\}$, $w\varepsilon\{Y,\overline{C}-Y\}$, $x\varepsilon\{X',\overline{R}-X'\}$, $y\varepsilon$
$\{Y',\overline{C}-Y'\}$. Denote $J(v,w) = \partial\ \psi(X,Y)/\partial P(v\cap x, w\cap y) =$

$$(5.9) \quad \frac{\mathrm{sign}(v,w)\ P(\overline{R}-v,\overline{C}-w)}{\sqrt{P(X,.)P(\overline{R}-X,.)P(.,Y)P(.,\overline{C}-Y)}} - \frac{1}{2}\ \psi(X,Y)\ \frac{P(v,.) + P(.,w)}{P(v,.)P(.,w)}$$

where $\mathrm{sign}(v,w) = 1$ if $v = X, w = Y$ or $v = \overline{R}-X, w = \overline{C}-Y$ and $\mathrm{sing}(v,w) =$
-1 else. Moreover, put $SQ(v,w) = \sum_{x,y} P^2(v\ x, w\ y)$. Then the asymp-
totic variance of $\psi(X,Y)$ can be written as

$$(5.10) \quad VAR(\psi(X,Y)) = \frac{1}{m}\ \sum_{v,w} J^2(v,w)\ (\ P(v,w) - SQ(v,w)\ )$$

and similarly

$$(5.11) \quad VAR(\psi(X',Y')) = \frac{1}{m}\ \sum_{x,y} J^2(x,y)\ (\ P(x,y) - SQ(x,y)\ )$$

by interchanging the role of x,y and v,w. Asymptotic covariance is then
as usual

$$(5.12) \quad COV(\Psi,\Psi') = \sum_{v,w,x,y} J(v,w)J(x,y)(P(v\cap x, w\cap y)-P(v,w)P(x,y)) \ .$$

Asymptotic variance of $\Psi-\Psi'$ is then

$$(5.13) \quad VAR(\Psi-\Psi') = VAR\ \Psi\ + VAR\ \Psi'\ - 2\ COV(\Psi,\Psi')\ .$$

Using usual maximum likelihood estimates for underlying probabilities we can write approximate confidence interval for $\Psi-\Psi'$ as $(\hat{\Psi}-\hat{\Psi}')\ \pm\ N_{\alpha/2}\ \sqrt{\hat{VAR}(\Psi-\Psi')}$, where $N_{\alpha/2}$ is $1-\alpha/2$ quantile of the standardized normal distribution.

b.2. Now we can apply the above result to eye-hair color data.First three sentences coded by pairs of sets of values of the quantities are

1. {Blue,Green} eyes positively associated to {Blonde} hairs,

2. {Blue} eyes positively associated to {Blonde} hairs,

3. {Blue,Green,Hazel} eyes positively associated to {Blonde} hairs.
(and complementary 1. {Brown,Hazel} eyes p.a. to {Brunette,Black,Red} hairs etc.).Results are written in the following table:

	$\hat{\Psi}$	$\hat{VAR}\ \Psi$	$\sqrt{\hat{VAR}\ \Psi}$	$\pm$ 0.1 confidence bounds	0.05
1.	0.4134	0.0017	0.1416	0.0682	0.0815
2.	0.3844	0.0025	0.0508	0.0833	0.0996
3.	0.3423	0.0018	0.0421	0.0690	0.0825

		$i = 2$	$i = 3$
$\hat{\Psi}_1 - \hat{\Psi}_i$		0.0290	0.0711
$\hat{VAR}(\Psi_1-\Psi_i)$		0.0012	0.0009
$\sqrt{\hat{VAR}}(\Psi_1-\Psi_i)$		0.0346	0.0300
$\hat{cov}(\Psi_1-\Psi_i)$		0.0015	0.0013
$\hat{CORR}(\Psi_1-\Psi_i)$		0.7301	0.7654
confidence	$0.1\ \pm$	0.0567	0.0492
bounds	$0.05\ \pm$	0.0678	0.0588 .

Hence we can conclude that Ψ_1 and Ψ_2 cannnot be distinguished in the present data. It is valuable for exploratory analysis to change interactively the work of the procedure COLLAPS,i.e. first splitting make in accordance with the second pair Blue,Blonde . So we obtain the following block decomposition of the table:

	Blonde	Black	Brunette	Red
Blue	94			
Brown		68	119	26
Hazel		15	54	14
Green		5	29	14

In the step decomposing the subtable of brown,hazel,green eyes and black,brunette,red hairs with the total frequency 344 there are three candidates for further splitting:

		z^2	χ^2
1. {Brown} eyes p.a. {Black} hairs		11.82	0.1854
2. {Green} eyes p.a. {red } hairs		7.64	0.1490
3. {Green} eyes p.a. {Brunette,Red} hairs		6.73	0.1399 .

The decrease from Ψ_1 to Ψ_2 is here relatively bigger and moreover, comparing with $\chi^2_{0.05}(4)$ only the first candidate is significant. Association in the remaining subtable $\begin{matrix} 54 & 14 \\ 29 & 14 \end{matrix}$ is clear:for{Green} eyes p.a. {Red} hairs or equivalently {Hazel} eyes p.a. {Brunette} hairs we have $z^2 - 2.00$ and $\hat{\Psi} = 0.1343$ which is nonsignificant.

b.3.   We try to say a little concerning the power of the above described decision procedure for difference between Ψ and Ψ' .First,it can be proven that the following expression can serve as an upper bound for $\sqrt{\mathrm{VAR}(\Psi-\Psi')}$ for rectangular table with uniform marginals:

$$(4.14) \quad \sigma = \sqrt{\mathrm{VAR}(\Psi-\Psi')} \leq \frac{1}{\sqrt{m}} \; \frac{\sqrt{R^4 - R^3 + 5R^2}}{R-1} \quad .$$

Such an estimate can be used to evaluate approximately two probabilities:

$$P_1(\Delta,R,m,\alpha) = P(\hat{\Psi}-\hat{\Psi}' \geq N_\alpha \hat{\sigma} \mid \Psi-\Psi' = \Delta > 0)$$

(i.e. $1 - \Phi(N_\alpha - \Delta/\sigma)$,where Φ is normal distribution function) and

$$P_2(\Delta,R,m,\alpha) = P(\hat{\Psi}-\hat{\Psi}' \leq -N_\alpha \hat{\sigma} \mid \Psi-\Psi' = \Delta > 0),$$

i.e. the power and probability of "catastrophes". In the following tables some results for $R = 5$ and $\alpha = 0.05$ are presented:

	m =	100	500	1000	5000	10000
	$\sigma \leq$	0.625	0.299	0.198	0.089	0.063
Δ/σ	$\Delta = 0.1$	0.160	0.358	0.506	1.132	1.600
	$\Delta = 0.3$	0.480	1.074	1.590	3.390	4.800
	$\Delta = 0.5$	0.800	1.788	2.532	5.650	8.000

Lower bounds for P_1:

m =	100	500	1000	5000	10000
$\Delta = 0.1$	0.0688	0.0991	0.1274	0.3040	0.4821
$\Delta = 0.3$	0.1220	0.2840	0.4781	0.9595	0.9995
$\Delta = 0.5$	0.1991	0.5569	0.8125	0.99997	1.0000

Upper bounds for P_2:

m =	100	500	1000	5000	10000
$\Delta = 0.1$	0.355	0.0226	0.0157	0.0027	0.0006
$\Delta = 0.3$	0.0168	0.0033	0.0006	$2.5 \ 10^{-7}$	10^{-10}
$\Delta = 0.5$	0.0072	0.0003	0.000015	10^{-12}	0.0

The estimated power seems to be relatively small.This fact is due to
weak upper bound for σ. In real data (c.f. b.2.)the power will be
usually greater.

c. The Hierarchical COLLAPS Procedure

Last but not least, we have to present some stopping rules for splitting process if the hierarchical COLLAPS procedure is used.I.e. we have
to repeat the decision if a subtable is to be splitted or equivalently
if it can be used as input of the procedure for finding the "best"
2 X 2 table in the next step.A Bonferroni based technique is here ap-
propriate.It can be explained again on an example.Consider a two way
frequency table T (presented here for the sake of simplicity after
applying the hierarchical procedure COLLAPS and hence with reordered
rows and columns):

	4	2	8	9	12	1	11	5	6	3	7	10	
5	7	18	39	7	13	60	7	13	11	22	50	7	254
9	1	0	4	0	2	5	0	0	0	0	3	0	15
6	3	14	46	6	8	61	13	13	6	15	39	12	236
7	1	9	29	4	6	33	3	3	1	6	15	7	117
8	0	3	13	1	1	6	0	1	0	1	3	0	29
1	0	2	3	0	9	18	7	10	0	3	9	1	53
2	0	1	0	0	3	21	7	4	3	4	7	1	51
3	1	5	0	0	13	40	13	17	29	11	21	3	153
4	3	14	15	6	22	66	17	25	31	34	59	13	305
	16	66	149	24	77	310	67	77	81	96	206	44	1213

Successively COLLAPSed (splitted) tables are:

1. level: T
2. level: T_1 5,9,6,7,8   X   4,2,8,9

    T_2 1,2,3,4   X   12,1,11,5,6,3,7,10
3. level: T_{12} 6,7,8   X   2,8,9

    T_{21} 1,2   X   12,1   and

    T_{22} 3,4   X   11,5,6,3,7,10.

Corresponding values of test statistics were presented in a.4.. If we consider $\alpha = 0.05$ as the global significance level we can proceed as follows: We use for each subtable from the above list the compromise test procedure of a.5. and we make decisions for each level separately. For level 1 we compare the attained value $\alpha(\chi^2)$ with α . If $\alpha(\chi^2)$ we stop the procedure COLLAPS. For level 2 we consider only tables that can be collapsed. In our example such tables are two: T_1 and T_2 (if for example T_1 is 5 X 4,2,8,9 then T_1 cannot be collapsed). So we compare the smaller of the values $\alpha(\chi^2(T_1))$ and $\alpha(\chi^2(T_2))$ with $\alpha/2$ and the bigger with α . If both $\alpha(\chi^2(T_1))$ and $\alpha(\chi^2(T_2))$ are greater than α , we stop the procedure, else use one or both tables according the attained significance values is less than or equal to $\alpha/2$ or α respectively. In our example with $\alpha = 0.05$ $\alpha(\chi^2(T_2)) \leq 0.025$ and $\alpha(\chi^2(T_1)) > 0.05$. So only T_2 is to be splitted further. Hence for level 3 we can apply the same approach as for level 2. Subtables in question are T_{21} and T_{22} with attained levels 0.2122 and 0.0175 respectively. The table T_{22} is the only table to be COLLAPSed in the next step. On the fourth level we have only subtable 6,7,8 X 2,8,9. The χ^2 statistic is here nonsignificant and the procedure stops.

Two remarks: First, if, say, additionally $\alpha(\chi^2(T_1)) \leq 0.05$, we have on level 3 three tables T_{12}, T_{21} and T_{22} and we compare the attained significance levels ordered increasingly with $\alpha/3, \alpha/2$ and α . This approach is an application Bonferroni sequential rejective test procedure as suggested by HOLM (1979). It can be improved using the fact that all tables of a given level (which are to be considered) are separable and hence corresponding χ^2 statistics are asymptotically independent. Second, in the above table subtables T_1 , T_{21} are splitted - such result we obtain if as a stopping rule the comparison of Z_{max} with one-sided normal critical level for 0.05 is used. For some exploratory data analytic tasks this approach is clearly legitimate.

d. A comparison with some other procedures

We try to compare the procedure COLLAPS with some other procedures
for identifying sources of dependence (or significance) in two way contingency tables.Two of them are very widely used,namely the analysis of
adjusted standardized residuals developed by HABERMAN (1974) and stepwise elimination of cells with testing of quasi-independence suggested
by BROWN (1974). Both these methods have two disadvantages:first,
they suppose that the categorisation of quantities is given and is the
good one and second, results of them are unstructured or relatively
little structured arrays of numbers. COLLAPS gives a clear graphical
display of dependency structure and moreover suggest a new categorisation for both the quantities according their estimated dependency
structure. Additionally, results are in an exactly defined sense optimal - COLLAPS finds effectively Z_{max} (for each processed subtable).

d.1. We can illustrate the above claims on an example (treatment
for a particular illness versus categorised age observed in a hospital)

A.

		age					
		1	2	3	4	5	6
		-45	46-55	56-60	61-65	66-70	71-80
treatment	1	9	28	8	6	2	1
	2	0	0	2	5	12	8
	3	0	1	6	12	17	5
	4	0	1	0	1	1	2
	5	1	6	1	0	0	0
	6	0	1	1	2	2	0

To this table we apply the program BMDP2F (see DIXON and BROWN (1977))
base on suggestions of BROWN (1974). The overall χ^2 is here 106.26 with
30 degrees of freedom. The result of deletion process is presented
below:

deletion by standard.resid.			χ^2			likelihood ratio χ^2		
(*)	χ^2	$\alpha(\chi^2)$	(*)	χ^2	$\alpha(\chi^2)$	(*)	χ^2	$\alpha(\chi^2)$
1 2	103.94	0.0000	1 5	88.03	0.0000	1 2	92.66	0.0000
5 2	68.76	0.0000	1 6	74.23	0.0000	5 2	68.21	0.0000
1 1	79.93	0.0000	1 4	65.75	0.0000	1 1	45.25	0.0153
5 1	39.54	0.0433	5 2	55.63	0.0006	(1 3)	35.27	0.1058
			1 1	74.83	0.0000			
			5 1	41.56	0.0102			

(with some computational
problems)

(*)deleted cells.Results of different measures for deletion are
different and not easily explanable to a consulting client.Data are
of usual frequencies used for explanatory analysis.COLLAPS suggests the
following structure:

	1 -45	2 46-55	3 56-60	4 61-65	5 66-70	6 71-80
1	3.66	5.76	0.77	-2.07	-4.80	-2.77
5	0.67	3.38	0.04	-1.46	-1.67	-1.04
3	-2.02	-3.90	0.59	1.71	2.90	0.19
6	-0.78	-1.67	-1.08	2.17	0.85	0.10
7	-0.64	-0.47	0.35	0.82	0.49	-0.90
2	-1.54	-3.30	-0.82	-0.23	2.61	3.29
4	-0.61	-0.25	-0.84	-0.01	-0.25	2.05

Numbers in the table are adjusted standardized residuals (they can be
optionally printed).It can be seen that the reordered and deblocked table gives an overall view to residuals and is in accordance with them.
The upper left subtable expressing {1,5} p.a {1,2}is in accordance with
the first and third methods of deleting cells. But it seems to be useful for exploratory analysis that COLLAPS gives further suggestions
concerning e.g. {2,4} p.a {6}. Note that age need not be reordered.
If all frequencies in the table are multiplied by 10 (and we obtain
table B referred in a.4.), the procedure COLLAPS suggests additionally
decomposition of the central subtable 3,6,7 X 3,4,5 due to the positive association of treatment 6 and age 61-70.For this table,the program BMDP2F works (in the first 13 steps) only with treatment 1 and
then 5.

DISCUSSION

At first glance the procedure COLLAPS seems to be hardly tractable by
a computer. But by logical analysis one finds that some statements of
the form 'it is not true that $Z(X,Y) \geq C$' have logical consequences that
$Z(X',Y') \geq C$ is not true for many other pairs X',Y'. Using some appropriate ordering of generated pairs (in the nonhierarchical procedure) one
can use the above mentioned deduction to save computer time significantly. For example for the table analysed in d.1. instead of examining
all pairs $\{<X,Y>|\ \emptyset \neq X \subsetneqq \{1,\ldots,6\}\ ,\ \emptyset \neq Y \subsetneqq \{1,\ldots,5\}\}$ we need to exa-
mine 33.44 times less pairs)i.e. 33.44 times less Z statistics etc.)
The speed-up factor is data dependent and increases with R and C. For
the analysis of tables discussed in the present paper COLLAPS needs
     in average 15 sec. per table.

We tried to show on the example of the procedure COLLAPS the philosophy
of the GUHA method, namely as concerns direct interpretability of results and optimise examination of big sets of hypotheses. The use of a
formalized language enables effectively control such computer process.
For exploratory data analysis is substantial that all GUHA procedures
realize exhaustive search in the defined set of null hypotheses -
alternative hypotheses pairs. More generally an exhaustive search in
the set of all sentences of a given type and evaluable in data. Such
search is not realized by exhaustive algorithms   but by algorithms using
substantially some logical properties of considered sentences. Let us
mention that such features can be found in many exploratory data analytic procedures too, but for GUHA procedures we have an unified mathematical theory.

Note that some questions concerning simultaneous inference can be ans-
wered for procedures ASSOC and IMPL as well as for COLLAPS. But answers
are based on Bonferroni technique and hence are in many cases unpracti-
cal. If e.g. input quantities are $Q_1,\ldots,Q_n$ then the number of elementary conjunctions containing at most three quantities from $Q_1,\ldots,Q_n$ is
$2n + 2^2 \binom{n}{2} + 2^3 \binom{n}{3}$. This number gives an idea about the number of hypotheses examined in ASSOC. Immediately it can be seen that the only way
is printing only "significant" results and their careful representation.

For comparing and representing of results some Bonferroni based techniques for estimating e.g.minimal attained significance levels for sets
of printed alternatives can be used (see HAVRÁNEK (1978b)). The overall
protection seems to be unrealistic and moreover too restrictive with
respect to the aim of the procedure - to give some reasonable suggestions concerning (alternative) hypotheses to be further studied.Note that
the question of simultaneous inference has a reasonable meaning only
if function evaluating "positive association" is of "testing character".
As one can see on the example of COLLAPS, the usual question of
similateous inference not have the biggest importance for exploratory
procedures. Some other questions,namely concerning the "overall"
power can be vital. Here is a strong need to formalize this vague
notion.

Clearly,the realized GUHA procedures are from the data analyst point
of view more or less trivial. By no means they are trivial from the
computerist's point of view.Moreover, they can be applied in situations
in which more sophisticated procedures fails. The natural way of
development of GUHA procedures is to apply now for constructing new
procedures some techniques for analysis e.g. three or four dimensional
contingency tables being marginal tables of a high dimensional table
and in the same time to construct some more advanced techniques for
analysis of mixed categorical and continuous data. Some mathematical
theory have been developed.

REFERENCES

BISHOP, Y. M., FIENBERG, S. E., HOLLAND, P.W., 1975: Discrete Multivariate Analysis: Theory and Practice. MIT Press,Cambridge, Ma.

BOARDMAN, T. J., 1977: Graphical Contributions to the χ^2 Statistic for two-way Contingency Tables. Commun. Statist.-Theor. Meth. A6(15), 1437-1451.

BROWN, M. B., 1977: Identification of Sources of Significance in Two-way Contingency Tables. Applied Statistics 23, 405-413.

DIXON, W. J., BROWN, M. B., 1977: BMDP-77 Biomedical Computer Programs. University of California Press, Los Angeles.

GABRIEL, K.R., 1966: Simultaneous Test Procedures for Multiple Comparisons on Categorical Data. J. Amer. Statist. Assoc. 61, 1081-1096.

GABRIEL, K.R., 1969: Simultaneous Test Procedures - Some Theory of Multiple Comparisons. Ann. Math. Statist. 40, 224-250.

HABERMAN, S. J., 1974: The Analysis of Frequency Data. University of Chicago Press, Chicago.

HÁJEK, P., 1973,1974: Automatic Listing of Important Observational Statements I-III. Kybernetika (Prague) 9,10, 187-205,251-271,95-124.

HÁJEK, P., HAVEL, I., CHYTIL, M., 1966: The GUHA Method of Automatic Hypotheses Determination. Computing 1, 293-308.

HÁJEK, P., HAVRÁNEK, T., 1978a: Mechanising Hypothesis Formation - Mathematical Foundations for a General Theory. Springer-Verlag, Berlin-Heidelberg-New York.

HÁJEK, P., HAVRÁNEK, T., 1978b: The GUHA Method - its Aims and Techniques. Int. J. Man-Machine Studies 10, 3-22.

HÁJEK, P., HAVRÁNEK, T., CHYTIL, M., 1980: Metoda GUHA automatického formování hypotéz. Academia, Praha (in print).

HAVRÁNEK, T., 1978a: Enumeration Calculi and Rank Methods. Int. J. Man-Machine Studies 10, 59-66.

HAVRÁNEK, T., 1978b: Some Aspects of Automatic Systems of Statistical Inference. Transactions of the European Meeting of Statisticians 1974. Academia, Prague, vol.A, 221-229.

HAVRÁNEK, T., 1979: Approximate Distribution of the Maximum of 2 X 2 χ^2 Statistics Derived from an R X C Contingency Table. The Second Prague Symposium on Asymptotic Statistics. Czech. Soc. Math. Phys., Prague, 211-212.

HAVRÁNEK, T., POKORNÝ, D., 1978: GUHA - Style Processing of Mixed Data.
Int. J. Man-Machine Studies 10, 47-58.

HAVRÁNEK, T., VOSÁHLO, J., 1978: A GUHA Procedure with Correlational
Quantifiers. Int. J. Man-Machine Studies 10, 67-74.

HOLM, S., 1979: A Simple Sequentially Rejective Multiple Test Procedure. Scandnavian J. Statist. 6, 65-70.

LEHMACHER, W., 1980: Die Konfigurationsfrequenzanalyse qualitativer Daten als explorative Methode. (in this volume)

POKORNÝ, D., 1978: The GUHA Method and Desk Calculators. Int. J. Man-
Machine Studies 10, 75-86.

POKORNÝ, D., HAVRÁNEK, T., 1978: On some Procedures for Identifying
Sources of Dependence in Contingency Tables. COMPSTAT 1978,
Physica-Verlag, Wien, 221-227.

SNEE, R. D., 1974: Graphical Display of Two-way Contingency Tables.
Amer. Statistician 28, 9-12.

SUGUIRA, N., OTAKE, M., 1973: Approximate Distribution of the Maximum
of C-1 χ^2 Statistics (2 X 2) Derived from an 2 X C Contingency
Table. Comunn. Statist. 1, 9-16.

WERMUTH, N., WEHNER, T., GÖNNER, H., 1976: Finding Condensed Descrip-
tions for Multidimensional Data. Computer Programs in Biomedine
6, 23-28.

Dr. T. HAVRÁNEK
Center of Biomathematics
Czechoslovak Academy of Sciences
Vídeňská 1083
CS-142 20 Praha 4

LATENT STRUCTURE ANALYSIS

F. KRAUSS

Institut für angewandte Sozialwissenschaft
Bonn-Bad Godesberg

ZUSAMMENFASSUNG

Die Latent Structure Analysis (LSA) von LAZARSFELD wird hier im wesentlichen für
den wichtigen Spezialfall der Latent Class Analysis (LCA) vorgestellt. Ziel der LSA
ist es, nicht direkt zu beobachtende latente Variablen aufzufinden, die den Zusammenhang der manifesten Variabien erklären. Von diesem Ansatz her besteht eine Pa-
rallele zur Faktorenanalyse. Speziell die LCA kann jedoch auch als nicht metrische
Clusteranalyse aufgefaßt werden.

Die Modell-Parameter der LCA stellen Wahrscheinlichkeiten dar. Bei einigen Schätzverfahren tritt das Problem unzulässiger Schätzwerte auf. Voraussetzung für eine
sinnvolle Anwendung der ML-Schätzer ist eine ausreichende Fallzahl. Durch eine zu
große Fallzahl können jedoch bei einem Anpassungstest Signifikanz-Probleme auftreten.

Der Vergleich der aktuellen Schätzverfahren zeigt, daß ein modifiziertes Chi-Qua-
drat-Minimum-Schätzverfahren von MOOIJAART für die Anwendung gute Eigenschaften verspricht. Es werden hierbei nur Randhäufigkeiten bis zu einer bestimmten
Ordnung berücksichtigt.

Abschließend wird anhand einer Studie das Ergebnis einer LCA nach MOOIJAART interpretiert. Hinweise auf neu erscheinende Arbeiten über die Anwendung der LCA
bei größeren Studien werden gegeben.

1. Einführung

Als exploratives Verfahren hat die Latent Structure Analysis (LSA) in den letzten Jahren zunehmend Interesse gefunden. Die LSA ist zweifellos ein sehr spezielles Verfahren und in vielen Bereichen müssen erst noch Erfahrungen in ihrer Anwendung gesammelt werden.

Die LSA beinhaltet eine Vielzahl methodisch sehr interessanter Modelle. Aus diesem Grunde sind über die LSA überwiegend Methodenstudien veröffentlicht worden. Die folgenden Ausführungen beschränken sich bewußt auf relativ einfache Modelle. Bezüglich Verallgemeinerungen wird auf die zitierte Literatur verwiesen.

Der Grundgedanke der Analyse latenter Strukturen von LAZARSFELD ist, manifeste Variablen als Indikatoren oder "Symptome" einer verursachenden latenten Eigenschaft aufzufassen. Der Zusammenhang zwischen der latenten Variablen und den beobachtbaren Merkmalen wird als nicht deterministisch angenommen.

Zur Ermittlung einer Diagnose untersucht der Mediziner den Patienten auf das Vorhandensein bestimmter Symptome. Der Patient hat bei einer bestimmten Krankheit nicht notwendigerweise alle für diese Krankheit typischen Symptome. Andererseits gibt es Patienten, die nicht krank sind und trotzdem bestimmte Symptome aufweisen. In dieser Situation muß eine Entscheidung über den Gesundheitszustand des Patienten getroffen werden.

Die latente Variable hat im einfachsten Fall zwei Ausprägungen, z.B. "krank" und "gesund". Ein Latent Structure Modell würde die Schätzung der Wahrscheinlichkeit ermöglichen, daß ein Kranker bestimmte Symptome hat bzw., daß beim Auftreten bestimmter Symptome eine spezielle Krankheit vorliegt.

Die Wahrscheinlichkeit, daß ein Kranker bestimmte Symptome hat, entspricht den Parametern von Latent Structure Modellen.

Wenn latente und manifeste Variablen nicht metrisch sind, spricht man von Latent Class Analysis (LCA).

Für den Fall nicht metrischer manifester Variablen, aber metrischer latenter Variablen, sind die Latent Polynomial Modelle am wichtigsten. Hierbei wird die Wahrscheinlichkeit, daß eine Person mit einem bestimmten Wert auf dem latenten Kontinuum bei den manifesten Variablen bestimmte Ausprägungen hat, als Polynom angesetzt.

In der Latent Profile Analysis sind die manifesten Variablen metrisch.

Die zentrale Annahme bei diesen Modellen ist die sogenannte "lokale stochastische Unabhängigkeit". Innerhalb der latenten Klassen wird Unabhängigkeit der beobachtbaren Merkmale angenommen.

Die Annahme der "lokalen stochastischen Unabhängigkeit" bedeutet, daß der Zusammenhang zwischen den Items durch ihre Verknüpfung mit der latenten Variablen und nur durch diese verursacht ist, so daß er bei konstant gehaltenem Wert der latenten Variablen vollständig verschwindet.

Zur Erläuterung soll ein fiktives Zahlenbeispiel gegeben werden. Bei einem Intelligenztest seien z.B. die Items A und B von 1.000 Probanden beantwortet worden. Das Ergebnis sei in der folgenden Vierfeldertafel dargestellt:

A \ B	richtig	falsch	
richtig	322	148	470
falsch	218	312	530
	540	460	1000

Man erkennt, daß zwischen dem "Lösen" der Items A und B ein Zusammenhang besteht. Der φ-Koeffizient nimmt den folgenden Wert an:

$$\varphi = \frac{322 \times 312 - 148 \times 218}{\sqrt{540 \times 460 \times 470 \times 530}} = 0.274$$

Teilt man die Probanden in zwei Gruppen mit unterschiedlichem Intelligenzquotienten auf, so könnten sich in den beiden Gruppen folgende Vierfeldertafeln ergeben:

Gruppe 1
Hohe Intelligenz

A \ B	richtig	falsch	
richtig	272	48	320
falsch	68	12	80
	340	60	400

Gruppe 2
Geringe Intelligenz

A \ B	richtig	falsch	
richtig	50	100	150
falsch	150	300	450
	200	400	600

Innerhalb dieser Gruppen besteht keine Assoziation, wie man leicht nachrechnet:

$$272 \times 12 - 48 \times 68 = 0 \qquad\qquad 50 \times 300 - 100 \times 150 = 0$$

Das Verschwinden des Zusammenhangs innerhalb einzelner Gruppen soll allgemeiner formuliert werden. Dazu werden die erwähnten Vierfeldertafeln mit Hilfe von bedingten Wahrscheinlichkeiten dargestellt:

Gruppe 1

Item 1 \\ Item 2	richtig	falsch	
richtig	$P_{1,12}$	$P_{1,1\bar{2}}$	$P_{1,1}$
falsch	$P_{1,\bar{1}2}$	$P_{1,\bar{1}\bar{2}}$	
	$P_{1,2}$		1

Gruppe 2

Item 1 \\ Item 2	richtig	falsch	
richtig	$P_{2,12}$	$P_{2,1\bar{2}}$	$P_{2,1}$
falsch	$P_{2,\bar{1}2}$	$P_{2,\bar{1}\bar{2}}$	
	$P_{2,2}$		1

Für das Beispiel gilt:

$$P_{1,12} = \frac{272}{400} = 0,68 \qquad\qquad P_{2,12} = \frac{50}{600} = \frac{1}{12}$$

$$P_{1,1} = \frac{320}{400} = 0,8 \qquad\qquad P_{2,1} = \frac{150}{600} = \frac{1}{4}$$

$$P_{1,2} = \frac{340}{400} = 0,85 \qquad\qquad P_{2,2} = \frac{200}{600} = \frac{1}{3}$$

Es gilt also:

$$P_{1,12} = P_{1,1} \cdot P_{1,2} \qquad\qquad P_{2,12} = P_{2,1} \cdot P_{2,2}$$

$$\text{da } 0,68 = 0,8 \times 0,85 \qquad\qquad \frac{1}{12} = \frac{1}{4} \times \frac{1}{3}$$

Die Intelligenz "erklärt" die ursprüngliche Assoziation insofern, als nach der Aufteilung in zwei Gruppen (entsprechend dem Intelligenzquotienten) keine Assoziation
mehr besteht.

2.   Modellannahmen der Latent Class Analysis

Im Rahmen dieses Referats soll der Schwerpunkt auf der LCA liegen. Hier liegen
mehr Erfahrungen im Anwendungsbereich vor. Dies gilt insbesondere für die aktuellen ML- und Chi-Quadrat-Minimum-Verfahren.

Momentan sind nur für die LCA Software-Pakete allgemein zugänglich, insbesondere
von MOOIJAART (1979) und GOODMAN (1979). Von MOOIJAART werden jedoch in
naher Zukunft ebenfalls Programmerweiterungen für metrische latente Variablen zur
Verfügung gestellt.

Zur Skizzierung der aktuellen Verfahren werden im folgenden einige Bezeichnungen
eingeführt.

Sei P_{12} die Wahrscheinlichkeit für eine richtige Antwort bei beiden Items im obigen
Beispiel, so gilt:

$$P_{12} = W_1 \cdot P_{1,12} + W_2 \cdot P_{2,12}$$

wobei W_1 und W_2 die Wahrscheinlichkeiten für die Gruppen 1 und 2 sind.

Mit Hilfe der Annahme der "lokalen stochastischen Unabhängigkeit" gilt dann

$$P_{12} = W_1 \cdot P_{1,1} \cdot P_{1,2} + W_2 \cdot P_{2,1} \cdot P_{2,2}$$

Für die Randwahrscheinlichkeit "richtige Antwort" (Ausprägung 1) bei Item i soll
folgende Bezeichnung vereinbart werden: P_i. Die Wahrscheinlichkeit für eine "richtige Antwort" zu Item i und Item j soll mit P_{ij} bezeichnet werden. Bei drei Items i,
j, k wird die Bezeichnung P_{ijk} eingeführt, etc. Bei m latenten Klassen und n Items
werden die auf die latenten Klassen bezogenen bedingten Wahrscheinlichkeiten allgemein mit $P_{e,i}$ (e = 1, 2, ..., m), (i = 1, 2, ..., n) bezeichnet.

W_e (e = 1, 2, ..., m) seien die Wahrscheinlichkeiten der latenten Klassen.

Für n = 3 Items und m = 2 Klassen erhält man dann z.B. das folgende Gleichungssystem:

$$
\begin{aligned}
1 &= W_1 + W_2 \\
P_1 &= W_1 P_{1,1} + W_2 P_{2,1} \\
P_2 &= W_1 P_{1,2} + W_2 P_{2,2} \\
P_3 &= W_1 P_{1,3} + W_2 P_{2,3} \\
P_{12} &= W_1 P_{1,1} P_{1,2} + W_2 P_{2,1} P_{2,2} \\
P_{13} &= W_1 P_{1,1} P_{1,3} + W_2 P_{2,1} P_{2,3} \\
P_{23} &= W_1 P_{1,2} P_{1,3} + W_2 P_{2,2} P_{2,3} \\
P_{123} &= W_1 P_{1,1} P_{1,2} P_{1,3} + W_2 P_{2,1} P_{2,2} P_{2,3}
\end{aligned}
$$

(2.1)

Im allgemeinen Latent Class Modell mit n dichotomen Items und m Klassen gibt es m Parameter W_e und $m \cdot n$ Parameter $P_{e,i}$ (e = 1, 2, ..., m), (i = 1, 2, ..., n), insgesamt also m (n+1) Parameter, denen 2^n Modellgleichungen gegenüberstehen.

Sei

$$s = (s_1, s_2, \ldots, s_n) \text{ ein Index für ein Antwort-Pattern}$$

mit

$$
s_i = \begin{cases} i & \text{bei positiver Antwort zu Item i} \\ \bar{i} & \text{bei negativer Antwort zu Item i} \end{cases}
$$

so können die Modellgleichungen in etwas anderer Form auch folgendermaßen dargestellt werden

$$
(2.2) \qquad P_s = \sum_{e=1}^{m} W_e \prod_{i=1}^{n} P_{e, s_i}
$$

für alle 2^n Indices $s = (s_1, s_2, \ldots, s_n)$.

In dieser Formulierung sind allerdings die Latent Structure Modelle mit metrischen manifesten oder latenten Variablen nicht enthalten. Bei den Latent Polynomial Modellen mit metrischer latenten Variablen müssen Annahmen über die Dichte getroffen werden, wodurch sich in den Modellgleichungen Integrale statt Summen ergeben. Verteilungsannahmen, z.B. Normalverteilung für die latenten Variablen sind problematisch.

3. Schätzverfahren der LCA

a. Maximum-Likelihood-Verfahren

In den letzten Jahren sind im Bereich der LCA im wesentlichen drei Ansätze diskutiert worden. Ein Maximum-Likelihood-Verfahren von GOODMAN (1974, 1979) löst
erstmalig das Problem nicht zulässiger Lösungen. Der Ansatz führt zu folgendem
Iterationsverfahren mit den Gleichungen (3.1) und (3.2). Die Formulierung der Gleichungen soll hier auf dichotome Items beschränkt bleiben. Verallgemeinerungen sind
leicht durchzuführen. Dies gilt ebenso für die Annahme mehrerer latenter Variablen.
Sei $s = (s_1, s_2, \ldots, s_n)$ der "Pattern-Index" bei n Items, so beginnt das Iterationsverfahren mit folgenden Startwerten:

$$\hat{W}_1^{(o)}, \ldots, \hat{W}_m^{(o)}$$

$$\hat{P}_{1,1}^{(o)}, \hat{P}_{1,2}^{(o)}, \ldots, \hat{P}_{1,n}^{(o)}$$

$$\ldots \ldots \ldots \ldots \ldots \ldots \ldots \ldots$$

$$\hat{P}_{m,1}^{(o)}, \hat{P}_{m,2}^{(o)}, \ldots, \hat{P}_{m,n}^{(o)}$$

Der hochgestellte Index gibt den Iterationsschritt für die Schätzwerte $\hat{W}_e$, $\hat{P}_{e,i}$ an.

Mit den Startwerten wird die Pattern-Wahrscheinlichkeit innerhalb der Klassen und
damit eine "modifizierte" gesamte Pattern-Wahrscheinlichkeit geschätzt.

$$\hat{P}_{e,s} = \hat{W}_e^{(o)} \prod_{i=1}^{n} \hat{P}_{e,si}^{(o)}$$

(3.1)

$$\hat{P}_s^{(o)} = \sum_{e=1}^{m} \hat{P}_{e,s}^{(o)}$$

Ausgehend von Iterationsschritt N mit den Schätzwerten $\hat{P}_{e,s}^{(N)}$, $\hat{P}_s^{(N)}$ werden die
Werte der Modellparameter für den (N+1)-ten Schritt folgendermaßen berechnet:

$$\hat{W}_e^{(N+1)} = \sum_{s \in S} \hat{P}_{e,s}^{(N)} \cdot \frac{h_s}{\hat{P}_s^{(N)}}$$

(3.2)

$$\hat{P}_{e,si}^{(N+1)} = \frac{1}{\hat{W}_e^{(N+1)}} \sum_{s \in S_i} \hat{P}_{e,s}^{(N)} \cdot \frac{h_s}{\hat{P}_s^{(N)}}$$

wobei h_s die relative Pattern-Häufigkeit ist, die direkt über die Daten gewonnen wird. $\hat{P}_s^{(N)}$ ist der entsprechende über das Verfahren geschätzte Wert für die Pattern-Wahrscheinlichkeit.

S ist die Menge aller Pattern-Indices. S_i ist die Menge aller Pattern-Indices, bei denen die "Komponente" s_i konstant ist.

Das Verfahren besteht im wesentlichen darin, daß die Parameter über die durch den Faktor $h_s/\hat{P}_s^{(N)}$ modifizierten Modellgleichungen berechnet werden.

Wenn alle Anfangswerte bei diesem Verfahren zwischen 0 und 1 liegen, ergibt das Verfahren ebenfalls wieder Werte in diesem Bereich. Um geeignete statistische Eigenschaften der Maximum-Likelihood-Schätzung zu erreichen, können "zulässige" Lösungen der klassischen Verfahren als Anfangswerte eingesetzt und durch das Verfahren von GOODMAN verbessert werden. GOODMAN schlägt ebenfalls vor, einige "a priori"-Werte der Parameter festzulegen, die im Laufe des Verfahrens immer wieder auf diese Werte gesetzt werden müssen. Falls Parameter auf 0 oder 1 gesetzt werden, behalten sie diese Werte während des Verfahrens automatisch bei.

Bei verschiedenen Lösungen mit unterschiedlichen Startwerten wird nach dem Vorschlag von GOODMAN diejenige ausgewählt, die

(3.3) $$x^2 = 2 \sum_s h_s \log (h_s/P_s)$$

minimiert.

Die Lösungen dieses Verfahrens sind entweder Maximum-Likelihood-Schätzungen oder Lösungen mit einem Randmaximum, wobei einige Parameter die Werte 0 oder 1 annehmen.

Das Verfahren von GOODMAN hat somit gute Eigenschaften. Allerdings können bei einer größeren Zahl von manifesten Variablen mit mehreren Ausprägungen numerische Schwierigkeiten auftreten. Dies kann schon bei ca. 20 Variablen der Fall sein. In diesen Fällen ist eine hohe Rechengenauigkeit erforderlich.

Gelegentlich ist für die Konvergenz des Verfahrens eine große Zahl von Iterationen erforderlich.

Numerische Probleme treten jedoch in weitaus größerem Maße bei dem von LAZARS-FELD (1968) genannten ML-Verfahren auf, das die Log-Likelihood-Funktion

$$(3.4) \qquad \log L\,(\theta) = \sum_{s} n_s \; \log P_s(\theta)$$

bezüglich der Modellparameter θ maximiert (n_s sind die absoluten Pattern-Häufigkeiten). Außerdem trat hier verstärkt das Problem der "nicht zulässigen" Parameterschätzungen auf, d.h. es ergaben sich häufig Modellparameter (bedingte Wahrscheinlichkeiten), die nicht im Intervall $[0,1]$ liegen.

Dieses Problem wird von FORMANN (1976) durch Einführung von logistischen Transformationen gelöst. Es werden nicht mehr die ursprünglichen Modellparameter direkt geschätzt, sondern Parameter, von denen die ursprünglichen Modellparameter über eine logistische Funktion abhängen.

Es werden die neuen Parameter x_{ei} und z_e ($e = 1, 2, \ldots, m$), ($i = 1, 2, \ldots, n$) eingeführt, mit deren Hilfe die Parameter

$$0 \leq P_{e,i} \leq 1, \; 0 \leq W_e \leq 1 \qquad \text{dargestellt werden:}$$

$$P_{e,i} = \frac{\exp\,(x_{ei})}{1+\exp\,(x_{ei})}$$

$$(3.5)$$

$$W_e = \frac{\exp\,(z_e)}{\sum_{j} \exp\,(z_j)}$$

Wegen $\sum W_e = 1$, wird die Bedingung $\sum z_e = 0$ eingeführt.

Bei diesem Verfahren ist gesichert, daß die Modellparameter zwischen 0 und 1 liegen.

Die oben erwähnte Log-Likelihood-Funktion wird nun bezüglich der neu eingeführten Parameter x_{ei} und z_e maximiert.

Die optimale Zahl der latenten Klassen kann über Chi-Quadrat- und Likelihood-Quotienten-Tests ermittelt werden.

Auch bei diesem Verfahren treten Beschränkungen aus numerischen Gründen auf. Noch gravierender ist bei den genannten ML-Schätzern jedoch, daß die asymptotischen Eigenschaften der ML-Schätzer nicht gelten, wenn die Fallzahl nicht groß genug ist.

Bei 10 dichotomen Items entstehen 2^{10} Pattern, die nur bei einer entsprechenden Fallzahl adäquat besetzt sein können.

Ist andererseits die Fallzahl sehr groß, z.B. 15.000 bis 20.000, so treten die bekannten Signifikanz-Probleme auf.

Das Verfahren, das die genannte Log-Likelihood-Funktion maximiert, kann auch sinnvoll für metrische latente Variablen eingesetzt werden, falls eine angemessene Fallzahl vorliegt.

b.   Chi-Quadrat-Minimum-Verfahren

Die Probleme, die durch eine zu große Anzahl von Pattern auftreten, werden durch das von MOOIJAART (1978) entwickelte Verfahren gelöst. MOOIJAART verzichtet i.a. auf die Information, die die Häufigkeiten sämtlicher Pattern liefern.

Um bessere asymptotische Eigenschaften zu erreichen, wird bei seinem Verfahren auf einen Teil der Information aus den Daten verzichtet. Es werden dabei nur Randhäufigkeiten bis zu einer bestimmten Ordnung verwendet.

Mit den oben eingeführten Bezeichnungen soll das Verfahren kurz skizziert werden.

P_i, P_{ij}, P_{ijk} seien die manifesten Wahrscheinlichkeiten erster, zweiter und dritter Ordnung.

Betrachtet wird der Vektor

$$x' = (P_1, \ldots, P_n, P_{12}, \ldots, P_{n-1,n}, P_{123}, \ldots, P_{n-2,n-1,n}).$$

Unter der Annahme, daß die Pattern multinomial verteilt sind, ergeben sich für die manifesten Wahrscheinlichkeiten folgende Varianzen und Kovarianzen:

$$\text{var}\,(P_s) \quad = \quad \frac{1}{N}\,P_s\,(1-P_s)$$

$$\text{cov}\,(P_{s,t}) \quad = \quad \frac{1}{N}\,(P_{sut} - P_s P_t)$$

$$s \subseteq S,\; t \subseteq S,\; s \neq t \qquad S = \left\{ 1,\, 2,\, \ldots,\, n \right\}$$

N sei die Fallzahl.

Sei C die Varianz-Kovarianz-Matrix von x' und $\hat{C}$ eine konsistente Schätzung von C, dann ist

$$X^2 \quad = \quad N\,(\hat{x} - x)'\;\hat{C}^{-1}\,(\hat{x} - x)$$

asymptotisch Chi-Quadrat-verteilt.

Es werden nun die manifesten Wahrscheinlichkeiten mit Hilfe der Modellparameter dargestellt und X^2 nach den Modellparametern minimiert. Bei k ausgewählten Randhäufigkeiten verschiedener Ordnung hat die Größe X^2 k-(nm + m-1) Freiheitsgrade.

Eine numerische Verbesserung erhält MOOIJAART durch ein modifiziertes Chi-Quadrat-Minimum-Verfahren, was eine Berechnung der Inversen von C nicht erforderlich macht, wodurch viel Rechenzeit eingespart werden kann.

Ist die genannte Größe X^2 signifikant, so kann dies bedeuten, daß das Modell die manifesten Häufigkeiten nicht "reproduziert" und also von den Daten abweicht. Die Signifikanz kann jeoch auch bedeuten, daß durch Verwendung der Häufigkeiten bis zu einer bestimmten Ordnung nicht genügend Information ausgenutzt wird. Durch Verwendung von Häufigkeiten höherer Ordnung kann dann möglicherweise eine Anpassung erreicht werden.

Bei metrischen Variablen würden anstatt der manifesten Wahrscheinlichkeiten unterschiedlicher Ordnung die entsprechenden Momente unterschiedlicher Ordnung der manifesten Variablen berücksichtigt werden.

Bei Maximum-Likelihood-Verfahren für metrische manifeste Variablen müssen Verteilungsannahmen getroffen werden. Würde man Normalverteilung der manifesten Variablen annehmen, so wäre die Varianz-Kovarianz-Matrix WISHART-verteilt. Für diese Verteilung kann die Likelihood-Funktion aufgestellt werden. Die Annahe einer Normalverteilung ist jedoch oft unrealistisch und würde i.a. zu widersprüchlichen Ergebnissen bei den Modellgleichungen führen.

Für andere geeignete Verteilungsannahmen liegen keine Forschungsergebnisse vor. Man wird sich bei metrischen manifesten Variablen auf das Verfahren von MOOIJAART stützen.

4. Anwendung der LCA

Im Rahmen dieses Referats soll ein Beispiel aus dem Bereich der LCA vorgestellt werden. Bei diesem Beispiel wurde das Verfahren von MOOIJAART auf Daten angewandt, die aus einer Studie von DAVIS, National Opinion Research Center Chicago, stammen. Es handelt sich dabei um eine Studie über die Einstellung zur Abtreibung. Für die Anwendung der LCA wurde eine Stichprobe von 1.309 Personen gezogen, bei denen keine "missing data" vorlagen (MOOIJAART 1979). Fünf Fragen über die Einstellung zur Abtreibung und vier soziostrukturelle Variablen wurden ausgewählt.

Gefragt wurde: "Welche der folgenden Gründe würden Sie für einen legalen Schwangerschaftsabbruch akzeptieren?"

1. Die Gesundheit der Frau ist durch die Schwangerschaft ernsthaft gefährdet.

2. Es besteht die Gefahr, daß das Kind stark behindert ist.

3. Das Einkommen der Familie ist zu gering, um sich ein weiteres Kind leisten zu können.

4. Die Schwangere ist nicht verheiratet und möchte den Vater des Kindes auch nicht heiraten.

5. Die Schwangere ist verheiratet, möchte aber keine weiteren Kinder.

Als soziostrukturelle Merkmale liegen Alter, Geschlecht, Religion und Bildung vor.

Angewandt wurde das modifizierte Chi-Quadrat-Minimum-Verfahren (GLS). Es wurden mehrere Modellansätze überprüft. Ausgewählt wurde ein Modell mit einer latenten Variablen und drei latenten Klassen. Der X^2-Wert zeigt mit X^2 = 18.24 bei 13 Freiheitsgraden einen Signifikanzwert von 0.149 und somit eine relativ gute Anpassung. Allerdings sind mit dieser Teststatistik noch nicht viele Erfahrungen gesammelt worden, so daß eine Interpretation nur mit Vorbehalt vorgenommen werden sollte.

Bei Schätzung der Modellparameter besteht die Möglichkeit, Parameterwerte konstant zu halten. Für die Klasse 1 wurden die Parameter der Items 1 und 2, für die Klasse 3 die Parameter der Items 3, 4 und 5 auf 1 bzw. 0 gesetzt.

Um Unterschiede der Items 3 und 4 für die Interpretation zu überprüfen, wurden die Parameter der genannten Items jeweils für Klasse 1 und Klasse 2 auf Gleichheit getestet. Es ergeben sich signifikante Unterschiede. Die erwähnten Parameter sind in der Tabelle markiert.

Tabelle 4.1

Klassen		1	2	3
		0.460	0.390	0.150
		1	2	3
Item 1	1	1.000	0.945	0.246
	2	0.0	0.055	0.754
Item 2	1	1.000	0.858	-0.007
	2	0.0	0.142	1.007
Item 3	1	0.975	0.157	0.0
	2	0.025	0.843	1.0
Item 4	1	0.916	0.117	0.0
	2	0.084	0.883	1.0
Item 5	1	0.895	0.045	0.0
	2	0.105	0.955	1.0

Die klassenspezifischen Parameter der Klasse 3 von Item 2 liegen außerhalb des zulässigen Intervalls $[0,1]$. Dies ist das bekannte Problem der Latent Structure Analysis, das prinzipiell von GOODMAN und FORMANN gelöst wurde. Zur Lösung dieses hier auftretenden Problems könnte man sich eine logistische Transformation der Parameter entsprechend dem Vorgehen von FORMANN vorstellen und dann das Verfahren von MOOIJAART anwenden.

Im vorliegenden Beispiel ist das Problem nicht gravierend, da die Werte noch im Fehlerbereich liegen. Möglicherweise sollte man untersuchen, in welchen Situationen derartige Schätzwerte auftreten.

Mit Hilfe der Tabelle 4.1 können die latenten Klassen interpretiert werden. Item 1 und 2 stellen medizinische Gründe, Item 3, 4 und 5 mehr soziologische Gründe für einen Schwangerschaftsabbruch dar. Man stellt fest, daß innerhalb der Klasse 1 hohe Wahrscheinlichkeiten für die Bejahung aller Items bestehen, während dies innerhalb der Klasse 2 nur für die Items 1 und 2 zutrifft. Innerhalb der Klasse 3 werden mit großer Wahrscheinlichkeit alle Items verneint. Klasse 1 besteht aus Personen, die einen Schwangerschaftsabbruch prinzipiell akzeptieren. Klasse 3 lehnt eine Abtreibung prinzipiell ab. Klasse 2 akzeptiert eine Abtreibung nur aus medizinischen Gründen!

Bei gegebenen Modellparametern kann für jede Person mit gleichem Antwort-Pattern die Wahrscheinlichkeit für eine bestimmte Klassenzugehörigkeit angegeben werden:

$$P(e/s) = \frac{W_e \cdot P_{e,s}}{P_s}$$

Im Sinne einer möglichst geringen Fehlklassifikation wird eine bestimmte Person derjenigen Klasse zugeordnet, die bei gegebenem Antwort-Pattern die größte Wahrscheinlichkeit besitzt.

$$(4.1) \qquad P(e_y/s) = \max_e P(e/s)$$

Der Anteil der dabei zu erwartenden Fehlzuordnungen beträgt:

$$(4.2) \qquad E = 1 - \sum_s P_s P(e_y/s)$$

Hier deuten sich Parallelen zur klassischen Clusteranalyse an.

Für jede soziostrukturelle Gruppe kann die Wahrscheinlichkeit geschätzt werden, daß sie zu einer bestimmten latenten Klasse gehört, indem die entsprechende durchschnittliche Wahrscheinlichkeit der Personen der soziostrukturellen Gruppe ermittelt wird.

In der folgenden Tabelle sind die entsprechenden Werte für die Ausprägungen der soziostrukturellen Merkmale gegeben. 392 Personen sind jünger als 30 Jahre. 48,3 Prozent dieser Gruppe gehören zur Klasse 1, 43,5 Prozent zur Klasse 2 und 8,2 Prozent zur Klasse 3. Man stellt fest, daß kein großer Unterschied bezüglich der Variablen Geschlecht besteht.

Mit zunehmender Bildung wird eine Abtreibung akzeptiert.

Über die soziostrukturellen Merkmale kann eine weitere Interpretation für die latente Struktur nahegelegt werden.

Tabelle 4.2

Variable 1:   Alter

		1	2	3
unter 30 Jahren	392	0.483	0.435	0.082
30 bis 50 Jahre	430	0.476	0.390	0.134
über 50 Jahre	487	0.406	0.379	0.214

Variable 2:   Geschlecht

		1	2	3
männlich	671	0.460	0.402	0.138
weiblich	638	0.443	0.397	0.159

Variable 3:   Konfession

		1	2	3
Protestanten	830	0.441	0.418	0.141
Katholiken	335	0.344	0.454	0.202
Juden	48	0.810	0.170	0.020
Ohne Konfession	75	0.783	0.165	0.053
Sonstige	21	0.611	0.154	0.234

Variable 4:   Bildung

		1	2	3
Volksschule	491	0.283	0.474	0.243
Realschule	420	0.475	0.407	0.118
weiterführende Schule	398	0.636	0.300	0.064

Veröffentlichungen über den Vergleich von LCA und Clusteranalyse sind in Vorbereitung (FORMANN, 1980 a).

Demnächst erscheint von FORMANN (1980 b) eine Arbeit über Typen im Bereich der Klinik. Untersuchungen zur Marburger Verhaltensliste sind von LECHNER und EHLERS (1980) mit Hilfe der LCA durchgeführt worden.

Literatur

FORMANN, A.   Schätzung der Parameter in LAZARSFELD's Latent-Class-Analysis. Research Bulletin 18, 1976

FORMANN, A.   Vergleich von LCA und Clusteranalyse. Wirtschaftsverlag A. Orac, Wien 1980 a

FORMANN, A.   Typen im Bereich der Klinik. Zeitschrift für Differentielle Diagnostik, Heft 2, 1980 b, (eingereicht)

GOODMANN, L.   Exploratory latent structure analysis using both identifiable and unidentifiable models. Biometrika, 1974, 61, 215 - 231

GOODMAN, L.   On the Estimation of Parameters in Latent Structure Analysis, Psychometrika, 1979, 44, Nr. 1, 123 - 128

LAZARSFELD, P. & HENRY, N.W.   Latent structure analysis. Boston: Houghton Mifflin Co, 1968

LECHNER, EHLERS   Untersuchungen zur Marburger Verhaltensliste. Zeitschrift für Differentielle Diagnostik, Heft 3, 1980 (eingereicht)

MOOIJAART, A.   Latent struture Models. Dissertation, Universität Leiden, 1978

MOOIJAART, A.   Latent structure Analysis. A manual for the computer-program LSA 1 version 01. Universität Leiden, Abteilung Psychologie, 1979

Dr. F. Krauss
infas Institut für
angewandte Sozialwissenschaft
Margaretenstr. 1
D - 5300 Bonn - Bad Godesberg

KOVARIANZSELEKTION ALS EXPLORATIVE METHODE

N. WERMUTH
Psychologisches Institut
Universität Mainz

Zusammenfassung

Die Theorie der Kovarianzselektion - insbesondere die der Untergruppe des multiplikativen Modelle - wird kurz beschrieben. Es wird gezeigt, inwiefern jedes multiplikative Kovarianzselektionsmodell einem System von Regressionsgleichungen und einem Modell der Pfadanalyse entspricht. Anhand eines vorgegebenen Datensatzes wird schließlich verdeutlicht, wie man Kovarianzselektion zur Datenexploration verwenden kann.

1 Einführung

Kovarianzselektion (Dempster 1972) ist zunächst eine bloße mathematisch-statistische Theorie. Sie sagt aus, daß der Maximum-Likelihood-Schätzer einer Kovarianz- oder Korrelationsmatrix existiert und eindeutig definiert ist, dann, wenn den Kovarianzen bestimmte Restriktionen auferlegt werden. Kovarianzselektion nutzt jedoch auch bei einer explorativen Datenanalyse. Mit Hilfe eines Suchverfahrens kann man Kovarianzselektionsmodelle finden, die rechnerisch gut mit den Beobachtungen übereinstimmem. Jedes gut passende Modell kann sodann als Zusammenhangshypothese für die gemessenen Variablen zur inhaltlichen Diskussion gestellt werden und ist darüberhinaus an neuen Beobachtungen inferenzstatistisch überprüfbar.

Die Modelle der Kovarianzselektion sind unter der Voraussetzung einer multivariaten Normalverteilung abgeleitet worden. Es bleibt zu klären, wie empfindlich die Methode gegenüber Verletzungen dieser Annahme ist. Fest steht, daß Kovarianzselektionsmodelle unter völlig anderen Verteilungsannahmen formuliert werden können (e.g. Darroch, Lauritzen und Speed 198o, Wermuth 1979, 1976 a).

Aus verschiedenen Gründen ist Kovarianzselektion für Anwendungen attraktiv. Jedes Modell läßt sich mit Hilfe des wohlbekannten Begriffs der partiellen Korrelation vollständig beschreiben und außerdem graphisch anschaulich darstellen. Bei einer großen Modelluntergruppe ergeben sich weitere Vorteile. Für jedes sogenannte multiplikative Kovarianzselektionsmodell gilt, a) daß es äquivalent zu (mindestens) einem System von Regressionsgleichungen ist, b) daß man den Schätzwert der Kovarianzmatrix mittels der gewöhnlichen Methode der kleinsten Quadrate berechnen kann, und c) daß es bildlich durch einen gerichteten Graphen darstellbar ist.

Letztere Beschreibung korrelativer Zusammenhänge hat eine lange Tradition. Sie wurde von Wright in die Biologie, genauer in die Genetik, bereits im Jahr 1923 unter dem Namen Pfadanalyse eingeführt und für die Sozialwissenschaften von Duncan (1966) wiederentdeckt. Daß allerdings die von Wright vorgeschlagene Schätzmethode für - vom Modell implizierte - Korrelationskoeffizienten zu Fehlern führen kann, bleibt auch in neueren Beschreibungen der Pfadanalyse (Li 1975, Duncan 1975) unerwähnt. Folgt man unkritisch Wrights Vorschlag, so läuft man Gefahr, eine zu gute Übereinstimmung zwischen Modellannahmen und Beobachtungen auszuweisen. Dieser Fehler ist jedoch ausgeschlossen, wenn das Modell der Pfadanalyse zugleich ein (multiplikatives) Kovarianzselektionsmodell ist (Wermuth 1980). So gesehen, bietet Kovarianzselektion die mathematisch-statistische Rechtfertigung für eine bestimmte Gruppe von Pfadanalysen. Im folgenden beschreiben wir zunächst die Theorie der Kovarianzselektion allgemein, danach die multiplikativen Modelle und schließlich anhand eines Datenbeispiels, wie Kovarianzselektion explorativ verwendet werden kann.

2   Kovarianzselektion

Gegeben seien p Zufallsvariable, die einer um Null zentrierten, nicht degenerierten Normalverteilung folgen: $(X_1, X_2, \ldots, X_p) \sim N(0\ \underset{\sim}{\Sigma})$; $\underset{\sim}{\Sigma}$ positiv definit. Für die Variablen X_i und X_j bezeichne σ_{ij} die Kovarianz und σ^{ij} die Konzentration. Dann sind σ_{ij} und σ^{ij} das Element in Position (i,j) der Kovarianzmatrix $\underset{\sim}{\hat{\Sigma}}$ und der inversen Kovarianzmatrix $\underset{\sim}{\Sigma}^{-1}$, die auch Konzentrationsmatrix genannt wird. Weiterhin sei $\underset{\sim}{\tilde{I}}$ die Indexmenge aller $\binom{p}{2}$ Paare: $\tilde{I} = \{(i,j) \mid 1 \leq i < j \leq p\}$ und I bezeichne eine beliebige Teilmenge von $\tilde{I}$. Ein Nullmuster in der Konzentrationsmatrix $\underset{\sim}{\Sigma}^{-1}$ bedeute, daß die Konzentrationen aller in I genannten Paare gleich Null sind ($\sigma^{ij} = 0$ für alle $(i,j) \epsilon$ I).

2a   Theorie

Dempster zeigte 1972, daß der Maximum-Likelihood-Schätzer (ML-Schätzer)$\hat{\underset{\sim}{\Sigma}}$
für ein vorgegebenes Nullmuster in der Konzentrationsmatrix eindeutig
bestimmt ist durch:

$$\hat{\sigma}_{ij} = s_{ij} \quad \text{für } i=j \text{ und } (i,j) \notin I$$
$$\hat{\sigma}^{ij} = 0 \quad \text{für } (i,j) \in I \tag{2.1}$$

wobei s_{ij} die beobachtete Kovarianz der Variablen X_i und X_j darstellt,
also das Element in der Position (i,j) der beobachtete Kovarianzmatrix $\underset{\sim}{S}$.
Auf den Determinanten von $\hat{\underset{\sim}{\Sigma}}$ und $\underset{\sim}{S}$ basiert ein Test für die Güte der Anpassung der Modellannahmen an die Beobachtungen. Für einen großen Stich-
probenumfang n und r Paare in I ist der folgende Likelihood-Quotient
Chiquadrat- verteilt mit r Freiheitsgraden:

$$LQ - \chi^2 = -2n \, \ln \frac{|\hat{\underset{\sim}{\Sigma}}|}{|\underset{\sim}{S}|} \sim \chi^2_r \tag{2.2}$$

Ein programmierter Algorithmus zur Berechnung des ML-Schätzers $\hat{\underset{\sim}{\Sigma}}$ wurde
1977 veröffentlicht (Wermuth und Scheidt).

2b   Konzentration und partielle Korrelation

Es besteht eine enge Beziehung zwischen der   Konzentration σ^{ij} eines Va-
riablenpaares und dem partiellen Korrelationskoeffizienten gegeben
alle übrigen p-2 Variablen, den wir mit $\rho_{ij.K}$ für $K = \{1, \ldots, p\}\setminus\{i,j\}$
bezeichnen. Insbesondere gilt unter den zuvor genannten Annahmen:

$$\sigma^{ij} = 0 \leftrightarrow \rho_{ij.K} = 0 \tag{2.3}$$

Das bedeutet, daß ein Kovarianzselektionsmodell, das durch ein Nullmuster in den Konzentrationen gekennzeichnet ist, sich gleichzeitig mittels
einer Folge von partiellen Nullkorrelationen beschreiben und interpretieren läßt.

2c Beispiel

Für p = 4 sei das Nullmuster in der Konzentrationsmatrix mit
$I = \{(1,2),(1,3),(2,4)\}$ festgelegt. Dann liegt ein Kovarianzselektions-
modell vor, in dem $\sigma^{12} = \sigma^{13} = \sigma^{24} = 0$ und zugleich $\rho_{12.34} = \rho_{13.24} = \rho_{24.13} = 0$
gilt. Der Schätzer der Kovarianzmatrix weicht nur in den Positionen
$(i,j) \in I$ von der beobachteten Kovarianzmatrix ab; er ist nach (2.1)
eindeutig bestimmt durch folgende Angaben:

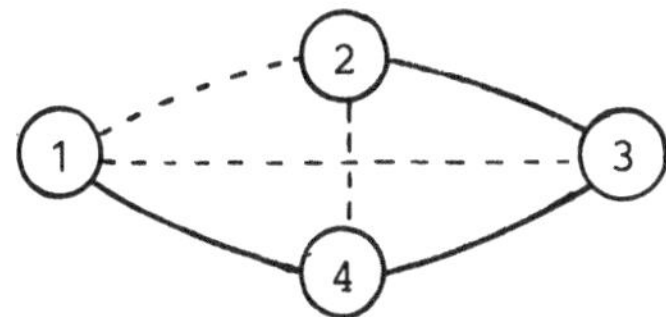

Zeichnen wir nicht festgelegte Konzentrationen mit durchgezogenen, und
Nullkonzentrationen mit gestrichelten Linien, so sieht der zum Modell
mit $I=\{(1,2),(1,3),(2,4)\}$ gehörige Graph folgendermaßen aus:

Das Bild soll veranschaulichen, daß in diesem Modell die Kovarianzen
der Paare (1,2) (1,3) und (2,4) durch die Beziehungen zwischen den übrigen
Variablen hervorgebracht werden. Dies wird dadurch bewirkt, daß die entsprechenden Konzentrationen zu Null gesetzt sind.

3 Multiplikative Kovarianzselektionsmodelle

Während der ML-Schätzer $\hat{\Sigma}$ bei der Kovarianzselektion im allgemeinen mit
iterativen Verfahren bestimmt werden muß, kann er bei der Untergruppe
der multiplikativen Modelle mittels der Methode der kleinsten Quadrate
in geschlossener Form (vergleiche 3.3) angegeben werden.

3a Theorie

Anhand des Nullmusters in den Konzentrationen - oder anhand der Indexmenge I - läßt sich leicht feststellen, ob ein multiplikatives Modell
vorliegt.
Bei allen multiplikativen Modellen - und nur bei diesen - lassen sich
die Variablen so anordnen, daß das Nullmuster in den Konzentrationen reduzibel wird (Wermuth 1980), daß heißt, das I die folgenden Bedingung
erfüllt:

> I ist reduzibel wenn für jedes $(i,j)\,\epsilon I$ gilt, daß $(h,i)\,\epsilon I$ oder
> $(h,j)\,\epsilon I$ für alle $h = 1, \ldots, i - 1$.
> $\hspace{8cm}$ (3.1)

So kennzeichnet etwa $I = \{(1,2),(2,4),(3,4)\}$ kein reduzibles Nullmuster, da weder
$\sigma^{13} = 0$ noch $\sigma^{14} = 0$, aber $\sigma^{34} = 0$ ist; einfaches umnumerieren aber er-

gibt ein reduzibles Nullmuster, so zum Beispiel I $=\{(1,2),(1,3),(2,4)\}$.
Weitere Diskussionen multiplikativer Modelle findet man im Zusammenhang
mit Kontigenztafeln bei Darroch, Lauritzen und Speed (1980), Sundberg
(1975) und Goodman (1970).
Zur Berechnung des ML-Schätzers $\hat{\Sigma}$ bestimmt man für ein vorgegebenes reduzibles Nullmuster und ein festes i zunächst die Koeffizienten $\hat{b}_{ij}$
als Lösung der folgenden Normalgleichungen:

$$s_{ij} = \Sigma_1 \hat{b}_{il} s_{ij} \quad \text{für } (i,j) \notin I \text{ und } (i,l) \notin I \tag{3.2}$$

und man erhält $\hat{\Sigma}$ nun aufbauend in der Reihenfolge i = p-1, p-2,...,1
aus:

$$\hat{\sigma}_{ij} = \begin{cases} s_{ij} & \text{für } i = j \text{ und für } (i,j) \notin I \\ \Sigma_1 \hat{b}_{il} \hat{\sigma}_{lj} & \text{für } (i,j) \in I \text{ und } (i,l) \notin I \end{cases} \tag{3.3}$$

Dieses Ergebnis (Wermuth 1980) basiert darauf, daß es eine Zerlegung der
Kovarianzmatrix in Dreiecksmatrizen gibt, deren Elemente als Regressionskoeffizienten interpretiert werden können.

3b Konzentrationen und Regressionskoeffizienten

Ein Satz aus der Matrizenrechnung (Anderson 1958) besagt, daß für jede
positiv definite Matrix Σ eine obere Dreiecksmatrix B und eine Diago-
nalmatrix D existiert, so daß $B \Sigma B^T = D$ und $\Sigma^{-1} = B^T D^{-1} B$ gilt. Ist
Σ eine Kovarianzmatrix ohne Restriktion, so lassen sich die Elemente
der Matrizen B und D als folgende Regressionskoeffizienten und Residual-
varianzen interpretieren: $b_{ij} = -a_{ij.r}$ mit r = $\{i+1, ..., p\} \setminus \{j\}$ und
$d_{ii} = \sigma_{ii.i+1, ..., p}$.
Bei p = 4 Variablen (und I = $\emptyset$) zum Beispiel entsprechen die Elemente
in B den Regressionskoeffizienten in einem System, das in der Ökonome-
trie ein vollständiges rekursives Gleichungssystem mit unabhängigen
Fehlern U_i genannt wird. (Goldberger 1964):

$$X_1 = a_{12.34} X_2 + a_{13.24} X_3 + a_{14.23} X_4 + U_1 \tag{3.4}$$

$$X_2 = a_{23.4} X_3 + a_{24.3} X_4 + U_2$$

$$X_3 = a_{34} X_4 + U_3.$$

Bei einer Kovarianzmatrix mit einem Nullmuster in der Konzentrationsmatrix $\hat{\Sigma}^{-1}$ ergibt sich dasselbe Nullmuster in der Dreiecksmatrix B

wie in $\underset{\sim}{\Sigma}^{-1}$ dann und nur dann, wenn das Nullmuster reduzibel ist (Wermuth 198o). Die Elemente von $\underset{\sim}{B}$ entsprechen sodann Regressionskoeffizienten in einem unvollständigen, rekursiven Gleichungssystem, in dem jede Variable X_i auf die Variablen X_j für $(i,j) \varepsilon I$ regressiert wird.

Für $p = 4$ und $I = \{(1,2),(2,4)\}$ etwa ist $b_{12} = b_{24} = O$, und - ausgehend von (3.4) - auch $a_{12.34} = a_{24.3} = O$, sodaß sich das folgende unvollständige System ergibt:

$$
\begin{aligned}
X_1 &= \quad\quad\quad\quad a_{13.4}\, X_3 + a_{14.3}\, X_4 + U_1 \\
X_2 &= a_{23}\ \ X_3 + \quad\quad\quad + U_2 \\
X_3 &= \ a_{34}\ \ X_4 + U_3 .
\end{aligned}
\tag{3.5}
$$

3c Graphische Darstellung

Für alle Modelle mit reduziblem Nullmuster gibt es außer einem ungerichteten Graphen (wie in 2c beschrieben) einen gerichteten Graphen, also eine Pfadanalysendarstellung. Für das Modell mit $I = \{(1,2),(2,4)\}$ sind sind diese beiden Graphen Bild B und A.

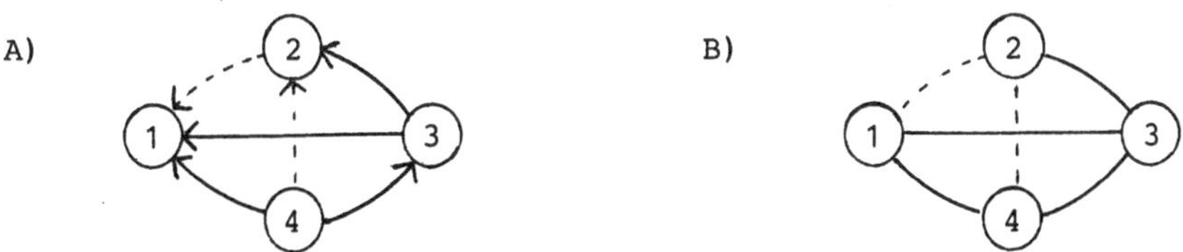

Beide Graphen verdeutlichen unterschiedliche Interpretationen des zugrundeliegenden Kovarianzselektionsmodells. Bild A veranschaulicht die Interpretation von System (3.5). Es zeigt, daß X_1 von X_2 nur mittelbar abhängt, dagegen von X_3 und X_4 direkt beeinflußt wird. Ähnlich ist X_2 nur mittelbar von X_4 abhängig, dagegen beeinflußt X_3 die Variable X_2 und X_4 beeinflußt die Variable X_3 direkt. Bild B weist nur die Nullkonzentrationen oder die Nullkorrelationen $\rho_{12.34} = \rho_{24.13} = O$ aus, die besagen, daß X_1 und X_2 bedingt unabhängig sind gegeben X_3 und X_4, und daß X_2 und X_4 bedingt unabhängig sind gegeben X_1 und X_3.

Kovarianzselektion ermöglicht im allgemeinen (wie in Bild B) nur Aussagen über Assoziationen und (bedingte) Unabhängigkeiten zwischen p Variablen. Ein Modell mit reduziblem Nullmuster dagegen erlaubt gleichzeitig (wie in Bild A) eine Interpretation als ein System von Ziel- und Einflußgrößen. Im folgenden Datenbeispiel ist ein rekursives System aus inhaltlichen Überlegungen vorgegeben.

4 Datenbeispiel

Miller schlug 1976 ein Abhängigkeitsmodell für eheliche Beziehungen in der Form der Pfadanalyse vor. Für 16o Ehepaare gab er Korrelationskoeffizienten für sechs Variable an:

Korrelationen x 1ooo nach Miller (1976)

Variablen	1	2	3	4	5
1 Zufriedenheit in der Ehe	1ooo				
2 Zeit füreinander	37o				
3 Altersunterschied der Kinder	- 62	- 16			
4 Anzahl der Kinder	47	-211	- 41		
5 Sozioökonomischer Status	132	289	48	- 217	
6 Ehedauer	127	-1oo	216	552	24o

Als Modell wird dazu von Miller postuliert:

$$
\begin{aligned}
X_1 &= a_{12}\, X_2 &&&&+ U_1 \\
X_2 &= a_{23.4}\, X_3 + a_{24.3}\, X_4 &&&&+ U_2 \\
X_3 &= a_{34.5}\, X_4 + a_{35.4}\, X_5 &&&&+ U_3 \\
X_4 &= a_{45.6}\, X_5 + a_{46.5}\, X_6 &&&&+ U_4
\end{aligned}
\tag{4.1}
$$

Der dazu gehörige Graph ist:

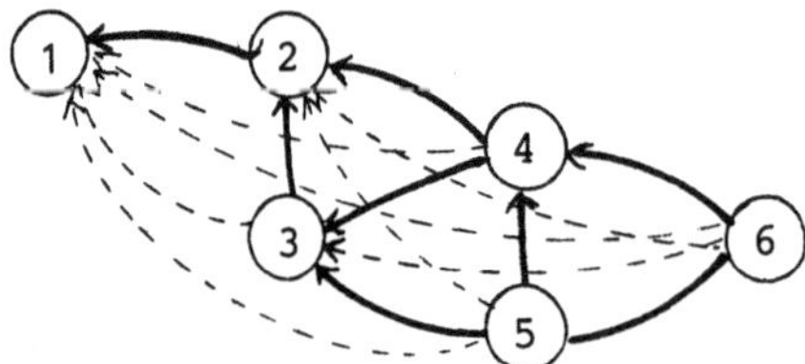

Da das Nullmuster in den Regressionskoeffizienten des rekursiven Systems (4.1) reduzibel ist, entspricht es einem Kovarianzselektionsmodell mit demselben Nullmuster I={(1,3),(1,4),(1,5),(1,6),(2,5),(2,6),(3,6)} und man kann einen Likelihoodquotiententest - nach (2.2) und (3.3) - durchführen. Das Testergebnis besagt, daß das Modell **nicht** mit den Beobachtungen zu vereinbaren ist. (LQ-χ^2= 3o,17 bei 7 Freiheitsgraden).

An dieser Stelle ist es sinnvoll zu explorieren, welche anderen Hypothesen mit den Daten besser übereinstimmen. Eine solche Möglichkeit bietet ein Suchverfahren nach multiplikativen Modellen (Wermuth 1976b, 1978, 198o), für das das Fortran-Programm COVSEL vorliegt, welches maximal dreißig Variable berücksichtigen kann. Dieses Programm weist für Millers Daten das Modell mit dem Nullmuster I={(1,3),(1,4),(1,5),(1,6),(2,3),(2,4),

(2,6),(3,5),(4,5)} als noch annehmbar aus. (LQ-χ^2 = 14,2 bei 9 Freiheitsgraden, p = 0,12).
Die Auswahl ist dabei so vorgenommen worden, das jedes Modell, das durch
eine Teilmenge von I gekennzeichnet ist, ebenfalls mit den Beobachtungen
zu vereinbaren ist. Das Modell kann als Gleichungssystem

$$
\begin{aligned}
X_1 &= a_{12}\, X_2 & & & & + U_1 \\
X_2 &= & + a_{25}\, X_5 & & & + U_2 \\
X_3 &= a_{34.6}\, X_4 & & + a_{36.4}\, X_6 & + U_3 \\
X_4 &= & a_{46}\, X_6 & + U_4 \quad ,
\end{aligned}
\tag{4.2}
$$

und als gerichteter Graph dargestellt werden:

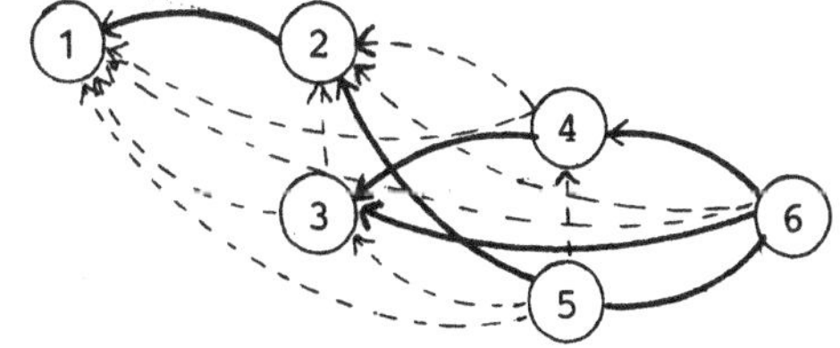

Demnach hat Miller vor allem den Einfluß des Sozialstatus (5) auf
die Zeit füreinander (2) und den der Ehedauer (6) auf den Alters-
unterschied der Kinder (3) unterschätzt und möglicherweise einige
andere Beziehungen ((2,3),(2,4),(3,5),(4,5)) überschätzt. Ohne auf
die inhaltliche Interpretation von Millers Variablen hier weiter
einzugehen, läßt sich festhalten, daß das Suchverfahren einerseits
auf Abweichungen der ursprünglichen Hypothese von den Beobachtungen
hinweist, andererseits eine verbesserte Hypothesenformulierung ermöglicht. Sei es, daß man an neuen Daten das Kovarianzmodell, das
dem System (4.2) entspricht, prüfen möchte oder sei es, daß man dafür eine neue Hypothese formuliert, die eine Verbindung darstellt
aus der ursprünglichen Hypothese (4.1) und der zu den vorliegenden
Daten passenden Hypothese (4.2).

Literatur

ANDERSON, T.W., 1958:
    An Introduction to Multivariate Statistical Analysis. Wiley, New York
DARROCH, J. N., Lauritzen, S. L. und Speed, T. P., 198o:
    Markov Fields and Log-Linear Interaction Models for Contingency Tables.
    Annals of Statistics, 8, 522-539.

DEMPSTER, A. P. , 1972:

   Covariance Selection. Biometrics 28, 157 - 175.

DUNCAN, O. D., 1966:

   Path Analysis : Sociological Examples. American Journal of Sociology
   72, 1 - 16.

ders., 1975:

   Introduction to Structural Equation Models. Academic Press, New York

GOLDBERGER, A. S., 1964:

   Econometric Theory, Wiley, New York

GOODMAN, L. A. 197o:

   The Multivariate Analysis of Qualitative Data: Interaction Among
   Multiple Classifications. Journal of the American Statistical Association, 65, 226 - 256.

MILLER, B. C., 1976:

   A Multivariate Development Model of Marital Satisfaction. Journal
   of Marriage an the Familiy, 38, 634 - 657.

LI, C. C., 1975: Path Analysis: A Primer. The Boxwood Press,
   Pacific Grove

SUNDBERG, R. 1975:

   Some Results about Decomposable (or Markov-type) Models for Multidimensional Contingency Tables: Distribution of Marginals and Partitioning of Tests, Scandinavian Journal of Statistics, 2, 71 - 79.

WERMUTH, N., 1976a:

   Analogies Between Multiplicative Models in Contingency Tables and
   Covariance Selection, Biometrics, 32, 95 - 1o8.

dies., 1976 b:

   Model Search Among Multiplicative Models. Biometrics 32, 253-263.

dies., 1978:

   Zusammenhangsanalysen Medizinischer Daten, Band 5, Lecture Notes
   in Medizinischer Informatik und Statistik, Springer, Berlin.

dies., 1979:

   Datenanalyse und Multiplikative Modelle. Allgemeines Statistisches
   Archiv, 323 - 339.

dies., 198o:

   Linear Recursive Equations, Covariance Selection, and Path Analysis.
   Journal of the American Statistical Association (erscheint im Dezem-
   ber Heft).

WERMUTH, N. und Scheidt, E. , 1977:

   Fitting a Covariance Selection Model to a Matrix, Algorithm AS 1o5,
   Journal of the Royal Statistical Society, Series C, Applied Statistics, 26, 88 - 92.
WRIGHT, S., 1923 The Theory of Path Coefficients: A Reply to Niles Criticism, Genetics, 8, 239 - 255.

Prof. Dr. N. Wermuth
Psychologisches Institut
Abt. Statistik der
Universität Mainz
Saarstr. 1
D - 6500 Mainz

DIE EINSETZBARKEIT DER STATISTISCHEN METHODEN ZUR ANALYSE VON ÜBERLEBENSZEITEN

J. WAHRENDORF*
Abteilung Biostatistik
Deutsches Krebsforschungszentrum
Heidelberg

Zusammenfassung

In dieser Übersicht wird die Einsetzbarkeit der Methoden zur statistischen Analyse von
Überlebenszeiten für konfirmatorische wie auch explorative Zwecke diskutiert. Es werden
vor allem die nichtparametrischen Verfahren des Mehrstrichprobenvergleichs und der
Regressionsanalyse beleuchtet, die im biomedizinischen Bereich Anwendung finden.

1. Einleitung

Überlebenszeiten nehmen in der statistischen Methodenlehre einen speziellen Platz ein,
da es sich hierbei um Größen handelt, die vielfach nur zensiert beobachtet werden können. Das bedeutet, z.B. in einer klinischen Therapiestudie, daß bei der Auswertung
die Überlebenszeiten gewisser Patienten nicht genau feststellbar sind, da diese vielleicht aus der Beobachtung ausgeschieden sind oder, was meist der Fall ist, da sie bei
der Auswertung noch weiterhin am Leben sind. Von diesen Patienten liegt also nur die
Information vor, daß ihre Überlebenszeit länger ist als die Zeitdauer, in der sie
beobachtet wurden. Diese Information möglichst effizient mit einzubeziehen ist daher
eine besondere Aufgabestellung der statistischen Analyse von Überlebenszeiten. Allerdings ist das Wort "Überlebenszeiten" ein viel zu enger Begriff. Das englische Wort
"failure time" verdeutlicht, daß generell die Zeitdauer bis zum Eintritt eines wohl
definierten Ereignisses gemeint ist. Die meisten Anwendungen ergeben sich hierfür im
medizinischen und technischen Bereich.

Parametrische Modelle für nichtnegative Zufallsgrößen, wie es Überlebenszeiten sind,
gibt es in großer Vielzahl. Da es für die Wahl eines spezifischen Modells selten
geeignete Gründe gibt, haben nichtparametrische Methoden, zumindest in den biomedizinischen Anwendungen, eindeutigen Vorrang erhalten.

---

*Jetzt: International Agency for Research on Cancer, World Health Organisation, Lyon,
France.

Es ist nicht das Ziel dieser Arbeit, diese Methoden hier vorzustellen, sondern vielmehr
ihre Einsetzbarkeit für konfirmatorische wie explorative Analysen zu diskutieren. Für
die nähere Definition der Methoden werden daher geeignete Referenzen gegeben.

2. Konfirmatorische Aspekte

Ein wesentlicher Bestandteil konfirmatorischer Statistik ist das fundierte Planen des
Experiments. Dazu gehört das Festlegen der Nullhypothese, insbesondere aber der Alternative, die zu entdecken man interessiert ist. Bei Überlebenszeiten lassen sich die
Alternativen meist sehr einfach anhand der Überlebenskurven illustrieren. Je nach Wahl
der Alternative gibt es spezielle Tests, die für gewisse Alternativen besonders empfindlich sind.

a) Lehmann-Alternativen spezifizieren, daß die eine Überlebenskurve eine Potenz der
anderen ist. Das bedeutet anschaulich ein gleichmäßiges Auseinandergehen der beiden
Überlebenskurven wie in Abb.1 skizziert.

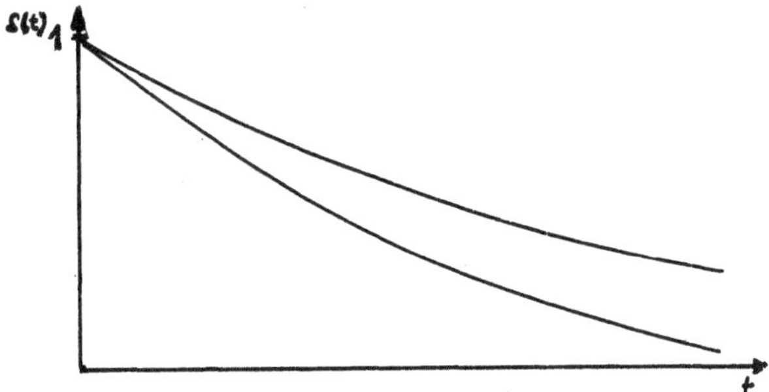

Abb.1: Zwei Überlebenskurven als Lehmann-Alternativen.

Der Test, der hierfür die besten theoretischen Eigenschaften besitzt, ist der Logrank-
Test (auch: Mantel-Haenszel-Test) (MANTEL, 1966 ; PETO und PETO, 1972).

Abb.1 verdeutlicht, daß bei dieser Art Alternative die Unterschiede zwischen den Überlebenskurven im Laufe der Zeit größer werden; größere Unterschiede sich also zu späteren
Zeitpunkten zeigen. Dies kann sehr typisch sein in Tierexperimenten zur Carcinogenese,
in denen Tumorinzidenzen mit langen Latenzzeiten betrachtet werden.

b) Legt man dagegen größeres Gewicht auf frühere Unterschiede in den Überlebenskurven,
wie in Abb.2 angedeutet, so zeigen verallgemeinte Wilcoxon oder Kruskal-Wallis-Tests,
wie sie von GEHAN (1965) und BRESLOW (1970) entwickelt wurden, besseres Verhalten. Je
nach Problemstellung könnte diese Art von Alternativen in gewissen Therapiestudien von
speziellem Interesse sein.

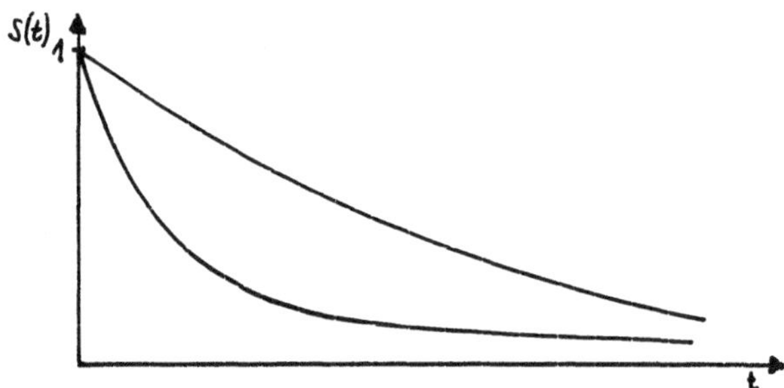

Abb.2: Überlebenskurven mit frühen Unterschieden.

c) Ist eine Festlegung auf einen der oben angesprochenen Typen von Alternativen nicht
möglich (oder wünschenswert), sondern das Interesse liegt eher in der Alternative, daß
die Überlebenskurven irgendwann einen großen Unterschied zeigen, so ist ein verall-
gemeinerter Kolmogorov-Smirnov Test angebracht, wie er von FLEMING, O'BPIEN, O'FALLON
und HARRINGTON (1980) vorgeschlagen wurde. Dieses Verfahren kann angezeigt sein, wenn
kein besonderes Vorwissen über die Art der zu erwartenden Unterschiede eingebracht
werden kann.

Ein weiterer wesentlicher Aspekt konfirmatorischer Vorgehensweise in der Statistik ist
das Festlegen des erforderlichen Stichprobenumfangs bei Studienbeginn. Hierzu ist es
allerdings wieder notwendig,parametrische Ansätze zu verwenden. Der einfachste
Ansatz ist in der statistichen Analyse von Überlebenszeiten die Annahme einer Expo-
nentialverteilung. Hierauf basierende Methoden zur Bestimmung erforderlicher Stich-
probenumfänge werden bei GROSS und CLARK (Kapitel 8, 1975), GEORGE und DESU (1974)
sowie BERNSTEIN und LAGAKOS (1978) beschrieben. Es ist anzumerken, daß welcher
Methode hier auch immer der Verzug gegeben wird, die Berechnung des erforderlichen
Stichprobenumfangs, d.h. also auch der Macht des Tests, nur einen ungefähren Anhalts-
punkt für die Aussagefähigkeit der geplanten Untersuchung geben kann und soll.

3. Stratifikation

Als Bindeglied zwischen konfirmatorischer und explorativer Analyse kann man die Stratifikation ansehen; bei der Planung des Experiments vorgesehen stellt sie einen wesentlichen Schritt zur Präzisierung konfirmatorischer Untersuchungen dar, nachträglich
eingesetzt erlaubt sie eine erste Exploration der Daten. Unter Stratifikation
verstehen wir dabei eine Aufspaltung der zu untersuchenden Population in verschiedene
Strata(Schichten) mit erwiesenen oder vermuteten unterschiedlichen Prognosen.
Analysiert man z.B. die Überlebenszeit nach Erstinfarkt bei Myokardinfarktpatienten

in Abhängigkeit von verschiedenen Therapien, so ist es angezeigt verschiedene Alters-
strats zu bilden, da unabhängig von Therapieeffekten das Alter einen wesentlichen
Einfluß auf die Prognose besitzt.

Wichtig ist es, anzumerken, daß Stratifikation nicht nur das Aufspalten in verschiedenen Strata und separate Berechnung statistischer Größen (Statistiken) bedeutet,
sondern daß diese Größen wieder zu einer gesamthaften Teststatistik zusammengefaßt
werden sollten.

Bei der statistischen Analyse von Überlebenszeiten berechnen sich die Teststatistiken
für einen k-Stichprobenvergleich als quadratische Form aus Erwartungswert- oder Score-
vektoren mit ihren Kovarianzmatrizen. Bei einer stratifizierten Analyse werden diese
Vektoren bezw. Matrizen zunächst stratumweise berechnet, über die Strata aufaddiert
und dann die quadratische Form der Teststatistik gebildet.

4. Explorative Analyse

Unter explorativer Analyse wollen wir diese statistische Analyse des Einflußes verschiedener Einflußgrößen einschließlich ihrer möglichen Wechselwirkungen auf eine
(oder mehrere) Zielgrößen verstehen. Die Einflußgrößen können dabei im Studienplan
fixiert und berücksichtigt gewesen oder auch nur unstrukturiert erhoben worden sein.
Diese Problemstellung wird in der Regel mit Regressionsmethoden (einschl. Varianz-
und Kovarianzanalyse) angegangen. Ist die Zielgröße eine Überlebenszeit, so hat es
sich als zweckmäßig erwiesen, einen Ansatz zu wählen, der etwas von klassischen
Regressionsmethoden abweicht.

Die Wahrscheinlichkeitsverteilung einer nichtnegativen Zufallsgröße, welche eine Überlebenszeit darstellt, kann sehr illustrativ durch ihre Hazardfunktion (altersspezifische
Ausfallrate) beschrieben werden (GROSS und CLARK, 1975). Daher modelliert man die
Abhängigkeit der Überlebenszeit von den Einflußgrößen über diese Funktion. Bei para-
metrischen Ansätzen geschieht dies über geeignete Parameter dieser Funktion. Als
besonders interessant hat sich aber ein halbparametrisches statistisches Modell
erwiesen, das von COX (1972) vorgeschlagen wurde. Dieses proportional hazards model
(PHM) sieht vor, daß die Abhängigkeit der Hazardfunktion von der Zeit beliebig sein
kann, die Einflußgrößen einen multiplikativen Einfluß auf die Hazardfunktion haben.
Sei $\lambda(t;\underline{z})$ die Hazardfunktion für die Zufallsgröße "Überlebenszeit" eines Individuums
mit Einflußgrößen $\underline{z} = (z_1,\ldots\ldots,z_p)$. Das PHM formuliert sich dann wie folgt:

$$\lambda(t;\underline{z}) = \lambda_0(t)e^{\beta_1 z_1 + \ldots + \beta_p z_p} = \lambda_0(t)\, e^{\underline{\beta}\,\underline{z}} \qquad (1)$$

wobei $\lambda_0(t)$ eine beliebige Funktion der Zeit und $\underline{\beta} = (\beta_1, \ldots, \beta_p)$ ein Parameter-vektor ist. Wichtig ist, daß λ_0 nicht spezifiziert werden muß, da es in einer partiellen Likelihoodfunktion, deren Maximierung zur Schätzung der Parameter $\underline{\beta}$ einschließlich der zugehörigen Inferenz mit asymptotischen Verfahren verwendet wird, nicht mehr vorkommt (KALBFLEISCH und PRENTICE, 1973; COX, 1975).

Formel (1) zeigt, daß für zwei Individuen mit Einflußgrößen $\underline{z}^{(1)}$ und $\underline{z}^{(2)}$ das Verhältnis ihrer Hazardfunktion konstant und unabhängig von der Zeit ist. Dieses Verhältnis beschreibt das relative Risiko eines Individuums mit Einflußgrößen $\underline{z}^{(1)}$ gegenüber einem Individuum mit Einflußgrößen $\underline{z}^{(2)}$.

Eine gute Übersicht über die methodischen Aspekte des PHM findet man bei PRENTICE und KALBFLEISCH (1979) und in dem Buch von KALBFLEISCH und PRENTICE (1980). Anwendungen werden unter anderen bei KAY (1977), FAREWELL (1979) und WOOLSON, TSUANG und FLEMING (1980) diskutiert.

Eine wesentliche Eigenschaft des PHM ist es, daß damit auch stratifizierte Analysen möglich sind. Die Hazardfunktion des j-ten Stratums wird als $\lambda_j(t;\underline{z}) = \lambda_{0j}(t)\, e^{\underline{\beta}\,\underline{z}}$ modelliert, d.h. die Multiplikativitätsannahme wird jeweils nur innerhalb der Strata gemacht. Diese Möglichkeit kann, ähnlich wie im vorherigen Abschnitt besprochen, vielfältig eingesetzt werden.

Ein Aspekt, der besonders den explorativen Charakter des PHM betont, ist die Möglichkeit, die Einflußgrößen von der Zeit abhängen zu lassen. Z.B. kann man sich vorstellen, daß die Überlebenszeit von Patienten nach einer Operation in Abhängigkeit vom Eintreten gewisser klinischer Komplikationen analysiert werden soll. Diese Einflußgrößen ergeben sich also erst im Laufe des Follow-up der Patienten und bedürfen daher sehr spezieller Berücksichtigung. PRENTICE und KALBFLEISCH (1979) geben eine eingehende Diskussion der Einsetzbarkeit zeitabhängiger Einflußgrößen, spezifische Anwendungen findet man auch bei WAHRENDORF (1980).

Zeitabhängige Einflußgrößen lassen sich auch sehr vorteilhaft zur Analyse von konkurrierender Risiken (PRENTICE et al., 1978) einsetzen.

Das PHM bietet somit eine Vielzahl von Möglichkeiten zur explorativen Analyse von Überlebenszeiten. Verwendet man dieses Regressionsmodell mit nur einer Indikator-

variable als Einflußgröße, so entspricht dies methodisch dem Logrank-Test aus
Abschnitt 2.

5. Anschaulichkeit

Gleichgültig ob statistiche Verfahren konfirmatorisch oder explorativ eingesetzt werden,
es sollte immer angestrebt werden, die Resultate wie auch das methodische Vorgehen für
einen nicht statistich vorgebildeten Konsumenten so illustrativ wie möglich zu präsen-
tieren. Der für die statistische Analyse von Überlebenszeiten zur Verfügung stehende
Methodenapparat ermöglicht mittels einfach verständlicher Größen (Anzahl beobachter
(Todes)-Fälle, Anzahl erwarteter (Todes)-Fälle, relatives Risiko) die durch Zurück-
führen der Methoden auf einfache Kontingenztafeln gewonnen werden, eine sehr einleuch-
tende Deskription.

Nichtzuletzt wird dadurch dem Konsumenten statistischer Analysen ein Vokabular nahe-
gebracht, in welchem er sich leicht und auch umfassend mit dem Statistiker unter-
halten kann. Eine gute Übersicht zu diesem Aspekt geben PETO et al. (1976, 1977).

LITERATURVERZEICHNIS

BERNSTEIN, D., LAGAKOS, S.W. (1978). Sample size and power determination for statistical clinical trials. Journal of Statistical Computing and Simulation 8, 65-73.

BRESLOW, N.E. (1970). A generalized Kruskal-Wallis test for comparing K samples subject to unequal patterns of censorship. Biometrika 57, 579-594.

COX, D.R. (1972). Regression models and life tables (with discussion). Journal of the Royal Statistical Society, Series B 34, 187-220.

COX, D.R. (1975). Partial likelihood. Biometrika 62, 269-276.

FAREWELL, V.T. (1979). An application of Cox's proportional hazard model to multiple infection data. Applied Statistics 28, 136-143.

FLEMING, T.R., O'BRIEN, P.C., O'FALLON, D.R., HARRINGTON, D.P. (1980). Modified Kolmogorov-Smirnov test procedures with application to arbitrarily right censored data. Biometrics, to appear.

GEHAN, E.A. (1965). A generalized Wilcoxon test for comparing arbitrarily singly censored samples. Biometrika 52, 203-223.

GEORGE, S.L., DESU, M.M. (1974). Planning the size and duration of a clinical trial studying the time to some critical event. Journal of Chronic Diseases 27, 15-24.

GROSS, A.J., CLARK, V.A. (1975). Survival Distributions: Reliability Applications in the Biomedical Sciences. Wiley, New York.

KALBFLEISCH, J.D., PRENTICE, R.L. (1973). Marginal likelihoods based on Cox's regression and life model. Biometrika 60, 267-278.

KALBFLEISCH, J.D., PRENTICE, R.L. (1980). The Statistical Analysis of Failure Time Data. Wiley, New York.

KAY, R. (1977). Proportional hazard regression models and the analysis of censored survival data. Applied Statistics 26, 227-237.

MANTEL, N. (1966). Evaluation of survival data and two new rank order statistics arising in its consideration. Cancer Chemotherapy Reports 50, 163-170.

PETO, R., PETO, J. (1972). Asymptotically efficient rank invariant test procedures (with discussion). Journal of the Royal Statistical Society, Series A 135, 185-206.

PETO, R., PIKE, M.C., ARMITAGE, P., BRESLOW, N.E., COX, D.R., HOWARD, S.V., MANTEL, N., McPHERSON, K., PETO, J., SMITH, P.G. (1976). Design and analysis of randomized clinical trials requiring prolonged observation of each patient: I. Introduction and design. British Journal of Cancer 34, 585-612.

PETO, R., PIKE, M.C., ARMITAGE, P., BRESLOW, N.E., COX, D.R., HOWARD, S.V., MANTEL, N., McPHERSON, K., PETO, J., SMITH, P.G. (1977). Design and analysis of randomized clinical trials requiring prolonged observation of each patient: II. Analysis and examples. British Journal of Cancer 35, 1-39.

PRENTICE, R.L., KALBFLEISCH, J.D. (1979). Hazard rate models with covariates. Biometrics 35, 25-39.

PRENTICE, R.L., KALBFLEISCH, J.D., PETERSON, A.V.Jr., FLOURNOY, N., FAREWELL, V.T., BRESLOW, N.E. (1978). The analysis of failure times in the presence of competing risks. Biometrics 34, 541-554.

WAHRENDORF, J. (1980). The joint analysis of survival times and response rates in clinical trials on the treatment of cancer. Methods of Information in Medicine 19, 112-114.

WOOLSON, R.F., TSUANG, M.T., FLEMING, J.A. (1980). Utility of the proportional hazards model for survival analysis of psychiatric data. Journal of Chronic Diseases 33, 183-195.

Dr. J.P. Wahrendorf
Unit of Biostatistics
International Agency for Research on Cancer
World Health Organization
150 Cours Albert Thomas

F - 69372 Lyon-Cedex 2